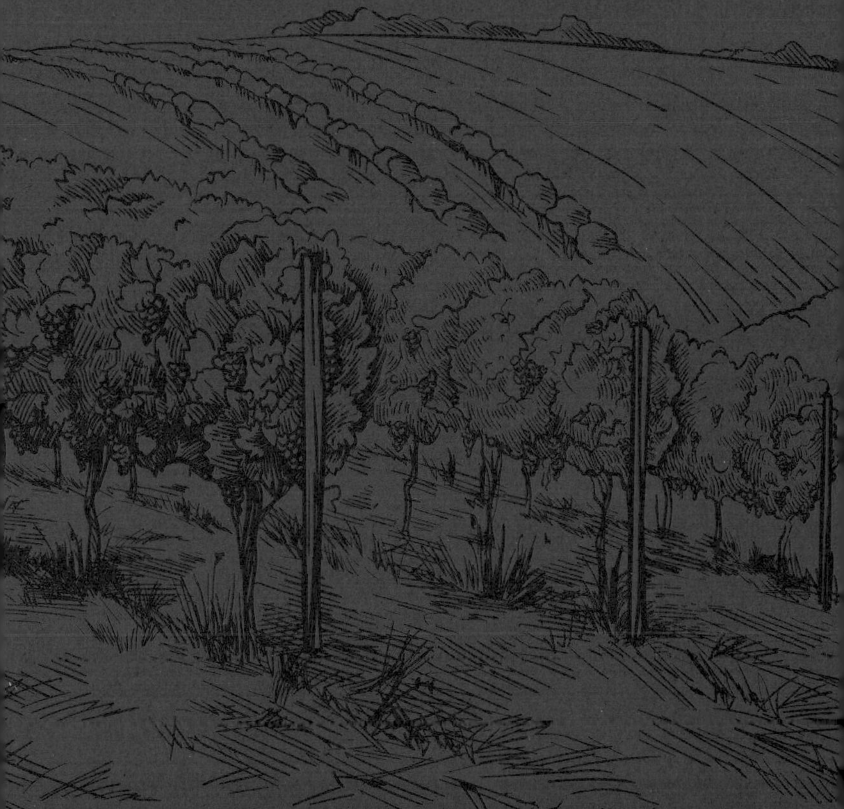

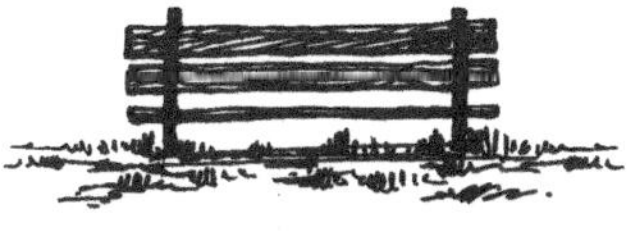

SEMIH MOREL

Heute ist gut genug

ROMAN

Für Marianne.

Morgen

Der Boden übertrug den Schall ihrer Schritte direkt auf das Bettgestell. Klangen sie dumpf, weil meine Sinne schlaftrunken waren, oder bemühte sie sich, leise zu sein? Die Tür öffnete sich vorsichtig, doch das eindringende Licht schnitt mir ins Gesicht. Kaum wahrnehmbar erfüllte ihre weiche Stimme den Raum.

»Schatz? Musst du nicht aufstehen?«

Ich versuchte, Antwort zu geben, doch mein Körper hatte seinen eigenen Plan. Er drehte ihr den Rücken zu und wickelte sich in die Bettdecke wie ein Vampir, der sich vor dem sicheren Sonnenlichttod schützen musste.

»Semih, ob du nicht aufstehen musst, fragte ich.« Ihre Stimmart schlug um. Einfühlsamkeit wich Ungeduld. Jeglicher Versuch, meine Dankbarkeit auszudrücken, scheiterte. In mir stiegen Bilder auf. Wir tanzten durch den Raum, schworen uns ewiges Glück und stießen mit frisch gebrühtem Kaffee auf unser Leben an. Doch der Ort, an dem Träume entspringen, ist ein anderer als der Ort, an dem sich Worte bilden. Und so verklang anstatt dem Gedicht, das sie verdient hätte, bloß ein langgezogenes *»Jaaaa«* in meinem Kopfkissen. Ein Häufchen Elend, das den Kampf gegen sich selbst verlor auf der einen Seite. Eine Frau in Eile, die von der Zerrissenheit nichts mitbekam, auf der anderen.

»Ja, was?«, gab sie mir eine weitere Chance. Die letzte, wie ich ihrer Stimme entnahm.

Ich sammelte alle Energiereserven und bündelte sie in meiner trockenen Kehle. Ein Bericht über meinen innerlichen Konflikt würde ihr Verständnis gewinnen – da war ich mir sicher. Nur wenige Sekunden, bis das Öffnen des Mundes all die netten Worte freigeben würde.

»Hallo?!«, kam sie mir zuvor.

Es war nur ein Wort. Doch es sprach Bände. Und zwar die falschen, zur falschen Zeit am falschen Ort.

»Ja, klar muss ich aufstehen! Wozu habe ich wohl einen Wecker?! Und außerdem bin ich schon längst wach!«, fauchte ich sie an, als wollte ich ein wildes Tier vertreiben.

Die Schlafzimmertür fiel ins Schloss. Der Boden übertrug den Schall ihrer Schritte direkt auf das Bettgestell. Sie klangen immer noch dumpf. Dumpf wie die Schritte einer Person, die gerade etwas aufgegeben hat.

»Verdammt«, dachte ich und schlief erneut ein.

∞

Kurze Zeit später zählte ich meine siebte Wachphase. Das Smartphone versuchte mir alle zehn Minuten mit Möwenrufen und Meeresrauschen vorzugaukeln, am Mittelmeer zu leben. Seit über einer Stunde scheiterte jeder Versuch der vermeintlichen Weckfunktion, mich aus dem Bett zu bekommen. Ich hätte diese Funktion ja schlechtes Gewissen genannt. Das war es zumindest, was mich zuverlässig aus dem Bett brachte. Mein sich täglich wiederholender Plan, aufzustehen, bevor meine Tochter und meine Partnerin das Haus verließen, scheiterte wieder einmal.

Ich richtete mich auf, schwankte. Meine Hände trotzten dem Schwindel, indem sie sich in die Matratze gruben. Die Augen versuchten, die grauen Leinenvorhänge einen Meter vor mir scharf zu stellen, das brauchte ein paar Sekunden. Kurz bevor das Gedankenkarussell Fahrt aufnahm, hatte ich nur einen einzigen Gedanken: mich für den forschen Ton von eben zu entschuldigen.

»Wir gehen jetzt!«, hallte es von unten in das Zimmer. Ich hielt den Atem an, weil meine Welt so stillzustehen schien.

»Tschüss!«, ergänzte sie und ich atmete aus, weil sich ihre Welt weiterdrehte. Das *Tschüss* war reine Höflichkeit. Fehlte selbst dieses nach einem Streit, war es ernst. Es gab also noch Hoffnung.

»Tschau, Papa!«, die zwei Worte sangen ein Klagelied. Selbst die Haustür spielte gegen mich, denn ohne meine Antwort abzuwarten, fiel sie lauter, als sie es müsste, ins Schloss. Kurz überkam mich der Ehrgeiz, in Boxershorts nach draußen zu rennen. Die Dramatik dieses Auftritts hätte meinem Versöhnungsversuch vielleicht sogar das gewisse Etwas verliehen. Doch es war zu spät. Die breiten Sommerreifen ihres schwarzen VW Polos verdrängten den Kies der Einfahrt. Mir der Niederlage bewusst, riss ich die Vorhänge auf, schwankte ein weiteres Mal aufgrund des hastigen Aufstehens und sah dem Auto hinterher.

»Verdammt.«

Klaus

»Immerhin leistest du mir Gesellschaft, nicht wahr, das tust du?«, krächzte ich mit viel zu hoher Stimme in Richtung der schwänzelnden Jackapoo-Hündin, einer Mischung aus Jack-Russel und Pudel, die auf mich zurannte, als hätte sie mich wochenlang nicht gesehen. »Ich hab das doch nicht so gemeint«, sagte ich ärgerlich vor mich hin, während sich die Kaffeemaschine unter lärmendem Justieren ihres Inneren betriebsbereit machte.

Mein Herz setzte alle paar Takte für einen Schlag aus, was ich nicht spürte. Spürbar war nur der doppelt so starke Ausgleichsschlag, der darauf folgte. Natürlich war Koffein nicht der beste Treibstoff für ein Herz mit Fehlzündungen, doch weil ich seit ein paar Jahren mit Herzrhythmusstörung zu leben hatte – das sagte zumindest der Arzt, *»Sie müssen wohl damit leben«* – würde der Verzicht auf Kaffee zwar meinem Herzen guttun, meiner Laune aber nicht.

Ich war nie gut darin, Dinge einfach so hinzunehmen. Wenn jemand zu mir sagte, dass ich mit etwas zu leben habe, ohne es ändern zu können, dann ist das Gegenteil davon das Einzige, das ich glauben wollte. Leider hat mir diese Eigenschaft bislang nicht sonderlich viel genützt. Mein Herz stolperte immer noch, ob ich es glauben wollte oder nicht. Genauso verhielt es sich mit meinem Schwindel. Wir gingen schon lange gemeinsam durch diese Welt. Schon so lange, dass ich mühelos, trotz sich wellenartig bewegender

Umgebung, eine fünf Meter hohe Leiter erklimmen konnte, um ein Vogelhaus an einem Baum zu befestigen. So zumindest an guten Tagen. An anderen raubte mir derselbe Schwindel jegliche Lebensfreude. Dann, wenn jeder Schritt ohne fokussierten Fixpunkt im gefühlten Umdrehen meines Magens resultierte. Jeder Arzt hatte bisher nur eine Antwort für mich: *»Sie sind gesund.«*

Weder die Hirnstrommessung, das MRT, noch die Untersuchung des Ohrapparats wiesen auf eine Erkrankung hin. Man könnte meinen, das wäre der Satz, den man von einem Arzt hören wollte. Doch so war ich eben ein Gesunder mit täglichem Schwindel und einem verrückt springenden Herzen. Eine Diagnose wäre etwas, auf das man aufbauen könnte. Doch so … Tja, so musste ich eben damit leben. Dachte ich damals zumindest.

»Scheiße!«, brach es aus mir heraus, als ich die Kaffeetasse zu Boden schmiss, weil ich umständlich versuchte, unter dem Kaffeeauslass der Maschine Milch in die Tasse zu schütten. Ich ärgerte mich nicht über die Erkenntnis, dass Kaffee weit spritzen konnte, sondern über den Gedanken, die Tasse aufzuheben und eine Delle im Eichenparkett vorzufinden.

»Gsst. Weg da!«, schubste ich den Vierbeiner etwas zu grob. In solchen Situationen büßten immer alle anderen durch die Wut, die mir selbst galt. Die *reine Seele* gab nicht auf, mich von ihrer Absicht zu überzeugen. Beim zweiten Anlauf verstand ich, dass sie nicht dieselbe Vorliebe für Kaffee hatte wie ich, sondern bloß meine Hand lecken wollte. Trotz fehlender Beweise glaubte ich, dass die nasse Zunge an meinem Handgelenk meiner Beruhigung galt.

»Gutes Mädchen.« Ich tätschelte ihren Kopf.

Sie bekundete mit freudigen Schwanzbewegungen, dass sie meine Entschuldigung annahm. »Genauso wie meine Partnerin mir verzeihen wird, wenn sie nach Hause kommt«, vermutete ich.

∞

Wir waren seit über zehn Jahren ein Paar und nannten uns hauptsächlich *Schatz*. Nicht die Art von Schatz, die aufgrund seines unschätzbaren Wertes kaum auffindbar im Verborgenen lag. Wobei, anfangs sicher schon. Heute aber ist es mehr ein alltägliches *Schatz*, das so beiläufig über die Lippen gelangt, dass sich selbst im Streit nur der Tonfall ändert, nicht aber das Wort an sich. *Schatz* war das *Mama* und *Papa* für den eigenen Partner. Es war so selbstverständlich, dass man manchmal vergaß, dass sich darunter ein echter Vorname verbarg.

Schatz und ich waren nicht verheiratet. Zu endgültig, zu *»ich bin mir nicht hundert Prozent sicher, ob wir unsere Probleme in den Griff bekommen«*. Zu viel *»was, wenn wir uns die ganze Zeit selbst anlügen?«*. Doch zehn Jahre spendeten Halt. Sie gaben Einsicht in die Verhaltensweisen des Gegenübers, und auch wenn es manchmal an Verständnis fehlte, war man sich meist im Klaren, dass jeder sein Bestes gab.

Dass der Grat zwischen purer Lebensfreude und zermürbenden Selbstzweifeln bei mir ein schmaler war, wusste sie. Dass ich an diesem Morgen weit entfernt davon war, mein Leben zu bejahen, auch.

An solchen Tagen formulierten sich in meinem Hirn gewisse Sätze selbständig um. Die vermutlich nett gemeinte

Frage: »Musst du nicht aufstehen?«, klang deshalb mehr wie: *»Weißt du denn immer noch nicht, was du mit deinem Leben anfangen willst?«* Und daran störte mich weniger die Frage als die Antwort.

Nein! Ich wusste immer noch nicht, was ich mit meinem Leben anfangen wollte. Nicht zu wissen, was man will, trägt eine lähmende Macht in sich. Sie beherbergt das stetige Gefühl, etwas an seinem Leben ändern zu müssen, doch nicht zu wissen, was es ist. Ich kannte es besser, als mir lieb war. Denn dieses Gefühl war das vierte Mal mein Gast. Uneingeladen. Mit den Füßen auf dem Tisch und mit unausweichlicher Präsenz. Dieses Mal wohl gekommen, um zu bleiben. Hätte dieses Gefühl einen Namen, würde er *Klaus* lauten.

Klaus – wie damals der zwei Jahre ältere Junge, der mich auf dem Schulweg abgefangen hatte, um mich mit seiner Hand an meiner Kehle an die Wand zu drücken, bis mir fast die Luft ausging.

Als mich *Klaus*, das Gefühl, das erste Mal besuchte, flog ich gerade wegen fünf durchgefallenen Fächern von der Handelsschule. Ich war stets ein neugieriges Kind voller Wissbegierde. Doch weder wollte mich das endoplasmatische Retikulum, die doppelte Bilanzierung noch das Auswendiglernen von Rechtstexten davon überzeugen, dass Schule die richtige Institution für meinen Durst nach Wissen war. Der Rauswurf war deshalb weniger Konsequenz als gezielte Provokation meinerseits.

Anfangs war *Klaus* nur selten da. Arbeitslos zu sein, bedeutete für mich, endlich Zeit für meine erste große Liebe zu haben. *Rapmusik*. Ihr widmete ich Texte, die von niemandem mit dem Rotstift korrigiert wurden. Teilte mit ihr pubertären Frust und posaunte ihn in die Welt hinaus. Zuerst in die Welt des Internets, dann nach und nach über die Bühnen der Region. Wir verwendeten Worte, die in dem kleinen Dorf, in dem ich aufwuchs, nicht einmal hinter verschlossenen Türen gesagt wurden. Ich fühlte mich übermächtig und unbesiegbar.

Doch *Klaus* wurde aufdringlicher. Das Gefühl, eine Arbeit finden zu müssen, wurde von Freunden, die ihr eigenes Geld verdienten, und einer Mutter, deren Hoffnung schwand, gespeist. Der bloße Gedanke daran, einen Beruf zu erlernen, den ich im schlimmsten Fall ein Leben lang ausüben müsste, drehte mir den Magen um. Nun stand ich wieder an der Wand und *Klaus* nahm mir die Luft. Meine Mutter war es, die mich aus dieser aussichtslosen Lage befreite. Sie organisierte ein Vorstellungsgespräch für mich, ich bekam einen Ausbildungsplatz, Elektronikfachverkäufer sollte ich werden, und *Klaus*, der verschwand.

Meinen Job machte ich gut, aber nichts daran gerne. Ein paar Monate lang glaubte ich, dass der Chef netter, die Aufgaben abwechslungsreicher und die Zukunftsperspektiven rosiger würden. Es war zu erwarten. Er wurde nicht netter, ich hingegen vorlauter, das Klima frostig und meine Arbeitsmoral verstellte jede Nacht den Wecker, damit ich den Bus verpasste und zu spät kam.

Es verging ein Jahr, Trost fand ich außerhalb der Arbeit und deshalb hielt ich durch. Der Wandel ist, wie allseits bekannt, die einzige Konstante, aber eine der lästigen Sorte. Meine zweite große Liebe, kastanienbraune Haare, durchdringende Augen, einen halben Kopf größer als ich, seelenverwandt, betrog mich nach einem Jahr Glückseligkeit und wir trennten uns.

Die Welt war sinnlos und mein Feind geworden.

Es verging ein weiteres Jahr, ich wurde 18, Führerschein,

schwarzer Golf III, endlich frei und scheinbar unabhängig. *Schatz* kam in mein Leben. Wir redeten stundenlang am Telefon. Ich jammerte immer noch von meiner verflossenen Liebe, sie hörte geduldig zu. Gegen jede Erwartung verliebten wir uns und wurden ein Paar. Der Feind, das Leben, verlor seine Bedrohlichkeit, solange ich nicht arbeiten musste.

Ich versuchte, ihm zu entkommen, doch *Klaus* fand mich erneut. Weder vor noch hinter mir ein Ausweg, wie damals am Schulweg. Das Atmen wurde schwerer. Die Lehre abzubrechen kam nicht in Frage. Mir noch ein einziges Mal auf die Zunge zu beißen, statt meinem Chef zu sagen, was ich von ihm hielt, auch nicht. Wieder war es meine Mutter, die sich zwischen mich und meinen Peiniger stellte. Ich redete mir Mut zu, dass es nur ein weiteres Jahr sei, dass ich das schaffen könne. Sie hingegen nahm mit einem einzigen Satz den Druck aus meinem Körper, bevor er in sich zusammenfiel. *»Da gibt es eine Lösung. Es gibt immer eine Lösung.«* Und so war es. Noch am selben Tag, in der Mittagspause, erklärten mir die zuständigen Behörden am Telefon, dass ich durchaus kündigen und dennoch einen Lehrabschluss erlangen könne. Ich müsse bloß die Schule selbst bezahlen und abschließen.

Das Handy tutete, meine Hände schwitzten.

»Papa, kann ich ab morgen für ein paar Monate bei dir arbeiten?«

»Natürlich, mein Sohn.«

Das Kündigungsschreiben war wie ein Liebesbrief an meine Selbstachtung und *Klaus* wurde blass beim Gedanken, dass ich mich erneut von ihm befreien könnte.

Das Blut pochte in meinen Ohren, ich öffnete die Tür zum Büro, legte den Brief, der mein Befreiungsschlag sein sollte, auf den Tisch und verabschiedete mich innerlich triumphierend. Von meinem Chef, vom Job, den ich gut, aber selten gerne machte, und von *Klaus.*

Einen Tag später servierte ich Cuba Librè in der 45 Kilometer entfernten Bar meines Vaters. Aus dem perspektivlosen Jungen wurde ein Junge ohne Perspektive, der vorübergehend in einer Bar arbeitete. Von der Musikkarriere blieb nur die Erinnerung an eine gute Zeit und die gewonnene Fähigkeit, Poster und Flyer zu gestalten. Diese Kompetenz baute ich in der Zeit, in der ich keine Longdrinks servierte, aus und schon bald hatte ich ein Hobby, mit dem ich ein bisschen was dazu verdiente. Hier ein Logo für einen Bekannten, dort eine Speisekarte für meinen Vater.

Die Beziehung mit Schatz intensivierte sich durch einen gemeinsamen Urlaub in der Türkei und neun Monate später durch den Satz *»Wach auf, ich glaub, meine Fruchtblase ist geplatzt.«*

Es war 4 Uhr morgens und meine einzige Aufgabe als werdender Vater bestand darin, die werdende Mutter ins Krankenhaus zu fahren. Die Tankanzeige verriet mir, dass ich dieser Aufgabe nur mäßig gerecht werden würde. Leichte Wehen auf dem Beifahrersitz. Panik hinter dem Lenkrad.

Ihre Vorahnung, dass wir genügend Zeit hätten, bewahrheitete sich. Es war genug Zeit, um zehnmal zu tanken. In fünf verschiedenen Ländern. Die 72 Stunden mit Selbstaufopferung auf der einen und geistiger Ohnmacht auf der anderen Seite waren der Kitt unserer zukünftigen Beziehung. Die junge Frau, selbst gerne noch Kind ihrer eigenen Mutter, lag mit schmerzverzerrtem Gesicht im Geburtszimmer, das sich mit grausamen Schreien füllte.

Meine zweite Aufgabe als werdender Vater bestand darin, in regelmäßigen Abständen einen feuchten Waschlappen zu reichen. Sie war das stärkste Wesen, das ich je gesehen hatte. Ich hingegen fühlte mich wie der Lappen auf ihrer Stirn: in Anbetracht der Situation äußerst nutzlos.

Als das kleine Geschöpf endlich das Licht der Welt erblickte, hatte es die Augen geschlossen und die Ärzte waren sich einig, dass es nun schnell gehen musste. Und dann wurde alles langsam. Zwei Wochen lang tauschte es den sicheren Bauch gegen ein Bett auf der Baby-Intensivstation. Später würden wir erzählen, dass es eine schwierige Zeit, aber für alle eine wichtige Erfahrung gewesen sei.

Schatz lebte noch im Jugendzimmer bei ihren Eltern und auch ich durfte bei ihnen einziehen. Die 18 Quadratmeter boten Platz für ein Doppel- sowie ein Babybett, einen Kleiderkasten, einen kleinen Schreibtisch und den Fernseher samt Unterschrank. Ein *Wohnschlafkinderbüro*. So oder so ähnlich. Die restlichen Räume teilten wir mit den frischgebackenen Großeltern. Meine Unabhängigkeit hatte ich mir weniger abhängig vorgestellt, doch eine andere Möglichkeit war nicht in Sicht. Wie meine Arbeit sollte die Wohnsituation nur vorübergehend sein.

Aus einem Paar wurde eine Familie. Gerade zwanzig geworden und zum ersten Mal im Leben einer Sache wirklich sicher. Ich würde ein guter Vater sein. Und so machte ich, was gute Väter scheinbar so machten – viel zu viel arbeiten. Ich investierte jede freie Minute zwischen Bar und familiären Pflichten in eine Selbstausbildung zum Grafiker.

Unsere Tochter sprach ihr erstes Wort, retrospektiv ganz sicher Papa, wir feierten ihren ersten Geburtstag, sie lernte Laufen und ich mixte zwei Jahre später immer noch Cocktails. Ich machte meinen Job gut, aber nichts daran gerne.

Dass dies eine Einladung für einen alten Bekannten war, wusste ich.

Klaus ließ sich immer wieder mal blicken. Eines Tages saß er am Tresen und sah mich an wie ein Geldeintreiber, der bald ernst machen würde. Er verzog keine Miene, trank unaufgeregt sein Bier und ging, ohne zu bezahlen. Natürlich wusste ich, was sein Auftritt zu bedeuten hatte, doch dieses Mal wollte ich ihm zuvorkommen. Dieses Mal wollte ich eine Entscheidung treffen, bevor er mir den Weg abschnitt.

Ich schrieb eine Bewerbung, sagte die richtigen Worte im richtigen Gespräch und bekam den Job. Ich stieg zwar nicht vom Tellerwäscher zum Millionär auf, aber immerhin vom Kellner zum Grafiker. Gefühlsmäßig war das zu jener Zeit aber genau dasselbe.

Meine Ausbildung bestand bis zu diesem Zeitpunkt hauptsächlich aus Youtube-Videos und begangenen Fehlern und so musste ich, um meine Versprechen im Vorstellungsgespräch einzulösen, weiterhin jede freie Minute nutzen, um mich weiterzubilden. Mein untypischer Werdegang ließ in mir das Gefühl wachsen, es allen beweisen zu müssen. Unermüdlicher Ehrgeiz, ungezähmter Perfektionismus. Verhaltensweisen, die ich damals als erstrebenswert ansah. Ich lernte in dieser Zeit sehr viel. Vor allem aber, welcher Art Chef ich nie wieder Platz in meinem Leben gewähren wollte. Die Art Führungskraft, die ihren Mitarbeitern ein Bein stellt, um als Erstes ins Ziel zu kommen.

Die Arbeitskollegen wechselten beinahe monatlich, meine Aufgabenbereiche praktisch nie. Eine üppige Gehaltserhöhung nach zwei Jahren hielt mir nicht nur *Klaus* eine Weile von der Backe, sondern brachte uns auch dem Ziel näher, auszuziehen. *Klaus* aber wusste, dass Geld niemals langfristig motivierte. Und so wartete er ab, bis die Zahlen auf meinem Konto nicht mehr in der Lage waren, die aussichtslosen Umstände in der Firma aufzuwiegen.

Unser kleiner Wirbelwind zählte drei Kerzen auf der Geburtstagstorte. Wenn alle sangen, war sie die Lauteste. Wenn niemand sang, dann sowieso. Die Welt war nur noch selten in Ordnung. Flucht vor dem Alltag, Urlaub in Italien. Die Probleme, vor denen wir flüchteten, reisten aber mit.

Bei meiner Rückkehr ins Büro war ich nicht überrascht, als *Klaus* auf meinem Drehstuhl saß. Sichtlich amüsiert drehte er sich wie ein kleines Kind, stand auf, schlenkerte kurz und bat mir mit einer Verbeugung und ausladender Handbewegung den Stuhl an. Ohne ein weiteres Wort zog er davon. Er hatte genug gesagt.

Mein Magen verkrampfte sich beim Gedanken, mich zu setzen und der Arbeit nachzugehen, die ich seit Monaten verfluchte. Ich bekam schon weiche Knie, nur wenn jemand die Namen der Chefs aussprach. Nie wieder wollte ich unter dem Kommando solcher Menschen stehen. Ich war fertig mit Lehrern und Vorgesetzten, die in mir ein Dressurpferd sahen. Eine menschliche Ressource. Ein Mittel zum Zweck.

Nach Feierabend saß ich im Auto und wählte die Nummer meiner Mutter.

»Das wird doch sicher schiefgehen!«, jammerte ich selbstmitleidig.

»Das kannst du nicht wissen, wenn du es nicht versuchst.«

»Ich kann mich nicht nach drei Jahren als Grafiker schon selbständig machen, Mama, das ist doch lächerlich!«

»Du kannst, es wird klappen.«

Ein paar Wochen später bot mir ein eskalierter Streit mit meinem Chef die Chance, die ich annahm. Ich kündigte meinen gut bezahlten Job und vorerst die Perspektive auf den Auszug bei meinen Schwiegereltern. Drei Jahre zuvor Kellner in einer Bar, heute ein Unternehmensgründer. Eine emotionale Entscheidung, rationaler Unsinn.

Ich mietete ein Büro, bekam erste Aufträge, die allesamt zu klein waren, um vernünftig davon zu leben. Mit der Zeit wurden die Jobs immer größer und besser bezahlt. Bürotage gingen zu Büronächte über, was die Beißkraft der Gewissensbisse verstärkte. Meine Tochter sah ich manchmal eine ganze Woche nicht, obwohl wir im selben Haus wohnten. *»Das ist der letzte Auftrag, der so abläuft«*, sagte ich oft, aber das glaubte man mir schon lange nicht mehr. Nach zwei Jahren Selbständigkeit lernte ich, dass es etwas Schlimmeres gab als cholerische Vorgesetzte. Nämlich ein Ego, das Angst vor dem Scheitern hatte.

Projekte zogen sich oft über Monate hinweg. Schnell bemerkte ich, dass mir nur die erste Phase Freude bereitete. Nur wenn es darum ging, Probleme zu verstehen und Lösungen zu entwickeln, griffen alle meine Talente ineinander. Leider aber war dies oft der kürzeste Abschnitt eines Projekts, und auf diesen folgten frustgenährte Monate, in denen ich nur funktionierte. *»Durchhalten. Einfach durchhalten. Bestimmt nur eine Phase«*, war mein gängiges Mantra. Was blieb mir anderes übrig? Mich wieder anstellen zu lassen? Das würde einer herben Niederlage gleichkommen – keine Option. Der Junge ohne Perspektive wollte es allen beweisen.

Ich hielt durch, für eine Weile. Die Aufträge wurden größer, die Bezahlung besser, die Kerzen auf der Torte meiner Tochter wurden mehr und ich … ich vereinsamte. Hundert Prozent zu geben reichte nicht. Der beste Vater. Die schönste Beziehung. Erfolgreicher Selbständiger. Der

Selbstoptimierungswahn hinterließ Narben. Meine Reizschwelle lag so tief, dass jeder unerwartete Sinneseindruck in einem emotionalen Feuerwerk mündete. Müdigkeit zog sich über den ganzen Tag, und wenn ich mal nicht abgelenkt war, konnte mich ein einziger negativer Gedanke ins dunkelste Gefühlsloch schubsen, in dem ich mich dann auch tagelang aufhielt. Dazu kamen laufend neue körperliche Leiden. Herzrhythmusstörungen, Schwindel, Tinnitus, permanent schwitzende Hände, ständige Durchfälle, Entzündungen.

Doch am schlimmsten war die Angst. Die Angst davor, dass eines dieser Leiden plötzlich losfeuern könnte. Ich mied Menschenansammlungen, weil sie mich überforderten. Traf keine Freunde, ging in kein Kino, besuchte keine Restaurants. Nichts dergleichen.

»Semih, wenn du jetzt nicht gegenlenkst, ist die Antwort eine Depression«, mahnte mich meine Mutter am Telefon, als ich sie, wie so oft, um Hilfe bat. So besorgt klang sie sonst nie. Ich wusste, es konnte so nicht weitergehen. Schatz wusste das auch. Nicht mit mir und schon gar nicht mit uns.

Ich sah keinen Ausweg. Meine Arbeit schürte den Frust, meine Beziehung litt an Perspektivlosigkeit und meine Tochter gewöhnte sich an einen Vater, der die allerbesten Absichten hatte, sie aber nicht umsetzen konnte.

Klaus hatte mich im Schwitzkasten und machte keine Anstalten, wieder loszulassen. Und dann, kurz bevor ich ohnmächtig wurde, bereit war, aufzugeben, sicherte ein einzelner Gedanke den weiteren Verlauf der Geschichte, die gerade im Begriff war, zu Ende zu gehen.

»Was, wenn wir ein Haus bauen würden?«

Schatz sah mich ungläubig an. »Ein Haus bauen? Wir zwei? Und wer bezahlt das?«

»Na die Bank. Zumindest könnten wir es versuchen.«

Es war nichts weiter als eine Idee, doch in ihr wuchs die Hoffnung eines gemeinsamen Lebens. Das bloße Aussprechen dieser Frage setzte einen Stein ins Rollen. Trotz des Umstandes, dass ich die Art und Weise, wie ich Geld verdiente, hasste, und uns beiden klar war, dass ich daran etwas ändern musste, versuchten wir eine Bank von unserem Vorhaben zu überzeugen. Unser Glaube an das Projekt stand auf wackeligem Fundament, die Absagen zweier Banken rissen es beinahe ein. Einen einzigen Versuch wollten wir noch wagen. Ausgezahlt. Wir bekamen die Zusage. Von diesem Moment an waren wir Häuslebauer.

Und *Klaus*, der seiner Sache sicher war, der räumte geschlagen das Feld.

Fundament

Ich wischte den Eichenboden auf und nahm einen zweiten Anlauf, mich mit Kaffee zu versorgen. Meine Augen folgten den Tropfen, die immer schneller in Richtung Tassenboden fielen, ehe sie sich zu einem Strahl zusammentaten. Dieses Bild erinnerte mich an den Tag, der eine Botschaft auslieferte, die ich damals nicht verstehen konnte.

Dort, wo jetzt ein großzügiges Dachfenster die Treppe in unserem Haus ausleuchtet, fehlten in der Bauphase für ein paar Wochen die Gläser. Lieferverzug. Das Dach hatte also Mühe, seiner Grundfunktion nachzukommen, im Wesentlichen alles, was draußen ist, auch draußen zu belassen. Als übermotivierter Bauherr konnte ich dieser Fehlfunktion nicht tatenlos zusehen, kletterte aufs Dach und zog eine große, dunkelgrüne Plane über das Loch. Einige Bretter und Steine sollten vor nächtlichen Winden schützen. Das Haus bestand zu dieser Zeit ausschließlich aus blanken Ziegeln und kahlem Beton. Für den Unbeteiligten nichts Schützenswertes, für den Bauherrn sind trockene Ziegel jedoch ein kostbares Gut. Bauzeitverlängerung wegen nassen Mauern? Nicht mit mir.

In der darauffolgenden Nacht goss es aus Kübeln. Immer wieder dachte ich an meine Schutzkonstruktion. Am Morgen inspizierte ich die Baustelle. Wir hatten plötzlich einen Pool. Jedoch nicht im Garten, sondern auf dem Dach. Die grüne Plane wölbte sich prall gefüllt in das Innere des Hauses und drohte jeden Moment ihre Wassermassen freizugeben. Mit einem Eimer schöpfte ich das Wasser aus dem Dachpool und versuchte dabei, nicht abzustürzen. Da mir das gelang, konnte ich aus meinen Fehlern lernen und das Dach verbessern. Noch mehr Bretter, noch mehr Steine, Styroporplatten darunter. Das hält, dachte ich.

In der Nacht bekam ich kein Auge zu. Wind löste den Regen ab. Gedanklich malte ich mir aus, was alles schiefgehen könnte. Fliegende Bretter. Fallende Steine. Schäden am Haus.

Die grüne Plane begrüßte mich bei meiner morgendlichen Inspektion schon in der Einfahrt. Die Bretter lagen neben dem Haus. Eines davon hatte ein kleines Loch in die Dachhaut der Garage geschlagen. Der Dachdecker musste das flicken. Wutentbrannt schleuderte ich die Bretter auf einen Haufen und nährte meinen Frust mit den Worten, die es brauchte, um ernstgenommen zu werden. Ich ärgerte mich über die Planung, die Baufirma, das nicht vorhandene Glas und allem voran meine Unfähigkeit, ein Loch zu stopfen.

Von Zorn erfüllt fuhr ich zur Arbeit und kam am Abend übel gelaunt zurück auf den Bau. Eine weitere Niederlage im Kampf gegen das Loch in der Decke, in Wahrheit gegen mich selbst, wollte ich nicht akzeptieren. Es war Freitag und so arbeitete ich bis spät in die Nacht am besten Übergangsdach, das die Welt je gesehen hatte. Getrieben vom Eifer schleppte ich drei zentimeterdicke Schalungsbretter über die Leiter auf das Dach. Verschraubte alles nahtlos miteinander. Darüber zog ich eine dicke Plane und tackerte sie fest. Meine Konstruktion war fünf Meter lang, ein Meter breit und schwerer, als der Wind sie tragen könnte. Ich war schweißgebadet, vom Ehrgeiz entkräftet, doch hochzufrieden. Völlig erschöpft fiel ich ins Bett. Der nächtliche Regen konnte mir nichts mehr ausmachen.

1. August, dritter Baumonat. Zusammen mit der Planungsphase bereits der fünfzehnte Monat, in dem ich mich täglich mit dem Hausbau beschäftigte. Wie die drei Samstage zuvor verbrachte ich auch diesen in einem kleinen Raum, der die Haustechnik beherbergen sollte, und verkleidete die Wände, als mich aus dem Nichts ein umherfliegender Eimer erschrak.

Ein Sturm zog auf. Ich rannte in die Garage, um Styroporplatten gegen den Wind zu sichern, wurde aber vom wütenden Platzregen überrascht, der senkrecht in mein Gesicht peitschte. Die große Birke des Nachbars wechselte alle fünf Sekunden die Richtung, in die sie sich bog. Mannsgroße Steinwollepackungen flogen aus dem Rohbau ins Freie. Der Regen kam von allen Seiten, selbst von unten spritzte es bis zu den Knien. Ich packte eine der Dämmplatten, hielt sie mir über den Kopf und rannte ins Haus. Ein Blick in Richtung meiner Dachkonstruktion. Sie hielt. Da im gesamten Haus noch die Fenster fehlten und der Regen gegen jede physikalische Regel verstieß, bildeten sich erste Pfützen unter meinen Schuhen. Während ich umherrannte, versuchte ich Werkzeuge und Baumaterialien in Sicherheit zu bringen – vergeblich. Die Bohrmaschine meines Schwiegervaters lag ebenso wie der Ordner mit den Plänen bereits im Wasser. Die Sturmböen wurden immer stärker und dann war es so weit.

Das beste Übergangsdach der Welt, fünf Meter lang, ein Meter breit, schwerer, als der Wind es tragen könnte, wurde vom Sturm erfasst, flog durch die Lüfte, als wäre es aus Papier, und zerschellte drei Meter neben mir auf dem Boden. Kurz darauf stand das Wasser knöcheltief in dem Gebäude, das wir bald unser Heim nennen wollten. Styroporplatten schwammen wie kleine Rettungsboote durch das nicht vorhandene Wohnzimmer.

Weder am Haus noch an mir gab es eine einzige trockene Stelle. Bis zum letzten Moment versuchte ich, Herr der Lage zu sein. Versuchte, die Situation zu kontrollieren. So wie ich es seit Monaten versuchte. So wie ich es immer versuchte. Doch diese Schlacht war geschlagen. Und der Verlierer saß mit dem Gesicht in seinen Händen im Wasser und ließ es nun auch aus seinen Augen regnen.

Eine Stunde später war der ganze Spuk vorbei. Die Sonne kam hervor, Schatz und ich schoben das Wasser aus dem Haus. Die Schäden waren gering. Ja, gar vernachlässigbar. Selbst die Ziegel trockneten aufgrund tagelangen Sonnenscheins zügig.

Wäre ich eine Woche lang verreist, hätte ich nicht versucht, das Dach zu sichern, hätte ich nicht stundenlang wach im Bett gelegen – es wäre nicht anders gekommen, wie es sowieso gekommen war. Hätte ich dieses Ereignis damals als Botschaft verstanden, die sagte; *»Semih, du kannst nicht alles kontrollieren, du kannst dir mit nichts völlig sicher sein und dennoch wird am Ende alles gut.«*

Vielleicht wäre die restliche Bauzeit eine andere gewesen. Womöglich hätte ich den Fachleuten vertraut, anstatt alles nachzuschlagen, um selbst Bescheid zu wissen. Kann sein, dass nicht jede Schraube, jedes Kabel, jedes Rohr auch durch meine Hände gehen musste. Vielleicht hätte ich nicht Tage und Nächte damit verbracht, mich für unwichtige Kleinigkeiten zu entscheiden. Eventuell hätte ich Schatz mehr Raum gegeben und sie hätte unter der Herrschaft meiner Perfektion nicht kapitulieren müssen. Sicherlich wäre ich nicht so oft wütend, traurig, erschöpft, entmutigt gewesen. Doch vom Vertrauen, dass alles gut werden würde, war ich weiter entfernt als je zuvor. Ausschließlich die Kontrolle gab mir Sicherheit.

∞

Am Eichentisch sitzend schlürfte ich den heißen Kaffee und starrte auf die nackte Glühbirne über mir. Zwei Jahre waren seit der Zusage der Bank vergangen. Es gab keinen einzigen Tag, an dem sich meine Gedanken nicht um dieses Haus drehten. Vor drei Monaten zogen wir ein und unser gemeinsames Leben sollte endlich beginnen. Doch wir drei hatten gänzlich verschiedene Ansichten, wie ein solches Leben zu sein hatte. Für mich war nur eines klar: Das Haus, in das Blut, Schweiß und Tränen geflossen waren, war von nun an unser höchstes Gut. Es musste beschützt werden, koste es, was es wolle.

»Pass auf das Parkett auf!«, *»Türen haben Türklinken, die man benutzen kann!«*, *»Bist du sicher, dass eine grüne Vase zu unserem Wohnzimmer passt?«*. Es wurde zu einem Wohnhaus, in dem nicht gewohnt werden durfte. Ein Museum. Nur weil ich Angst hatte zu verlieren, was ich mühsam aufgebaut hatte.

Was ich nicht sah, war, dass die Familie, mit der ich dieses Haus erbaut hatte, am liebsten gleich wieder ausgezogen wäre. Wir wollten ein Haus bauen, um in ihm zu leben. Nur wusste ich nicht, wie das geht.

Bereits nach einem Monat meiner Diktatur befanden

wir uns wieder in der gleichen Situation, vor der wir damals geflüchtet waren. Wir hatten wohl versehentlich die alten Probleme eingepackt und beim Umzug ins Haus mitgebracht. Unsere Geschichte drohte, vorzeitig zu enden. Einzige Neuerung: Jetzt kam ein Traumschloss darin vor. Wie so oft in meinem Leben bot mir meine Mutter eine Alternative.

»Ihr braucht einen Hund«, meinte sie überzeugt, als sie zum ersten Mal in unserem neuen Haus war.

»Beschissene Idee«, dachte ich. Ein Hund war schließlich das Gegenteil von *»Pass auf den Parkettboden auf!«*.

Ich tätschelte den Kopf der schwänzelnden Hündin, die zwei Tage nach Mamas Feststellung bei uns eingezogen war. »Gut, dass sie mich überredet haben, nicht wahr?«, meinte ich wieder mit der viel zu hohen Tonlage. Ich trank den letzten Schluck meines Kaffees, sah noch einmal zur Glühbirne hoch und verabschiedete mich mit Kopfschütteln von ihr, um ins Büro zu fahren.

∞

Zwei Jahre lang, lenkte mich das klar definierte Ziel, ein Haus zu bauen, von der Suche nach beruflicher Erfüllung ab. Der Spagat zwischen Selbständigkeit und Hausbau führte zu schmerzhaften Überdehnungen. Geld verdienen und Geld ausgeben standen in einem unvorteilhaften Verhältnis zueinander. Ein ständiger Ruf nach mehr Bedeutung im Leben machte mich rastlos. Je mehr Verpflichtungen ich in meinem Leben einging, desto verzwickter war die Suche nach einem Ausweg aus meiner Unzufriedenheit. Die Raten bei der Bank wurden Triebmittel meines Schaffens. Aber wie auch eine Gehaltserhöhung niemals langfristig motivieren konnte, war auch eine zu bezahlende Bankrate keine sättigende Motivationsnahrung. *»Durchhalten, Semih, das ist bloß eine Phase.«*

Ich hörte auf zu säen, denn die Aufträge, die ich ernten könnte, schmeckten mir sowieso nicht mehr. Ich nahm nur noch so viele Jobs an, dass ich unser Leben finanzieren konnte. Mir fehlte, was das fertige Haus mit sich genommen hatte – eine Aufgabe mit Sinn. Etwas, das mir das Gefühl gab, mich nicht dauernd im Kreis zu drehen. Und dieses Etwas fand ich in der Vorstellung, ein Buch zu schreiben. Ich hatte kein explizites Thema, doch das Bild vor Augen, mein eigenes Buch in den Händen zu halten, imponierte mir seit Jugendjahren. Die Schreiberei wurde zum Rettungsseil, an dem ich mich festhalten konnte, wenn wieder einmal alle Stricke rissen.

Immer dann, wenn mich die Arbeit wieder einmal zur Verzweiflung brachte, das Herz stolperte, die Hände schwitzten, dann öffnete ich meinen Laptop und schrieb ein paar Zeilen. Die entscheidungswütige Zeit des Hausbaus machte mich nicht unbedingt entscheidungsfreudiger. Der leidigste Akt des Schreibens war also meist der Anfang. Immer wieder schrieb ich ein paar Seiten, war vollkommen überzeugt von ihnen und am nächsten Tag verwarf ich sie wieder aufgrund besserer Ideen.

So überlebte auch an diesem Tag keine Zeile meinen inneren Kritiker. Die Anschläge auf der Tastatur wurden immer härter, meine Atmung lauter. Tinnitus, verkrampfter Nacken. Ein Freund riet mir einmal, Abstand vom Ärger zu nehmen, sobald ich ihn bemerken würde.

»Wenn dich was ärgert, geh spazieren. Wenn die Wut nach dem Spaziergang immer noch da ist, ist sie wohl wichtig«, riet er. Meistens ignorierte ich seinen Ratschlag. Zu der Zeit ärgerte ich mich zu oft, um andauernd spazieren zu gehen. Ein Blick aus dem Fenster. Blauer Himmel, strahlender Sonnenschein. Vielleicht einer der letzten Tage des Sommers. Ich packte meinen Laptop, um nach einer Muse zu suchen, die bereit war, mich zu küssen.

Auf den Gehwegen tummelten sich genauso viele Menschen, wie Enten und Schwäne auf dem See schwammen. Spätsommerblues lag in der Luft, der Herbst war also wirklich nah. Eine Bank, die gemütlicher aussah, als sie war, bot mir Rast. Die Laptoptasche reservierte den Platz neben mir, um meinem Wunsch, nicht gestört zu werden, Ausdruck zu verleihen. Die Sonne schien mir sanft ins Gesicht, kleine Wellen, die sich ein paar Meter vor mir an den Steinen brachen, wuschen den letzten Rest meiner Wut davon. »Sie war wohl nicht wichtig gewesen«, erinnerte ich mich an die Worte meines Freundes.

Am Horizont sah man trotz diesiger Sicht, die ein weiteres Indiz für kältere Tage war, die Ufer dreier verschiedener Länder. Am See fühlte ich mich immer angenehm klein. Gar unwichtig. Jegliche Darbietung meinerseits würde seiner Überlegenheit erliegen. Zu wissen, dass ich ihm nichts zu beweisen hätte, ließ mein Herz ruhig schlagen. Die Töne in meinem Kopf wurden leiser. Die Hände trocken. Ich klappte den Laptop auf, um dieses Gefühl zu konservieren.

Eine deiner tausend Wellen
würde genügen um mich ...

Ein älteres Paar, beide mit Wanderstöcken ausgerüstet, fand es höflicher, mich zu grüßen, als mich in Ruhe arbeiten zu lassen. Ich grüßte zurück, ich fand das höflicher, als sie zu ignorieren.

Du weckst die Sehnsucht in mir, das
Weite zu suchen, weil ich der Enge ent...

Eine Gruppe Fahrradfahrer, alle angezogen, als würden sie für irgendetwas wahnsinnig Wichtiges trainieren, sauste an mir vorbei und hinterließ eine Staubwolke. Mit der Hand wischte ich den Schmutz von der Tastatur, als ich eine Gruppe aus Zwei- und Vierbeinern bemerkte, die auf mich zukam. Leinengezerre, ständiges Gebelle und verzweifelte *»Aus!«*-Rufe ließen den Zweck dieses Ausflugs erahnen. Noch einmal lauschte ich den Wellen. Die Wut sollte mich nicht wiederfinden – tat sie aber.

Der zugeklappte Laptop, ein Symbol des Aufgebens, verschwand in meiner Tasche und diese aus meiner Sichtweite, bevor sie unliebsam Bekanntschaft mit den Wellen machen würde.

»Guten Tag«, kam es von der anderen Seite, als die Hunde kamen. Ich zuckte zusammen. Abgelenkt durch *»Sitz«*-, *»Platz«*- und *»Gsst«*-Laute sah ich den Mann, der nun neben mir stand, nicht ankommen. Verlegen erwiderte ich seinen Gruß und starrte ihn fragend an.

»Darf ich mich setzen?«, fragte er unaufdringlich. Er stellte diese Frage nicht als Ankündigung, dass er sich jetzt setzen würde, so wie es Anstandsregeln vermuten ließen.

Nein, er holte sich mit dieser Frage tatsächlich meine Erlaubnis ab, sich neben mich zu setzen.

Seine Stimme klang unaufgeregt, keineswegs fordernd. Ihr wohnte eine Melodie inne, die mich neugierig machte. Ich nickte lächelnd und schob meinen Hintern symbolisch zwei Zentimeter zur Seite, obwohl auch ohne diesen Einsatz genug Platz gewesen wäre. Er erwiderte mein Lächeln, nahm damit meine Erlaubnis an und setzte sich behutsam. Ich nahm kaum eine Bewegung des Holzes, auf dem wir nun beide saßen, wahr. Schwäne suchten in der seichten Uferzone nach Muscheln oder vielleicht Schnecken. Sie schienen ihn zu faszinieren, er beobachtete sie unentwegt. Ich musterte ihn aus den Augenwinkeln.

Seinem Aussehen wohnte eine mir unerklärliche Neutralität inne. Sein Gesicht, die Art, wie er sein Haar trug, nicht einmal seine Kleidung bot Merkmale, durch die man ihn hätte einordnen können. Sein Äußeres wirkte ganz und gar – gewöhnlich. Er zog eine braune Tüte aus seiner Jacke und blieb wortlos. Ich hingegen hatte Mühe damit, einem fremden Menschen, der mir so nahekam, still Gesellschaft zu leisten. Zu intim, so ganz ohne Worte.

»Solche Tage sollte es öfters geben, nicht wahr?«, fragte ich ihn auf den schwindenden Sommer bezogen. Ein Gesprächseinstieg aus der Schule der Staubsaugervertreter.

Mehr

Es vergingen weitere Sekunden der Stille, bis er meiner wachsenden Unsicherheit Einhalt gebot und das Schweigen brach.

»Wie oft ist oft genug?«, fragte er und warf den Schwänen ein Stück Brot zu, das er aus der Papiertüte zog. Erneut zuckte ich zusammen. Seine Stimme – sie war alles andere als gewöhnlich. Sie glitt förmlich aus seinem Mund. Mit messerscharfen Silben, die sich wie Noten am Klavier zu einer Melodie verbanden. Es war eine Stimme, von der man sich wünschen würde, dass sie jegliches Hörbuch las, jedes Lied sang und jeden Film synchronisierte. Sie war durch und durch fremd. Faszinierend fremd.

»Wie meinen Sie, wie oft ist oft genug?«, hakte ich nach. Er wandte sich keine Sekunde von den Schwänen ab, die aufgrund der großzügigen Fütterung immer näherkamen.

»Nun ja. Sie sagten, dass Sie sich mehr solche Tage wünschen. Sie müssen gestehen, *Mehr* ist eine recht ungenaue Angabe für einen Wunsch. Wie viele solcher Tage würden Sie denn zufriedenstimmen?«

Obwohl er mich nicht ansah, war er präsent. Ich war überrascht, wohin sich dieses Gespräch entwickelt hatte. Dieser Einstieg wollte den Übergang von Smalltalk zu Unterhaltung einfach auslassen. Ich versuchte, mich in die mir unbekannte Art, ein Gespräch zu führen, einzubringen.

»Ich mag Sonne«, stammelte ich. »Von mir aus könnte sie jeden Tag scheinen.« Immer noch am Gedanken festhaltend, hier würde es sich um geistlose Plauderei handeln, strengte ich mich bei meiner Antwort nicht sonderlich an.

Er sah noch immer auf den See mit seinen Bewohnern, die noch zahlreicher erschienen. Ich tat es ihm gleich, ohne seine Faszination für das Federvieh zu teilen. Im Gegenteil, ich fürchtete mich vor den Schwänen. Man sieht nicht, wo genau sie hinschauen. Zeigen keine Mimik. Ich habe Geschichten gehört, in denen Schwäne Menschen angegriffen hatten, um ihren Nachwuchs zu verteidigen. Sie waren viel zu unberechenbar.

»Sie sagen, von Ihnen aus könnte die Sonne jeden Tag scheinen. Und würde ich nur Ihre Worte hören, müsste ich Ihnen sagen, dass die Sonne bereits jeden Tag scheint und Sie somit jeden Grund hätten, zufrieden zu sein. Doch sobald die Sonne von Wolken bedeckt wird, vergessen wir, dass sie es ist, die die Nacht zum Tag macht«, klang es selbstsicher zu mir herüber, als würde jeder Dialog mit diesem Satz beginnen. Seine Sicherheit ertränkte meine. Seine ungewöhnliche Antwort hätte ich normalerweise einfach als Pseudophilosophie abgetan. Ein Dummschwätzer, der sich wichtigmachen wollte.

Doch diesem Mann war sichtlich egal, was andere über ihn dachten. Kein Wort klang belehrend. Er machte sich nichts aus meiner Reaktion. Er sagte, was er sagen wollte, das reichte ihm aus. Ich selbst tat mich mit Smalltalk immer schon schwer. *»Na, wie geht es der Familie?«, »Was macht der Job?«, »Und, schon den Urlaub geplant?«* Fragen, auf die man keine Antwort möchte und dennoch danach fragt.

Gespräche mit Tiefe. Sinn. Notwendigkeit. Diese ließen mein Herz höherschlagen. Doch leider sind genau diese rar geworden in meinem Leben. Hier bot sich scheinbar die Chance, sie zurückzuholen.

Ich streckte ihm meine Hand entgegen. »Mein Name ist Semih«, ich stellte mich nie mit meinem Nachnamen vor. Dort, wo ich aufgewachsen bin, gab es das Wort Sie nicht. Egal ob jung oder alt. Es wurde geduzt. Und deshalb versuche ich immer so schnell wie möglich zum Du zu kommen. Zum ersten Mal wandte er sich von den Schwänen ab und drehte sich zu mir.

»Mein Name ist Ferdinand, freut mich, dich kennenzulernen, Semih.« Seine Antwort ließ keinen Zweifel daran, dass auch ihm ein ehrliches Du lieber war. Sein Händedruck wirkte auf mich, wie ich mir wünschte, dass mein eigener auf andere wirkt.

»Ganz meinerseits«, schloss ich nickend ab. Unsere Blicke galten wieder der Ferne. Und ich, ich legte mir die richtigen Worte zurecht. »Du sagtest, wir vergessen, dass die Sonne da ist, wenn sie von Wolken bedeckt ist. Bestimmt meinst du das metaphorisch? Nicht wahr?« Ich war bereit für die Tiefe. Den Sinn. Die Notwendigkeit.

Ferdinand warf den Schwänen sein letztes Stück Brot zu, freute sich, als einer davon es aus der Luft schnappte, zerknüllte die braune Papiertüte und verstaute sie in seiner Jackentasche. Er drehte sich erneut in meine Richtung, machte es seinen Beinen bequem und stützte seinen Kopf seitlich auf dem Arm ab, der auf der Bank rastete.

»Metaphorisch?« Er sah mich fragend an. Ich war mir nicht sicher, ob er den Begriff metaphorisch kannte, doch ihn zu belehren war ein Wagnis, das ich nicht eingehen wollte.

Ich begann mich zu erklären. »Bestimmt meinst du mit der Sonne so etwas wie unsere Zufriedenheit oder unser

Glück. Und mit den Wolken«, er fixierte mich mit seinen Augen und sah kein einziges Mal weg, »meinst du unsere Zweifel und Sorgen. Wir vergessen sozusagen, dass wir bereits glücklich sein könnten, wenn wir uns nicht so sehr auf die Sorgen konzentrieren würden.« Ich genoss die Tiefsinnigkeit meiner Aussage. Als ich meine Feststellung beendete, gab er mir einige Sekunden, um etwas zu ergänzen, sofern ich dies denn wollte.

»Darf ich ehrlich sein, Semih?«, fragte er mit einem Lächeln, das beständig wuchs.

»Natürlich«, sagte ich und hoffte auf Bestätigung.

»Ich habe keine Ahnung, von was du gerade sprichst.« Sein Lächeln wurde zu lautem Lachen, so laut, dass selbst die ihm zutraulichen Schwäne auf Abstand gingen. Ich tat es den Schwänen gleich.

Vermutlich war es nicht seine Absicht. Doch nun fühlte ich mich wie ein Dummschwätzer. Ein Pseudophilosoph. Er ignorierte mein sichtbares Unwohlsein, drehte sich dem See zu und versuchte, die verscheuchten Schwäne zu beruhigen. Meine Halsschlagader pochte vor Scham. Ich hatte das Gefühl, mich sofort rechtfertigen zu müssen.

»Ich dachte ja nur, weil …«

»Semih«, unterbrach er meinen Erklärungsversuch. »Was gerade in dir vorgeht, hat seinen Ursprung in dir, nicht in mir.«

Ich kochte vor Wut und strengte mich an, es mir nicht anmerken zu lassen. »Was erlaubt sich dieser Kerl, mich derart vorzuführen? Nur weil ihm seine enge Stirn ein weites Denken verwehrt, musste er sich über meine Auffassungsgabe nicht gleich lustig machen«, hämmerte ich gegen meine Schädeldecke. Mein empörtes Gesicht hat er nicht einmal bemerkt, zu sehr war er auf sein blödes Gefieder konzentriert. Der Deckel auf dem Kochtopf verrutschte.

»Weißt du, was ...«, ließ ich ihn an meiner Wut teilhaben, »... ich habe noch zu tun!«. Ich hatte den Satz noch kaum ausgesprochen und stand schon mit dem Rücken zu ihm. Ich bückte mich zu meiner Tasche hinunter, hob sie auf und zögerte, bevor ich mich mit einem Schritt von ihm wegbewegte. Er hingegen sagte nichts. Kein Ton. Das war wohl sein wahres Gesicht.

Um meinen Stolz zu wahren, entfernte ich mich von der Parkbank, im selben Tempo, wie ich gekommen war. Doch mit jedem Meter Distanz wandte sich die Wut, die eben noch Ferdinand gegolten hatte, gegen mich selbst.

»Was zur Hölle ist bloß los mit dir?«, adressierte ich an mein Gefühlszentrum. Es war nicht meine Art, so auf Fremde zu reagieren. Ich kam mir vor wie ein Kleinkind, dem der Lolli an der Kasse verwehrt wurde. Doch ein Einlenken wäre Verrat an meinem Ehrgefühl gewesen.

»Alles gut, Semih!«, hallte es mir nach, kurz bevor ich außer Hörweite war. Ferdinand schien ein Freund von theatralischen Auftritten zu sein. Dasselbe musste er über mich gedacht haben. Sein Tonfall änderte sich bis auf die Lautstärke nie. Noch immer lud jede Silbe zur Freundschaft ein. Meine Scham, mit dickem Filzstift ins Gesicht geschrieben, wollte mich vom Weglaufen überzeugen. Doch die Neugier, seit Kindestagen mein Begleiter, hatte die besseren Argumente. Nach kurzer Bewegungslosigkeit drehte ich mich um, die Scham folgte mir. Ferdinand winkte mich her und freute sich über unser Wiedersehen wie alte Bekannte, die sich zufällig über den Weg liefen. Wenn er so tun konnte, als ob nichts geschehen war, dann konnte ich das auch oder es zumindest versuchen. Schulterzuckend stand ich wieder vor ihm an der Bank.

»Vermutlich hast du einfach den falschen Knopf bei mir gedrückt. Entschuldige bitte, Ferdinand.«

»Vielleicht«, auch er zuckte mit den Schultern. »Vielleicht aber auch den richtigen.« Dieses Mal rutsche er beiseite und bot mir einen Platz an. Ich setzte mich zu ihm.

»Ich verstehe nicht? Den richtigen?«

»Du gehst davon aus, deine Flucht wäre etwas Schlechtes gewesen. Ich glaube hingegen, dass deine Reaktion angemessen war.«

»Du machst Scherze«, unterbrach ich ihn.

»Ganz und gar nicht. Meine Worte haben in dir etwas berührt, auf das du authentisch reagiert hast. Deshalb vermute ich, den richtigen Knopf erwischt zu haben. Etwas dir Wichtiges schien in Gefahr zu sein, warum auch sonst hättest du die Wut als Reaktion gewählt?«

»Tiefe. Sinn. Notwendigkeit«, dachte ich. Mit Ferdinand gab es wohl nur die Art Gespräche, die ich in meinem Leben vermisste. Durch die lange Abwesenheit eben solcher hatte ich ganz vergessen, wie unangenehm sie werden konnten.

»Das klingt fast so, als würdest du mir erklären wollen, dass ich absichtlich wütend wurde?« Meine Hände begannen wieder zu schwitzen.

Er nickte. »Wut schien dir das passende Mittel gewesen zu sein, um deine Absicht zu verfolgen.«

»Aushalten«, dachte ich, »jetzt bloß nicht vorschnell reagieren.« Er berührte mich weich am Handgelenk, als er sah, dass ich mich erneut angegriffen fühlte.

»Semih, bitte verstehe mich nicht falsch. Ich unterstelle dir keineswegs, berechnend und bösartig reagiert zu haben. Doch meiner Erfahrung nach verfolgt jede unserer Handlungen ein Ziel.« Auch wenn nichts an diesem Mann feindselig wirkte, meine Verteidigungshaltung, in Form angespannter Schultern und der Bereitschaft zu flüchten, blieb. Für ihn war mein innerlicher Konflikt kein Grund, selbst einen zu haben. Das las ich zumindest aus seinem Gesicht, welches im Gegensatz zu meinem keinerlei Anspannung kannte. Er nahm einen tiefen Atemzug und presste die Luft melodisch durch seine Lippen. Ich ahmte es ihm automatisch nach und verstand im selben Moment, dass dies Ferdinands Absicht war. Und mit der Luft aus meiner Lunge entwich auch die Anspannung. Sie war wohl nicht wichtig gewesen.

»Erklär es mir bitte«, drängte ich ihn. »Bislang dachte ich, unsere Emotionen würden uns eher«, ich suchte nach dem richtigen Wort, »überfallen. Nun sagst du aber, wir suchen sie uns regelrecht aus, um ein Ziel zu erfüllen?«

Ihm schien meine Anteilnahme zu gefallen. »So in etwa könnte man das wohl sagen, ja. Nur ist uns dieses Verhalten meist nicht bewusst. Warum bist du vorhin wütend davongelaufen?« Er drehte sich in Richtung des Sees, vermutlich, um meiner Scham keinen Nährboden zu geben.

»Das ist einfach«, dachte ich, sagte es aber nicht. »Ich fühlte mich von dir nicht ernst genommen. Gar ausgelacht«, erklärte ich sachlich.

»Und was hast du mit deiner Wut und deiner Flucht erreicht?«, fragte er mich, die Antwort schon kennend. Ich überlegte und schmunzelte erneut beschämt.

»Ich habe dir zur Schau gestellt, dass ich mich nicht vorführen lasse. Dass ich ernst genommen werden möchte«, ich zögerte, da sich die Wahrheit offenbarte, »es war ein Theaterstück, wenn ich recht überlege«, gab ich zu.

Er nickte mit dem Blick in die Ferne gerichtet. »Oder anders gesagt; du wolltest mit Wut erreichen, verstanden zu werden.«

Er ließ den Satz stehen und gab mir mit seiner Stille Gelegenheit, darüber nachzudenken.

Ferdinand hatte Recht. Es ging mir nicht bloß darum, ernstgenommen zu werden. Nicht sein Lachen regte mich auf. Es war meine Enttäuschung über das von mir wahrgenommene Unverständnis seinerseits. Ich kannte ja meine Absicht mit meiner Erklärung der Metapher, und seine Reaktion darauf gab mir das Gefühl, nicht verstanden zu werden. Wie es schon so oft in meinem Leben war.

Ich grinste über beide Ohren. »Weil ich mich nicht verstanden fühlte, wählte ich unterbewusst die Wut, um diesen Umstand zu verändern?« Dieses Mal war ich es, der laut auflachte. »Ha, ertappt!«

Ferdinand drehte sich zu mir. »Der Psychologe Alfred Adler spricht von Leitlinien – einem unterbewussten Lebensplan, der sich in der Kindheit zeichnet. Beobachte dich das nächste Mal, wenn du glaubst, eine Emotion habe dich überfallen.«

»Indem ich mich frage, was das Ziel meiner Emotion war, nachdem ich sie erlebt habe?«

»Genau, und gleichzeitig, wann du dich in deiner Kindheit schon gleich oder ähnlich gefühlt hast.«

Zufrieden sahen wir nun beide den Schwänen zu. Weil diese mich weniger faszinierten als ihn, brachten mich meine Gedanken wieder zurück auf die vorherige Situation.

»Ferdinand?«

»Ja?«

»Was meintest du wirklich damit, du weißt schon, dass die Sonne auch an bewölkten Tagen scheint, wenn es nicht mit meiner Metapher zu erklären war?«

Er richtete seine ganze Aufmerksamkeit auf mich und nahm sich etwas Zeit, ehe er antwortete.

»Erstmal möchte ich dir sagen, dass mir deine Metapher sehr gut gefallen hat. Die werde ich mir merken.« Es klang nicht, als wollte er bloß die Harmonie wahren, sondern war zweifelsfrei aufrichtig. Es tat gut, das zu hören. »Alles, was ich sagen wollte, war, dass wir auf unsere Gedanken achtgeben müssen«, fuhr er fort. »Ein Gedanke ist etwas Flüchtiges. So schnell, wie er kommen mag, kann er auch wieder verschwinden. Denken wir aber immer wieder denselben Gedanken, zum Beispiel, dass die Farbe Rot eine warme Farbe ist, kann daraus eine Meinung werden. Wenn sich diese Meinung öfters einstellt, wenn beispielsweise mehrere Menschen deine Meinung bestätigen, wächst aus der Meinung eine Überzeugung heran. Eine Meinung lässt sich schnell ändern, an einer Überzeugung hingegen lässt sich schwer rütteln. Bleiben wir eine Zeit lang überzeugt, wird sie also nicht widerlegt, dann wird sie eines Tages zu der Art, wie wir die Welt sehen und verstehen. Sie wird zu unserer Wahrnehmung. Ab diesem Moment hinterfragen wir diesen einstigen Gedanken nicht mehr, er automatisiert sich und beeinflusst unser Handeln und Sein unterbewusst. Der einstige Gedanke bestimmt dann ein Stück weit die Art, wie wir leben.« Er wirkte ernst und unterstrich so die Wichtigkeit des Gesagten. »Doch nicht alles, was wir denken, ist wahr oder gar hilfreich für uns. Aus einem unwahren für uns oder andere schädlichen Gedanken eine Wahrnehmung wachsen zu lassen, kann fatale Folgen haben.« Zaghaftes Kopfschütteln auf meiner Seite der Parkbank.

»Aus einem einzigen Gedanken wird eine Weltsicht«, sinnierte ich laut vor mich hin. »Die Geschichtsbücher müssen voll mit schädlichen Weltsichten sein, die einst mit einem einzigen Gedanken begannen.« Ferdinand nickte und lenkte meinen Blick mit einer Handbewegung auf den See.

»Schau mal auf den See hinaus. Was siehst du?«

Ich war mir nicht sicher was er meinte. »Ähm, Wasser?«

Ich amüsierte ihn sichtlich. »Stimmt. Und was ist die kleineste, sichtbare Form dieses Wassers?«

»Ein Tropfen?«

»Ein Tropfen«, er senkte seinen Kopf bestätigend. »Mit deinen Gedanken ist es wie mit einem Tropfen. Ein Tropfen alleine ist erstmal nur ein Tropfen. Kommen einige Tropfen hinzu, vergessen wir die Tropfen, denn aus ihnen wurde eine Pfütze. Wird diese Pfütze größer, vergessen wir die Pfütze, denn aus ihr wurde ein Tümpel. Wächst dieser an, vergessen wir den Tümpel, er wurde zum Weiher. Und füllt sich dieser weiter, so vergessen wir den Weiher, denn er wurde zum See.«

Wenn Ferdinand sprach, war es, als ob ein Lehrer mich unterrichtete, ohne die Absicht zu haben, mich zu unterrichten. Es klang so, als würde er diese Worte selbst dann aussprechen, wenn niemand zuhören würde. Ein Lehrer, der an der Tafel steht, und vor leerer Klasse Unterricht hält. Einfach, weil es ihm wichtig war.

Er fuhr fort. »Der See ist dann ein See, selbst dann, wenn der Tropfen, mit dem alles begann, längst versickert ist.«

Leise fasste ich für mich zusammen. »So wie aus einem Tropfen ein See wachsen kann, kann aus einem Gedanken auch eine Weltsicht entstehen.«

»Vergiss nicht, Semih, das ist nur meine Auffassung. Prüfe, ob meine Weltsicht auch mit deiner konform geht, bevor du aus einem Tropfen einen See heranwachsen lässt.«

»Das heißt, du wolltest mich nur vor meinen eigenen Gedanken schützen?«

»Achtsam denken oder gar nicht denken«, erwiderte er, als wäre das eine gebräuchliche These, klaubte ein Stück

Brot vom Boden auf und warf es dem übrig gebliebenen Schwan zu.

Die Parkbank wurde mit jeder Stunde angenehmer. Wir sprachen über Themen, die ich mit keinem anderen Menschen je besprochen hatte, schon gar nicht mit jemandem, der mir fremd sein müsste. Die Straßenlaterne neben der Bank informierte uns über die sich anbahnende Nacht, in dem sie sich auflud. Mit dem Sonnenlicht verschwand auch der Trubel. Die Schwäne zogen sich zurück, das Bellen der Hunde verstummte und die letzten Fahrradfahrer schossen vorbei. Die Ruhe machte jegliche Wahrnehmung intensiver. Die Gespräche wurden tiefer. Sinnhafter. Notwendiger. Erst als wir nach Stunden vor abwechselndem Gähnen kaum noch Worte fanden, entschieden wir uns dazu, die Parkbank, die längst unser Eigen war, zu verlassen.

Ich zog eine Visitenkarte aus meiner Tasche und streckte sie ihm entgegen, als wir beide schon standen.

»Ich würde sehr gerne in Kontakt bleiben. Hast du eine Visitenkarte?« Verabschiedungen machten mich immer nervös und die Nebenwirkung davon war schnelles Geplapper. »Oder du sagst mir deine Nummer kurz an, ich tippe sie in mein Handy. Oder du lässt bei mir klingeln, dann hab ich deine. Oder hast du einen Stift? Dann …« Ferdinand schob die Karte sorgsam zurück in meine Richtung. Die unerwartete Geste durchbrach mein Gebrabbel.

»Unser Leben hat uns ohne unser bewusstes Dazutun zusammengeführt. Was meinst du, lassen wir es darauf ankommen, ob uns das nochmal gelingt?«. Seine Ablehnung verletzte mich. Mein Gesicht sprach aus, was ich verschweigen wollte. »Na, Semih, überfallen dich die Emotionen?«, zog er mich auf, wie es ein guter Freund tun würde.

Gesichtsmuskeln konnten irrsinnig schnell die Form wandeln. Ich lächelte.

»Abgemacht«, sagte ich wehmütig, reichte ihm die Hand und hoffte, sie ihm bald wieder zur Begrüßung zu reichen.

Langsam und zufrieden schlenderte ich durch die fortgeschrittene Nacht und dachte über all die gesagten Worte nach. Ich habe in meinem Leben schon viele Menschen getroffen, doch nie spürte ich in solch kurzer Zeit eine so ehrliche Verbundenheit. Nichts an Ferdinand wirkte fremd.

Zuhause angekommen, schliefen alle.

Hafen

»Tschau, Papa!«, hallte die ausdrucksstarke Stimme meiner Tochter im Flur und drang durch die geschlossene Schlafzimmertür. Sie klang, als wäre es nicht ihr erster Versuch gewesen, eine Antwort zu bekommen. Obwohl mir sofort klar war, dass ich wieder verschlafen hatte, antwortete ich, als wäre ich längst wach.

»Tschau, Spatz! Viel Spaß in der Schule!«, rief ich vom Schwindel geplagt, weil ich zu schnell aufgesprungen war, um sie nicht zu verpassen.

Übergroße Schultasche, ein Sinnbild für die Last auf Kindesschultern, Helm auf dem Kopf, bereit, die Welt zu entdecken. Zumindest die, die Erwachsene für sie in Bücher schrieben. Sie kam ohne jeglichen Vorwurf aus. Ihr Blick verriet, dass sie mir meine verhaltene Anteilnahme an ihrem Leben noch nicht übelnahm.

»Fahr vorsichtig«, mahnte ich, lächelte sie an und schloss die Haustür hinter dem Kind, das viel zu schnell groß geworden war. »Morgen mache ich es besser«, schrieb ich auf die Gedankentafel mit den Vorsätzen.

Was ich bei meiner Tochter erst später wieder gut machen konnte, sollte ich bei Schatz gleich anpacken können. Sie saß am Eichentisch im Esszimmer. Ich lehnte mich an den Türrahmen und tastete mich mit einem weichen »Guten Morgen« an ihre Stimmung heran.

»Guten Morgen«, erwiderte sie einladend. Sie schenkte mir nur einen kurzen Blick, doch er reichte aus, um in ihm das Wort *Versöhnung* zu erfassen. Ein Kuss, ein *»Entschuldigung«* meinerseits und wir könnten uns wieder dem Leben widmen.

»Gehst du nicht arbeiten?«, unterbrach sie meinen Plan, nach dem ich sie küsste, noch bevor ich mich entschuldigen konnte. Meine karierten Boxershorts legten diese Frage nahe. Ihre Stimme – wertungsfrei. Meiner Denkzentrale war das aber egal und aktivierte das Abwehrsystem.

»Klar gehe ich arbeiten!«, fauchte ich und stampfte in Richtung Kaffeemaschine.

»Okaaaay …«, konterte sie während sie laut ausatmete. Es war dieses *Okay*, bei dem man das Augenrollen hören konnte, ohne es zu sehen.

Ich platzierte eine Tasse unter dem Kaffeemaschinenauslauf und ärgerte mich über mein gekränktes Ego und meine Unfähigkeit, mir dies einzugestehen.

Nahla, die Hündin, die bereits sechs Jahre auf dem Planeten, doch erst seit kurzem bei uns lebte, saß in freudiger Erwartung, beachtet zu werden, neben mir und kehrte den Boden mit ihrem wedelnden Schwanz. Mit ihr kam das Leben in dieses Haus. Klar, auch die Haare, das Chaos und die Uneinigkeit zwischen Frauchen und Herrchen über die Erziehungsmaßnahmen. *Der Hund auf der Couch? Niemals!,* war ich mir sicher. Dass ich der Erste sein würde, der mit dem Hund kuschelnd auf dem Sofa liegt, war allen klar außer mir. Man sagte mir, das wäre ein Klassiker.

»Welches Ziel verfolge ich? Warum bin ich schon wieder wütend?«, fragte ich mich, nachdem ich mich an Ferdinands Worte erinnert hatte. Mein Unterbewusstsein verstand diesen Gedanken als Befehl, denn kaum fertig gedacht, hatte ich die Antwort. Ich wünschte, sie würde erkennen, dass ich mein Bestes gab. Dass ich versuchte, mich zu ändern, aber nicht wusste, wie.

Mit der Tasse in der Hand setzte ich mich neben sie. Eiserne Stille, starrer Blick auf das Smartphone. Diese Bestrafung hatte ich verdient.

»Schatz«, begann ich. »Es fällt mir unglaublich schwer, nicht zu wissen, wie es mit mir weitergeht. Obwohl ich kaum Arbeit habe, stehe ich wahnsinnig unter Druck, weißt du. Es ist ja nicht das Geld, das mir Sorgen macht. Sondern ...«, ich schluckte, um den Knoten im Hals zu lösen, »ich habe Angst davor, nie das zu finden, was mich wirklich zufrieden macht. Dauernd hab ich das Gefühl, mir rennt die Zeit davon«, die Worte wirkten befreiend, »ich bemühe mich wirklich, mich zu ändern, ich wünschte, du könntest das sehen«, gestand ich ihr.

Sie legte ihr Smartphone beiseite und war sofort da.

»Ich weiß.« Sie griff meine Hand, die immer noch die Tasse hielt. Sie hätte nichts weiter sagen müssen, für den Moment fühlte ich mich geheilt. »Doch du darfst das nicht an uns auslassen.« Sie rieb mit ihrem Daumen meinen Handrücken. Und zum ersten Mal sah ich, dass ich nicht der Einzige war, der litt. Weil auch sie zweifelte. Weil auch sie nicht wusste, ob und wie es weitergehen konnte, in einem Haus, in dem nicht gelebt werden darf. Mit einem vom Geltungstrieb erblindeten Mann, der nicht sieht, wie gut er es haben könnte. Einem Menschen, der so akribisch versucht, das Leben zu verstehen, dass er es vollkommen verpasst, es auch wirklich zu leben.

»Ich weiß«, antwortete ich, ließ die Tasse los und griff ihre Hand. Wir sahen uns einen Moment lang an und begriffen, dass wir dieselbe Sehnsucht teilten, sie nur anders benannten.

∞

Mein Schreibtisch war übersäht mit Entwürfen, Papiermustern und Druckproben. Ein Außenstehender könnte dem Irrtum erliegen, ich ginge einer abwechslungsreichen Tätigkeit nach. Die verschiedenen Farben, Formen und Schriftzüge täuschten. Hinter ihnen versteckte sich ein Fließband, das immer und immer wieder die gleichen Handlungen von mir verlangte. In dieser Zeit lernte ich das Wort Prokrastination kennen. Ein Wort, dessen Bedeutung mich schon ein Leben lang begleitete. Man nehme Unterforderung oder Überforderung – funktioniert beides hervorragend – und kombiniere es mit einer ablenkenden Tätigkeit, vorzugsweise mit Mitteln aus der Unterhaltungsindustrie und lasse es einwirken, bis der gewünschte Effekt, die Ausschüttung von glücklich machenden Hormonen, eintritt. Kann mehrmals am Tag angewendet werden. Nebenwirkungen, häufig: Termindruck. Sehr häufig: Verminderung des Selbstwertgefühls.

Nach ein paar geschriebenen Mails, der fünften Änderung an einem Projekt, das eigentlich abgeschlossen war und deshalb das Kürzel final_final_final.psd trug, folgte eine Dokumentation über schwimmende Schweine auf den Bahamas, bis mich die Nebenwirkungen der Prokrastination an den See trieben.

∞

Früher Nachmittag, die Sonne schien. Keine Hundeschulen, weniger wetteifernde Radfahrer. Meine Chance, etwas Ruhe zu finden, um ein paar Zeilen zu schreiben, stand gut. Ich schlenderte an den leeren Parkbänken vorbei, bis zu der Bank, an der ich gestern schon gesessen war.

»Ferdinand!«, rief ich innerlich jubelnd und hielt mir den Mund zu, als ich das erschrockene Rentnerpaar ein paar Schritte vor mir sah. Am liebsten wäre ich auf ihn zugerannt wie auf einen Freund, der von einer langen Reise zurückgekehrt war. Tat ich aber natürlich nicht, weil auf ihn zuzulaufen und vor meine Füße zu starren, um keinen Augenkontakt halten zu müssen, mehr meinem Wesen entsprach.

»Oh, hallo Semih, gut, dass du hier bist«, klang er aufgeregt, als ich an der Parkbank ankam.

»Was ist los?«

»Wusstest du ...«, er fixierte meinen Blick, »dass man durch die Augen eines Schwans die Zukunft sehen kann?«

Meine Augenbrauen zogen sich zusammen, mein Kopf zuckte zurück.

»Meint er das ernst?«, schoss es mir durch den Kopf.

Sein Blick wanderte auf den See, der hinter meinem Rücken lag. Er lächelte zufrieden. Ein Thema außerhalb der Esoterik wäre mir lieber gewesen. Dass Ferdinands Gesprächseinstiege befremdlich wirkten, wusste ich. Dass sie Anfang bester Gespräche sein konnten, aber auch. Ich entschied mich, einzusteigen. Auch wenn ich es fürs Erste bevorzugte, stehen zu bleiben.

Meine Unsicherheit schwächte meine Stimme. »Du siehst also in den Schwänen die Zukunft?«

Ferdinand nickte. »Ich kann zum Beispiel sehen, dass du bald einen großen Sprung in deinem Leben machen wirst.

Dass Ungeahntes auf dich zukommt, ja, dich ganz und gar verändert«, erklärte er todernst.

»Aha«, fasste ich meine Gefühle zusammen.

Er streckte seine Hand in Richtung See. »Überzeuge dich selbst.«

Ich zögerte. Der Gedanke, dass ich nun gleich ein paar Schwänen auf dem See zusehen und aus ihnen die Zukunft lesen würde, berührte mich. Und zwar hauptsächlich am Schambefinden. Ferdinand nickte eifrig und ermutigte mich, hinzusehen. Meine Augen rollten sich während der Drehung nach oben.

»Ahh!«, schrie ich laut auf, während mein Körper einen Satz in die Luft machte und mein Herz in die Hose rutschte. Ferdinand brach in grölendes Gelächter aus. Einen halben Meter vor mir stand ein Schwan und schaute mich an, als ob er in meinen Augen die Zukunft lesen wollte. Unverzüglich setzte ich mich neben Ferdinand, um Abstand von dem aggressiven Federvieh zu nehmen, das vermutlich auf Brotkrumen und nicht auf meine Augäpfel scharf war. Mit dem flüchtenden Schwan beruhigte sich auch mein rasendes Herz.

»Von wegen Hellsehen«, blaffte ich.

Ferdinand bekam vor Lachen kaum ein Wort heraus.

»Na, einen großen Sprung hast du ja gemacht.« Sein Lachen flammte nochmal auf. Ich lachte mit. Die Schwäne hielten derweil Abstand. Als unser Gelächter versiegte, wurde Ferdinand ernster.

»Sollen wir über das Wetter plaudern oder sprechen wir heute über dich?«

Wenn Ferdinand ernst wurde, dann klang das nicht bedrohlich, keinesfalls aggressiv. Eher klang es, als würde dir ein Freund ein Geheimnis anvertrauen, nur dir.

Der Versuch, selbstbewusst zu wirken, misslang, als ich sekundenlang zögerte, um seine Frage zu beantworten.

»Was willst du denn wissen?«.

Die Stimmung wurde ungewollt intim. Es herrschte eine, für mich, unangenehme Stille. Er nutzte sie nicht, um sich eine Frage zu überlegen, sondern vielmehr, um mir Gelegenheit zu bieten, meine zurückzuziehen.

Nach ein paar Sekunden nickte er zart. Ein Hinweis, dass mein Rücknahmerecht soeben erloschen war.

»Warum bist du hier, Semih?« Die Frage war banaler, als durch die vorangegangene Atmosphäre angekündigt.

»Ach, ich brauchte einfach ein wenig frische Luft und dachte, ich könnte hier ein bisschen schreiben«, erklärte ich ihm naiv.

»Ok. Und weshalb bist du hier?« Die Betonung lag auf dem letzten Wort, sein Arm holte aus, als wollte er mir den See präsentieren.

Ich kam mir blöd vor. Ihm schien wichtig zu sein, dass ich selbst draufkam, und so setzte er nochmals an.

»Warum bist du …«

»… hier auf dieser Welt?«, beendete ich seinen Satz, als wäre es ein Ratespiel. »Du meinst, weshalb ich auf dieser Welt bin, nicht wahr?«

»Warum sollte ich etwas anderes meinen?«, antwortete Ferdinand trocken und ohne Anzeichen humorvoller Untermalung.

Ich lächelte verunsichert. Er hingegen lächelte vollkommen sicher.

»Etwas pathetisch ist die Frage schon, nicht?«, blieb ich skeptisch.

»Meinst du?« Er zuckte mit den Schultern. »Eigentlich ist das meine Lieblingsfrage«, gab er uninteressiert von sich, wandte sich dem See zu, lehnte sich zurück und schlug seine Beine übereinander.

»Pathos – die Leidenschaft. Passt doch eigentlich ganz gut«, sprach er mit sich selbst und zuckte nochmal mit den Schultern.

Was für eine wundervoll subtile Art, mir zu sagen, dass es vollkommen unwichtig war, ob diese Frage pathetisch oder wie auch immer formuliert war.

Ich dachte nach. »Warum bin ich hier?« Und als ich seine Frage gedanklich wiederholte, hörte ich einen mir vertrauteren Satz. »Weißt du denn immer noch nicht, was du mit deinem Leben anfangen willst?« Einmal gedacht, überdeckte diese Frage jeden anderen Gedanken.

»Ehrlich gesagt«, ich pausierte, es fiel mir schwer, darüber zu sprechen. »Ehrlich gesagt, habe ich keine Ahnung, weshalb ich hier bin.« Ein müder Seufzer unterstrich meinen Kummer.

Ferdinand drehte sich wieder zu mir, war präsent.

Ich sprach weiter: »Mein Leben gleicht einer Komposition unwillkürlich geschehender Ereignisse. Es will sich einfach kein roter Faden abzeichnen. Nichts verläuft nach einem logischen Prinzip. Es verging die letzten Jahre kein Tag, an dem ich nicht versucht habe, herauszufinden, wo ich meine Talente bündeln könnte. Ich habe die verschiedensten Ausbildungen gemacht, dutzende Bücher gelesen, habe so vieles ausprobiert und wieder verworfen. In mir wächst nach und nach das Gefühl, auf dem falschen Weg zu sein.«

Er nickte, hörte zu.

»Ich will doch einfach nur einer bedeutsamen Tätigkeit nachgehen. Es ist ja nicht so, dass ich keine Optionen hätte. Nur eben nicht die richtigen. Je mehr ich nach meiner

Berufung suche, desto mehr bekomme ich das Gefühl, im Nebel zu stehen.« Meine Brust wurde enger, der Atem flach. »Da stehen so viele Bäume, und trotzdem kann ich keinen Wald erkennen. Langsam, aber sicher geht mir die Puste aus.« Diese Worte hatte ich schon hunderte Male gedacht, doch noch nie so klar ausgesprochen. Kein Wunder, wenn man weiß, wie sehr das Aussprechen derartiger Worte schmerzt.

Energisch klopfte ich beide Handflächen auf die Schenkel und nahm eine aufrechte Haltung ein. »Aber halb so schlimm«, versuchte ich zu überspielen.

Ich starrte auf den See, um nicht in Ferdinands Augen sehen zu müssen.

»Der Steg der Zweifel«, sagte er wieder mehr zu sich selbst als zu mir.

»Was für ein Steg?«, hakte ich nach und traute mich, ihn dann doch anzusehen.

»Du stehst am Steg der Zweifel, Semih.« Sein Blick wanderte in die Ferne. Ohne mich anzusehen, musste er die Fragezeichen, die über meinem Kopf schwebten, erkannt haben. Er stellte seine Beine nebeneinander, nahm nun auch eine aufrechte Haltung ein. Ich erkannte mehr und mehr die Eigenarten seines Wesens, die ich aber allesamt nicht benennen konnte.

»Der Steg der Zweifel ist ein Teil des sicheren Hafens«, begann er in gewohnt wichtiger Stimme, »und an ihm legen die Schiffe der unbegrenzten Möglichkeiten an.«

Ungeduldig versuchte ich zu verstehen.

»Ein Hafen, ein Steg, Schiffe? Tut mir leid, ich verstehe gerade überhaupt nichts.«

Er stand auf und ging mit langsamen Schritten hin und her, als würde er auf einen Einfall warten.

»Der sichere Hafen,«, mit seinem Fuß zog er einen Kreis in den Kiesweg und stellte sich hinein, »er steht für das Alte, das dir Vertraute. Hier wohnen deine Fähigkeiten, deine Erinnerungen. Du kennst alles und jeden. Du fühlst dich sicher.«

Er ging drei Schritte weiter und zog einen neuen Kreis.

»Die Schiffe der unbegrenzten Möglichkeiten.«

Wieder stellte er sich in die Mitte des Kreises.

»Die Schiffe stehen für das Neue. Hier findest du das Abenteuer. Alles ist ein Wagnis, aufregend. Eine Schatzsuche, dynamisch, ständig in Bewegung. Auf dem Weg zu neuen Ufern, weiteren Häfen. Stets eindrucksvoll, doch auch risikoreich.«

»Und der Steg?«, fragte ich übereifrig.

Ferdinand nickte und zog einen geraden Strich vom ersten Kreis, der den sicheren Hafen darstellte, in Richtung des anderen Kreises, ohne diesen aber zu berühren.

Er stand über den Strich, als stünde er auf einem Steg und sah in Richtung des Kreises, der die Schiffe darstellen sollte.

Seine Körperhaltung veränderte sich. Seine Schultern hingen. Sein Gesicht – sprachlos. Immer wieder schaute er zurück zum sicheren Hafen.

»Viele Menschen bleiben ein Leben lang am sicheren Hafen stehen. Einst packte sie die Sehnsucht nach dem Abenteuer, den unbegrenzten Möglichkeiten. Sie blickten auf das Meer, doch die Angst, die Angst davor, all die Sicherheit am Hafen zu verlieren, ließ sie erstarren. Ihnen fehlten der Mut und das Vertrauen, um ihre Unzufriedenheit zu verlassen, um im Neuen das Glück zu finden.«

»Echt schade«, fasste ich für mich zusammen. »Und die Menschen auf dem Steg? Sie scheinen dem Neuen schon näher zu kommen?«

Er wandte sich ganz den Schiffen der unbegrenzten Möglichkeiten zu, verweilte aber weiter auf dem Steg.

»Wer mutig genug ist, seinen Komfort am Hafen zu verlassen, der gelangt auf den Steg. Das Alte bestimmt dort zwar immer noch das Leben, der Steg ist schließlich am Hafen angebunden. Doch wer am Steg steht, hat die Absicht, den Hafen zu verlassen. Hier nimmt man all die Schiffe wahr, die immer wieder anlegen und wegsegeln. Ein einziger Schritt würde genügen, um einen Platz auf einem dieser Schiffe einzunehmen.«

»Wären da nicht die Zweifel«, unterbrach ich ihn.

»Wären da nicht die Zweifel«, bestätigte er. »Am Steg herrscht Chaos – die Unordnung. Zerrissenheit, Orientierungslosigkeit.«

Ich entdeckte mich in seiner Beschreibung.

»Man weiß, dass man das Alte verlassen möchte, weiß jedoch nicht, welches Schiff das richtige ist. Zu viele Möglichkeiten hemmen die Entscheidungsfreude.«

Ich nickte wehmütig. Er fuhr fort.

»Der sichere Hafen hat überzeugende Argumente. Ein Platz zum Arbeiten, Schlafen, Essen, vertraute Gesichter, Schutz vor den allermeisten Gefahren. Unser Hirn, das nur eine einzige Aufgabe kennt, nämlich überleben und vermehren, hat seine Wahl natürlich bereits getroffen. ›Wir bleiben hier!‹, schimpft es laut.«

»Lass mich raten«, stieg ich ein. »Das Herz hat seine Wahl auch schon getroffen.«

»So ist es. Das Herz muss in Bewegung bleiben. Stillstand würde den Tod bedeuten.«

»Das würde ja heißen, ich kämpfe gegen mich selbst?«

Er musste laut auflachen. »Immer, Semih. Immer.«

Ferdinand machte einen Schritt in meine Richtung und verließ seine Zeichnung.

»Komm, stell du dich mal auf den Steg.«

Zögerlich nahm ich seinen Platz ein.

»Was meinst du, warum tust du dich so schwer damit, einen Schritt aufs Deck zu machen, Semih?«

Ich musste nicht lange überlegen. Diese Situation kannte ich zu gut. »Na, was, wenn es das falsche Schiff ist? Was wäre, wenn ich niemals mehr einen solch sicheren Hafen finde wie den alten? Niemand kann mir versichern, dass ich auf diesem Schiff mein Glück finden werde.«

Ferdinand machte es sich auf der Bank gemütlich.

»Und deshalb heißt er Steg der Zweifel. Weißt du, weshalb wir zweifeln?«, wollte er wissen.

»Hmm, weil wir uns vor Fehlern schützen möchten?«

Er schüttelte den Kopf. »Wir zweifeln, weil wir dem Leben nicht vertrauen. Unser Hirn, das kann nicht vertrauen. Das Hirn kann nur bewerten. Wie aber soll das Hirn etwas bewerten, das es gar nicht kennt? Das Neue – es ist immer unbekannt.«

Meine Beine wurden langsam müde und ich gesellte mich zu Ferdinand.

»Vertrauen also ... Ich soll also einfach vertrauen und mit dem nächstbesten Schiff davonreisen?«, klang ich zynischer als beabsichtigt.

Er stieg nicht auf meine Provokation ein. »Das wäre eine Option.«

»Und die andere?«

»Du bleibst auf dem Steg stehen, bereit, das Alte zu verlassen und achtest einfach nur auf die Zeichen.«

»Zeichen«, wiederholte ich misstrauisch. »Welche Zeichen denn?«

»Ist es dir noch nie passiert, dass du bei einem Problem nicht weiterwusstest? Dass es egal war, was du versuchst, es wollte keine Lösung eintreten? Und dann, wenn du nicht darüber nachdenkst, wenn du ein gutes Buch liest, mit einem Freund sprichst oder vielleicht in der Natur spazierst, plötzlich alles glasklar ist?« Er sah mich mit weit geöffneten Augen an, sein Gesicht strahlte.

Ich war mir nicht sicher, was er mir sagen wollte. Mein Blick suchte am Boden nach Erklärungen.

»Eine Geschichte wird es dir leichter machen, zu verstehen. In einem Dorf wohnte eine Töpferin. Bereits in siebter Generation töpferte ihre Familie das Geschirr für die Dorfbewohner. Als sie die Manufaktur ihrer Eltern übernahm, war sie anfangs stolz, die alte Tradition zu wahren. Nach einigen Jahren war sie es jedoch leid, immer wieder dieselben Teller und Schüsseln zu fertigen. Sie wusste, sie konnte noch viel mehr.

In ihr wuchs die Absicht, das Alte zu verlassen. Der Zweifel, die Dorfbewohner würden ihr den Bruch mit der Tradition nicht verzeihen, hinderte sie allerdings daran, das Neue zu wagen. Die Angst vor Ablehnung lähmte sie.

Eines Tages wurde ihre Unzufriedenheit unerträglich und sie versuchte sich an neuen Formen. Doch die Töpferin hatte das Dorf nie zuvor verlassen, alles, was sie formte, ähnelte dem Altbekannten. Es vergingen Wochen und Monate. Egal was sie ausprobierte, nichts veränderte sich.

Als sie eines Tages wutentbrannt ein Stück Ton, das sie zu einem Teller formte, zu Boden warf, geschah die Veränderung. Sie nahm die noch weiche Tonschale auf und strahlte übers ganze Gesicht. Der alte Steinboden ihrer Werkstatt hatte ein wunderschönes Muster in die Tonschale gepresst. Von diesem Tag an war keine Wand, kein Boden, kein Baum des

Dorfes mehr vor der Töpferin sicher. Sie nahm von allem Abdrücke und verwandelte so die Geschichte des Dorfes in die schönsten Töpfe und Teller, die es je gesehen hatte.

Niemals mehr dachte sie an die alten Teller und Schalen. Genauso wenig die Bewohner des Dorfes. Alles war bereits vorhanden, der Ton ebenso wie der Boden. Das richtige Zeichen hat jedoch alles verändert.«

Er stand auf, verdeckte die tiefstehende Sonne und löschte seine Zeichnung mit den Füßen aus dem Kies.

»Semih«, begann er. Um seine Silhouette herum formte sich ein von der Sonne hinter ihm gespeister Lichtkranz. »Du wünschst dir Sicherheit. Doch das Neue ist und bleibt immer unsicher. Es braucht Mut, den sicheren Hafen zu verlassen, und noch mehr Mut, die Ungewissheit am Steg der Zweifel auszuhalten. Doch solange du am Steg stehst und auf das Meer blickst, gibst du dem Leben die Chance, dir das Neue zu zeigen. Du kannst es nicht selbst finden. Es ist schließlich das Neue, du weißt nichts darüber.«

Er machte sich nichts daraus, klug und weise zu wirken. Wenn Ferdinand sprach, klang es, als würde er aus einem Buch lesen. Als ob all das Wissen bereits notiert war, er es nur verkünden würde.

Er erklärte mir das Leben, doch kannte ich diesen Mann nicht. Er setzte sich wieder neben mich und ließ die Abendsonne in mein Gesicht scheinen.

Seine Worte versuchten Ordnung in mir zu finden. Es gelang nicht.

»Ferdinand, ich kenne dich nicht, du aber scheinst alles über mich zu wissen«, ich drehte mich zu ihm »wie kann das sein?«

Er wehrte kopfschüttelnd ab. »Wann immer es mir möglich ist, führe ich Gespräche dieser Art. So lerne ich nicht nur die Anderen kennen, sondern auch mich selbst. Ich weiß nicht alles über dich Semih. Es sind bloß oft dieselben Probleme, die die Menschen plagen. Es verändert sich nur das Gesicht, die Sprache und manchmal die Dringlichkeit des Gesagten.«

»Das heißt, du hast schon mit anderen Menschen über den Steg der Zweifel gesprochen?«

Er musste lachen und klopfte mir auf die Schultern.

»Semih, das ist ein wirklich, wirklich großer Steg, glaub mir.«

Ich lachte mit ihm und stellte mir einen Steg vor, der über den ganzen See reichte, und überall auf ihm standen Menschen, die – wie ich – zweifelten.

»Wenn man sich öffnet und seine Leiden preisgibt, findet man überall Gleichgesinnte, man findet überall Hilfe«, fügte er hinzu und wandte seinen Blick auf den See, wo er die Tiere beobachtete.

Mir kam ein Gedanke, ich zögerte erst, ihn auszusprechen.

»Kannst du mir denn nicht helfen, Ferdinand?«, fragte ich dann doch. »Du weißt so vieles, du weißt bestimmt auch, wie ich den Mut finde, den Steg zu verlassen«, meine Stimme brach, »den sicheren Hafen hinter mir zu lassen, die Angst vor dem Neuen zu verlieren.«

Ich war mir nicht sicher, ob er darüber nachdenken wollte, was ich soeben gesagt hatte, oder ob er einen Plan schmiedete, wie er dieser Bredouille entfliehen konnte.

Seine Aufmerksamkeit galt zumindest weiterhin den Schwänen und Enten auf dem See. Er schwieg. Ich litt.

»Ich kann dir nicht helfen, Semih«, durchbrach er die Stille, kurz bevor ich sie selbst gebrochen hätte. Seine Worte gefielen mir nicht. »Die Lösung ist selten ein einmaliges Ereignis, sie gleicht eher einem Weg. Ich kann dir die

Lösung deshalb nicht sagen. Sie würde nur den Moment heilen. Sie wäre unbeständig. Nicht von Dauer. Die wahre Lösung kann nur in dir selbst entspringen. Niemals wird sie von außen kommen.«

Was er sagte, fühlte sich wahr an. Die Wahrheit ist etwas, das sich jeder wünscht und niemand hören möchte. Es kam mir so vor, als läge ein Buch mit allen Antworten vor mir und ich durfte nicht in ihm lesen.

Er sah mir meine Enttäuschung, vermutlich an meiner dahinschmelzenden Körperhaltung, an.

»Ich habe ein Angebot für dich.« Seine weiche Stimme beruhigte mich sofort.

»Ja? Und zwar?« Ich schöpfte Hoffnung.

»Falls sich unsere Wege noch einmal kreuzen, werde ich so viele Schritte mit dir gehen, wie du mich brauchst. In Ordnung?« Er lächelte und wartete geduldig meine Antwort ab.

»Falls? Warum nur falls?«, dachte ich. Der Gedanke, dass wir uns nicht wiedersehen würden, drückte mir auf die Brust. Irgendwann würde ich lernen, dass man mit Ferdinand keine Termine machte.

»Na?«, drängte er mich zur Antwort.

»In Ordnung«, sagte ich und blieb mit der Unordnung in mir alleine.

Die Abenddämmerung ließ erahnen, wie schön die Welt sein konnte, wenn man ihr genügend Beachtung schenkte. Der Himmel färbte die wolkenbedeckten Stellen rosarot, die unbedeckten leuchteten in einem satten Orange, dann tiefrot, violett, ehe der gesamte Himmel in dunkelstem Blau versank. Ich dachte an den Steg und die Zweifel. Dachte an den Weg, den ich vielleicht mit, vielleicht ohne

Ferdinand gehen musste. So wie der Himmel sich dunkel färbte, so färbte sich auch meine Stimmung düster.

Ferdinand entging nichts.

»Pizza!«, unterbrach er meine Gedanken.

Ich sah ihn fragend an. »Pizza?«

Er nickte eifrig. »Lass uns eine essen gehen. Komm.«

Er klatschte in die Hände, und noch bevor ich einwilligen konnte, stand er auf und ging los. Ferdinand stiftete mit seiner Eigenart abwechselnd Klarheit und Verwirrung. Jedem anderen hätte ich diese forsche Aufforderung übelgenommen. Er aber ließ mich schmunzeln. Ihm war es egal, was man über ihn dachte, er war sich seiner Sache sicher.

»Pizza«, bestätigte ich leise für mich selbst, stand auf und ging ihm nach.

Lieblingswein

In den zwei Tagen, seit denen ich Ferdinand kannte, hatten wir über viele Dinge gesprochen, über ihn aber nur wenige Worte. Alles, was ich wusste, war, dass er in der Stadt einen Freund besuchte, der seine Hilfe benötigte. Auf meine Frage, wie lange er bleiben würde, antwortete er, dass es darauf ankäme, wie sich die Dinge entwickeln würden. Welche Dinge, wollte er mir nicht erzählen.

Vielleicht war es egoistisch, doch dass es hauptsächlich über mich und mein Leben ging, kam mir mehr als gelegen. Ich brauchte Hilfe und obwohl er sagte, dass ich mir nur selbst helfen kann, glaubte ich, dass er Teil meiner Lösung war. Alles an ihm strahlte Zufriedenheit aus. Egal ob er ernst, humorvoll, schweigsam oder redselig war, ihn umgab eine immerwährende Aura der Freude. Ein kleines Stück davon, vielleicht ein Achtel, gar ein Sechzehntel, hätte mir für den Anfang gereicht.

Bei meinem Lieblingsitaliener angekommen hielt ich die Tür auf, doch er lehnte ab. Da es sonst weit und breit keine Pizza gab, ging ich davon aus, ihm sei der Appetit vergangen.

»Zwei Straßen weiter ist mein Lieblingsitaliener«, meinte Ferdinand und ermutigte mich, mit seiner Hand auf meinem Rücken, weiterzugehen.

»Seltsam, wenn es hier ein neues Restaurant geben würde,

müsste ich das doch wissen«, fragte ich ihn stutzig.

»Glaub mir, ein Freund arbeitet dort, er macht die beste Pizza, die du je gegessen hast«, erwiderte er entschlossen.

»Nun gut«, dachte ich mir. »Es wird schon stimmen«.

Und er hatte Recht. Zwei Straßen weiter, am Ende einer Sackgasse war sie. *Pizzeria Desiderio*.

Schon von weitem strahlte das warme Licht aus den großen Fenstern des Restaurants die kahlen Wände der Gasse an. Drei kleine Holztische mit jeweils zwei Holzstühlen standen vor dem Eingang und luden zum Verweilen ein. Es fühlte sich wie Italien an und nicht wie der bloße Versuch, italienisches Flair in eine Gegend zu bringen, die sonst wenig mediterran anmutete.

»Wie kann es sein, dass ich noch nie von diesem Restaurant gehört habe? Es muss neu eröffnet haben?«, fragte ich Ferdinand verwundert.

»Du hattest doch bereits einen Lieblingsitaliener, hättest du noch einen gebraucht?«, konterte er wie gewohnt mit einer Gegenfrage. Schulterzuckend quittierte ich seine Antwort, die im Moment keine für mich war.

Ich musste noch nicht einmal den ersten Schritt in das Restaurant machen und schon kamen mir Düfte von dezentem Knoblauch, frischem Basilikum und dampfendem Brot entgegen. Mein Magen machte Freudensprünge.

Es war ein kleines Restaurant. Man sah vom Eingang die offene Küche, vor ihr einen weißen Marmortresen. Etwa zehn größere und nochmal so viel kleine Tische verteilten sich in einem einzigen Raum. Ein alter Steinboden, grau, ungeschliffen, zum Stolpern einladend, gab das Alter des Gebäudes preis. Rote Kerzen, die in Weinflaschen steckten, flackerten auf allen Tischen, sie erhellten die Bilder venezianischer Gondoliere und toskanischer Weinberge, die an den Wänden hingen. Nichts wirkte kitschig, hier schien alles authentisch. Nur Ramazottis »pìu bella cosa« hätte es meiner Meinung nach nicht gebraucht.

Der Laden brummte. Mit einem kurzen Rundumblick versuchte ich einen freien Tisch für zwei zu erspähen, leider ohne Erfolg. Die Enttäuschung versuchte in meinem Gehirn bereits Platz einzunehmen, als plötzlich ein Mann in weißem T-Shirt, einer Schürze, die seinen Bauch stützte, und rotweiß kariertem Geschirrtuch über der Schulter auf uns zukam.

»Feeeerdinand!«, rief der Wirt erfreut, der mir sofort das Gefühl gab, hier tatsächlich die beste Pizza zu finden. Schließlich musste er sie selbst sehr gerne essen.

»Fernandoo! Come stai?«, klang es über meine linke Schulter hinweg. Die beiden umarmten sich, wie Freunde die sich seit Kindertagen kannten, sich aber länger nicht mehr gesehen hatten.

»Semih, darf ich vorstellen, Nando, mein Lieblingsitaliener«, sagte Ferdinand und klopfte ihm auf die Schultern.

Nando war am ehesten als Mensch gewordener Bär zu beschreiben. Seine Hände glichen Pranken und seine Unterarme waren nur wenig schmaler als meine Oberschenkel. Sein dunkles Haar lichtete sich im hinteren Bereich, was durch seine buschigen Augenbrauen in seinem ansonsten aber glattrasierten Gesicht gut kaschiert wurde. Ich streckte ihm meine Hand entgegen.

Er schüttelte den Kopf. »Ferdinands Freunde sind auch meine Freunde.« Er nahm meine Hand und zog mich beherzt an seine Brust, um mich unter seinen Armen zu begraben. Einen mir vollkommen fremden Mann zu umarmen, fühlte sich falsch und dennoch für den Moment richtig an. Kurz bevor es unangenehm wurde, drückte er mich wieder von sich weg und legte seinen Arm um meine Schultern.

»Nenn mich Nando, so machen es meine Fratellos, oke?«

Nando war sicher zwanzig Jahre älter als ich. Er wirkte auf mich wie ein fürsorglicher Onkel. Jemand, den man gerne in seinem Leben hat.

»Ok«, antwortete ich.

Nando drückte meine Schultern und wandte sich wieder Ferdinand zu. Die beiden tauschten abwechselnd lautes Lachen und italienische Worte aus. Dass Ferdinand fließend Italienisch sprach, verwunderte mich nur kurz. Es passte zu ihm, so wie alles passen würde, da ich so gut wie nichts über ihn wusste.

Nando streckte seine Hand aus und deutete auf einen kleinen Tisch in der hintersten Ecke des Restaurants. »Pronto!«, wies er uns an und war schon wieder auf dem Weg in die Küche.

Ferdinands Stimme, die sich, seitdem ich ihn kannte, noch nie sonderlich geändert hatte, war plötzlich eine ganz andere. Impulsiv, melodisch und doch noch genauso hörenswert wie sonst auch.

Der kleine quadratische Tisch, vermutlich Olivenholz, bot gerade so Platz für zwei Pizzateller. Man hätte ihn abschleifen können, all die kleinen Risse, Rotweinflecken und Schrammen, die ihn zierten, wären dann verschwunden. Mit ihnen aber auch die Geschichten, die dieser Tisch erzählte.

»Irre ich mich oder war dieser Tisch, als wir reingekommen sind, noch nicht da?«, fragte ich Ferdinand, nachdem wir Platz genommen hatten.

Er nahm einen Bierdeckel vom Tisch und verschwand unter der Tischplatte. »Ist dir das wichtig? Ich selbst begnüge mich mit dem Wissen, dass er nun da ist«, antwortete er angestrengt, als er versuchte, den Tisch, der aufgrund des unebenen Bodens wippte, gerade auszurichten. Ferdinand hob den Kopf hervor, doch bevor ich antworten konnte, stand Nando vor uns. In der einen Hand drei Gläser, in der anderen Hand eine Flasche Rotwein.

»Ich habe dir deinen Lieblingswein mitgebracht, Semih«, sagte der immer noch übertrieben gut gelaunte Mann mit leichtem italienischen Akzent. Wenn er redete, klang es, als würde er eine wichtige Ansprache halten wollen.

»Meinen Lieblingswein?«, stotterte ich. »Du kannst die Wünsche deiner Gäste wohl an den Augen ablesen?«, versuchte ich witzig zu sein.

»Sì, das auch«, antwortete er trocken und ließ mich mit meinem Scherz alleine. »Aber das hier ist nicht der Lieblingswein von dem Semih, der vor mir sitzt, sondern von dem Semih, der du sein wirst, wenn du mich wieder verlässt.«

Am Tisch brach Gelächter aus. Ich lachte, wenn auch aus Verlegenheit, mit. Er lieh sich den freien Stuhl vom Nachbartisch, gesellte sich zu uns und schenkte den Wein ein.

»Trink, ist gut.« Nando schob mir ein Glas zu. Er setzte hinter jeden letzten Buchstaben eines Wortes ein »e«, was seinen kurzen Sätzen eine Melodie verlieh. Ich trank nur selten Rotwein, war deshalb nicht wählerisch. Meine Erwartungen lagen nach Nandos Ansprache dennoch hoch.

Ich führte, wie die beiden anderen, schwenkend das Glas an meine Nase und roch am Inhalt. Meine Nase rümpfte sich sofort unkontrollierbar. Der Geruch erinnerte mich an faule Eier. Ein Blick in Ferdinands Gesicht. Er schien den Duft des Weines zu genießen.

Nando? Der sowieso.

Es musste an mir liegen, vermutlich hatte ich noch nie einen solch speziellen Wein getrunken und dieser musste eben so riechen. Wieder tat ich es den anderen gleich und führte das Glas mit der Hoffnung an meine Lippen, dass der Wein besser schmecken als riechen würde. Der rubinrote Traubensaft breitete sich langsam in meiner Mundhöhle aus und löste sofort einen Widerstand aus. Eine Rebellion meiner Geschmacksknospen. Sie rebellierten gegen alles, für das dieser Wein stand. Zu sauer, zu bitter, zu süß, zu erdig, zu … zu alles. Ich versuchte, mich zusammenzureißen, und schluckte mit zugekniffenen Augen hinunter. Mein Gesicht sprach Bände. Ja, ich fand ihn schrecklich, meinen Lieblingswein. Noch nie hatte ich etwas so Scheußliches in meinem Mund. Dieser Wein musste schlecht geworden sein, an etwas anderem konnte es nicht liegen.

Stille am Tisch. Die beiden sahen mich an, als erwarteten sie eine Erklärung von mir. Ein mulmiges Gefühl in meiner Bauchgegend breitete sich aus.

»Er mag ihn nicht, Ferdinand«, kommentierte Nando meinen Gesichtsausdruck.

»Ich weiß«, sagte Ferdinand mit enttäuschter Stimme. Ich hatte keinen Rotwein bestellt und mir war klar, dass ich mich dafür nicht rechtfertigen musste, doch die Situation brachte mich dennoch dazu.

»Doch, doch«, stammelte ich, während ich nach Worten suchte. »Er ist sicherlich ausgezeichnet, ich muss mich nur daran gewöhnen«, versuchte ich zu überzeugen.

Nando schien mir nicht zu glauben. Sein Gesicht war wie versteinert. Er rückte den alten Holzstuhl, auf dem er saß, über den Steinboden. Die ausgelöste Vibration musste noch am hintersten Tisch spürbar gewesen sein. Langsam erhob sich der bislang von Lebensfreude getriebene Mann und würdigte mich dabei mit keinem Blick. Ich traute mich kaum, ihn anzuschauen. Nando, der seine Hände am Tisch abstützte und seinen Blick dem Boden widmete, schien sich noch die passende Bestrafung für mich zu überlegen. Meine Blicke suchten Hilfe bei Ferdinand. Dieser zwinkerte mir zu. Und obwohl dieses Zwinkern alles hätte bedeuten können, fiel sofort alle Anspannung in meinem Körper zusammen.

»Lokalrunde!!«, schallte es aus der mächtigen Brust des Bären, während er seine Hände in Richtung Decke riss. Dass bei kostenlosen Getränken Jubel ausbrach, war zu erwarten. Doch was sich dort zuspielte, war keine Huldigung an einen Pizzabäcker, der seine Gäste verwöhnte, sondern Beifall für einen Menschen, den sie gerne hatten.

»Nicht dein Jahrgang, kein Problem«, sagte Nando halb sprechend, halb lachend und klopfte mir auf die Schulter, ehe er sich auf den Weg machte, um sein Versprechen einzulösen. Nando ging von Tisch zu Tisch und nahm sich für jeden Gast gleich viel Zeit. In der Hand stets ein prall gefülltes Tablett mit Schnapsgläsern. Ich nutzte die Gelegenheit, um Ferdinand zur Rede zu stellen.

»Was war das denn eben?«

»Was war was?«, tat Ferdinand verwundert.

»Na, die Sache mit dem Wein und dem Schweigen, ja und mit der Lokalrunde?«

»Ach so«, fing er an. »Der Wein, den du gerade probiert hast, stammt aus seinem eigenen Weingut.«

Nun war ich überrascht. »Sein eigenes Weingut?«

»Ja, Nando ist nur zu Besuch hier. Das Restaurant gehört seinem Schwager. Sie tauschen jedes Jahr für zwei Wochen die Plätze. Für ihn ist das hier der schönste Urlaub, den er sich vorstellen kann.«

Ich suchte mit den Augen nach Nando und fand ihn, wie er einem kleinen Mädchen vier Tische weiter beibrachte, auf Italienisch bis zehn zu zählen.

»Seit Jahren kümmert er sich hingebungsvoll um die Weinreben und keltert in liebevoller Handarbeit jedes Jahr seine beste Auslese. Anders als die meisten Winzer geht Nando noch ein Stück weiter. Er glaubt fest daran, dass reifende Trauben die Energien, die sie umgeben, in sich tragen. Deshalb organisiert er inmitten der Weinreben Feste für Menschen, die er gerne hat. Es sind Hochzeiten, Taufen und auch Trauerfeiern. Er veranstaltet Konzerte für Waisenhäuser, gibt Geburtstagsfeste für die, die sich solche Feste nicht leisten können und lehrt Schulklassen den schonenden Umgang mit unserer Natur.«

Ich beugte mich über den Tisch, Ferdinand tat es mir gleich.

»Was du mir erzählst, klingt wundervoll. Wirklich. Aber«, ich vergewisserte mich, dass Nando nicht in Hörnähe war, »der Wein schmeckt grauenhaft, Ferdinand.«

Er lachte laut auf, hielt sich die Hand vor den Mund, um sich zu zügeln, und ließ sich in den Stuhl fallen.

»Das ist die Crux an der Sache«, begann er zu erklären, als er sich beruhigte. »Nando stellte fest, dass Menschen völlig unterschiedlich auf seine Weine reagieren. Dieselbe Flasche konnte der einen Person ausgezeichnet schmecken, einer anderen aber überhaupt nicht.«

»Dir schmeckt dieser Wein also wirklich?«

»Ja, Semih, eine Wohltat«, bestätigte er schmunzelnd und trank einen Schluck.

Ich sah ihm ungläubig zu.

»Es ist nicht der Wein selbst, der diese Unterschiede hervorruft, es sind die Energien, von denen ich sprach.«

»Die von den Festen zwischen den Weinreben?«

»Ganz genau. Ich durfte schon einigen dieser Feste beiwohnen. Ich könnte dir nun erzählen, wie besonders diese sind, doch du würdest es erst verstehen, wenn du es selbst erlebt hast.« Ferdinand war zufrieden mit dieser Erklärung und nahm noch einen Schluck vom Wein. Er musste mir jedoch angesehen haben, dass mir seine Antwort nicht genügte. »Ich weiß, Semih, es ist schwer zu glauben, dass da mehr in dieser Flasche Wein stecken soll, als man sieht und schmeckt. Auch Nando schob die unerklärlichen Ereignisse lange Zeit auf das Klima. ›Ein schlechtes Jahr, mehr nicht‹, meinte er immer. Es war nicht einfach für ihn, schließlich ließ sich der Wein so nur schlecht verkaufen.«

»Reagierte er deshalb so auf meine Reaktion?«, unterbrach ich ihn.

»Nein, nein«, er schüttelte den Kopf, »Mit der Zeit lernte er, dass es vollkommen in Ordnung ist, dass nicht jeder Wein zu jedem Menschen passt. Manchmal passierte es sogar, dass jemand einen Wein, den er verabscheute, nach ein paar Monaten plötzlich lieben lernte. So als ob der Mensch erst reifen musste, nicht der Wein.«

»Das meinte er also damit, dass es einfach nicht mein Jahrgang war«, reflektierte ich.

Nickend nahm Ferdinand die Flasche in die Hand.

»Der Sechzehnte. Ja, das ist durchaus ein schwerer Jahrgang«, sagte er und drehte die Flasche in meine Richtung, sodass ich das Etikett sehen konnte. Auf dem weißen Etikett waren sechzehn Striche, vielleicht handgemalt, zu sehen. Jeder fünfte Strich durchkreuzte die anderen vier. Ansonsten war das Etikett leer.

»Heißt das, du arbeitest auch auf Fernandos Weingut?«

Er lächelte, als wüsste er mehr, als er zugeben wollte.

»Manchmal. Immer dann, wenn Nando glaubt, meine Hilfe zu brauchen, reise ich für ein paar Wochen zu ihm und helfe ihm. Du müsstest es sehen, es ist der schönste Ort, den ich kenne«, seine Augen strahlten so sehr, dass ich die Schönheit des Ortes durch sie erahnen konnte.

Dinge, die besonders waren, gar etwas Einzigartiges hatten, hatten mich schon als kleines Kind fasziniert. Dass mir dieser Wein, trotz der konzentrierten Leidenschaft in ihm, nicht schmecken konnte, wollte ich nicht akzeptieren. Beim nächsten Schluck wollte ich mir mehr Zeit lassen. Gerade als das bauchige Weinglas meine Lippen berührte, kam Nando zurück an den Tisch und unterbrach meine Absicht.

»No, no, no!«, kam er wild mit den Händen fuchtelnd auf mich zu, »nicht trinken.« Er nahm mir das Glas aus der Hand, als müsste er mich davor bewahren, Gift zu mir zu nehmen, und stellte es vor sich hin als Symbol, dass der Inhalt des Glases nun ihm gewidmet war. Er war wohl immun. »Trink das hier.« Er reichte mir ein neues Glas, das wieder mit Rotwein befüllt war. »Der ist besser«, fügte er hinzu.

Unsicher, ob ich einen weiteren Wein probieren sollte, sah ich zu Ferdinand. Er senkte zustimmend den Kopf. Langsam bewegte ich das Glas in Richtung meiner Nase und ließ es vor Schreck beinahe fallen. Mit dem Einatmen der aufsteigenden Dämpfe schossen mir Bilder meiner Kindheit durch den Kopf. Ich sah, wie ich einen blumengesäumten Hang hinunterrannte, meine dünnen Arme taumelten in der Luft, ich lachte lauter, als ich es heute konnte. Ich hatte keine Angst zu fallen, ich spürte, dass ich aufgefangen werden würde, wenn es sein musste. In meinem Kopf waren keine Gedanken. Es gab nur mich, den Hang, die Blumen und die Gewissheit, dass alles gut war und immer sein wird.

Ich schüttelte den Kopf, um wieder zu mir zu kommen. Die Gesichter von Ferdinand und Nando waren noch einen Moment lang verschwommen, bis ich deutlich sah, dass beide mich anstarrten.

Nando gab Ferdinand einen leichten Stoß mit seinem Ellenbogen. »Ein guter Jahrgang, eh?«

Ferdinand nickte und lächelte spitzbübisch.

Ich sah in das noch volle Glas und versuchte, zu verstehen, was eben passiert war.

»Trink, ist gut«, forderte Nando mich auf.

Wieder suchte ich Halt in Ferdinands Augen. Ich zögerte. Was mag passieren, wenn ich ihn trinke, wenn ich schon auf das bloße Riechen derartig reagierte? Doch die Neugierde, die Angst vor der Ungewissheit, war zu groß, um ihn nicht zu probieren.

Ich nahm einen Schluck, groß genug, dass er meinen Mund ausfüllte. Anfangs zogen sich meine Wangen zusammen, als hätte ich in eine Zitrone gebissen. Kurz schien mir, als würde sich der Widerstand neu formieren. Dann aber lockerte sich meine Zunge, der Gaumen und auch die Backen. Ich ließ die Flüssigkeit in meinem Mund verweilen, bis sie die letzten Winkel meiner Mundhöhle erreichte.

Plötzlich begann ich Beeren zu schmecken. Sommerreife Brombeeren. Fruchtig süße Himbeeren, wie sie im Garten meiner Großmutter wuchsen. Es war, als hätte ich sie tatsächlich in meinem Mund gehabt. An den Seiten meiner Zunge kitzelte mich eine angenehme Säure. Mandarine, Granatapfel. Die Intensität der Geschmäcker zwang mich, meine Augen zu schließen. Es wurde herb am Gaumen. Zartbitterschokolade, Zimtrinde. Noch nie zuvor hatte ich meinen Geschmacksinn derart genossen. Cayennepfeffer, Muskatnuss. Es war, als ob all die Aromen dieser Welt zu ihrer reinsten Form destilliert wurden. Karamell, Bratapfel. Nie wieder sollte etwas anderes meine Zunge berühren als dieser Wein. Ich wollte nicht schlucken, doch musste ich meinen Mund leeren, um meine Gefühle zu verkünden. Die Augen weit aufgerissen überkam es mich. »Wow!«

Nando sah dieses Mal weitaus zufriedener aus als beim letzten Wein.

»So schmeckt das Leben, mein Lieber, so schmeckt das Leben«, kommentierte er meinen Gesichtsausdruck. »Ich mache uns jetzt erst mal Pizza, oke?«

Ohne eine Antwort abzuwarten, begab er sich in die Küche. Ich hingegen brachte kein Wort heraus. Eine Art Rausch überkam mich. Von meinem Mund ausgehend, breitete sich Wärme in meinem ganzen Körper aus. Alles um mich herum wirkte auf einmal heller, die Farben kräftiger. Ich hörte die Gespräche der anderen Gäste lauter und klarer. Endorphine fluteten meinen Körper. In mir stieg nach und nach das Gefühl völliger Zufriedenheit auf. In diesem Moment wurde mir klar, dass ich den kleinen Jungen am Blumenhang immer noch in mir trug. Dass ich immer noch rennen durfte, ohne Angst vor dem Fallen zu haben.

Die Haare an meinen Armen stellten sich auf. Eine eiskalte Böe kitzelte meine Wirbelsäule, sodass ich zusammenzuckte. Ich suchte wortlos Rat bei Ferdinand.

Er lächelte. Ein Lächeln, das sagte, dass alles gut werden würde. Ich kannte diesen Mann nicht sonderlich gut, doch vertraute ich ihm ohne jeden Zweifel. Die Gefühle übermannten mich. Tränen stauten sich an meinen Augenlidern. Ein ständig wachsender Kloß formte sich in meinem Hals.

»Nein, Semih, wage es nicht, in Tränen auszubrechen«, drohte ich mir in meinen Gedanken. Die Tränen aber ignorierten meine Drohung und flossen schwallartig mein Gesicht hinunter. Die Scham vor den Tränen hielt nur bis zu dem Moment, als ich spürte, wie dringend ich sie gebraucht hatte. Die Tropfen, die meine Augen verließen, waren wie kleine Sandsäcke, die einen Heißluftballon am Boden hielten. Je mehr Ballast ich abwarf, desto leichter wurde es in mir. Für einen Moment lang war ich frei von jeglichen Sorgen und Zweifeln. Frei von jedem Schmerz. Nichts trübte meine Sicht. Keine Verspannung dämpfte meine Bewegungen. Kein Pfeifen übertönte mein Gehör. Keine Angst überschattete mein Empfinden. Es war, als hätte ich zum ersten Mal verstanden, was das Wort *Leben* bedeutet. Und gleichzeitig wurde mir bewusst, wie weit ich von diesem Zustand abgekommen war.

Mit tränenerstickter Stimme suchte ich nach Antworten. »Was geschieht hier bloß?« Ferdinands weicher Blick gab zu verstehen, dass es etwas Gutes war.

»Semih. Wenn man die Lebensfreude nicht gewohnt ist, kann sie einen durchaus überfordern.«

»Lebensfreude«, wiederholte ich und senkte dabei meinen Kopf. Ich bemerkte, dass ich unter diesem Begriff nichts verstand. Ich kannte das Wort, doch fand es in meinem Leben nicht statt. Ein einziger Gedanke zwang plötzlich alle anderen, zu schweigen. »Wenn das, was ich gerade fühle, Lebensfreude ist, darf ich sie nie wieder verlieren.«

Ich bekam Angst. Angst, dass mir das Leben wieder aus den Händen gleiten könnte. Die Farben um mich herum verloren ihre Brillanz. Die Stimmen um mich herum wurden dumpfer. Die Geschmäcker in meinem Mund fahler. »Nein! Das darf nicht passieren!«, hämmerte ich mir von innen an die Stirn. Panisch trank ich einen weiteren Schluck, doch er schmeckte nach nichts. Keine Himbeeren, keine Schokolade. Zweifel, das alles tatsächlich erlebt zu haben, stiegen auf. Ich nahm noch einen. Wieder war mir, als würde ich Wasser trinken.

»Semih? Geht's dir gut?«, fragte Ferdinand. In ihm herrschte Ruhe. In mir passierte jedoch zu vieles, meine Gedanken wetteiferten um Präsenz. Keinen davon konnte ich wirklich verstehen, sie schlossen sich eher zu einem lauten Rauschen zusammen.

»Ich weiß es nicht«, stammelte ich.

Ferdinand beugte sich über den Tisch und hielt mich am Handgelenk, ich umgriff immer noch den Stiel des Weinglases.

»Lass los Semih«, sagte er und meinte damit nicht das Glas. Ferdinands Worte wurden vom Rauschen in meinen Ohren übertönt. Mein Herz sprang in meiner Brust, als wollte es ausbrechen. Der Brustkorb schnürte sich enger, als wollte er das Herz an der Flucht hindern. Als wäre mein Kopf unter Wasser, sah und hörte ich Ferdinand nur verschwommen.

»Die Lebensfreude muss freiwillig bleiben, du kannst sie nicht zwingen«, versuchte er mir zu erklären.

Ich wollte ruhig atmen, doch schien zu wenig Sauerstoff in mir anzukommen. Langsam versank ich im eigenen Schweiß. Meine Sicht wurde immer trüber, mein Mund trocken wie Sand. Ich ließ das Glas los und griff Ferdinands Hand. Die Lichter flackerten, das Gelächter am Nachbartisch vermischte sich mit dem Rauschen in meinem Kopf und formte sich zu wütendem Grölen, das nur mir alleine galt. Ich wollte aufstehen, nach draußen rennen, doch ich konnte mich nicht mehr bewegen.

»Ferdinand …«
Dunkelheit.

∞

Meine Augenlider zitterten. Das Licht blendete. Als ich mich langsam wieder an die Intensität meiner Umgebung gewöhnt und sich meine verschwommene Sicht geklärt hatte, war mir klar, was passiert sein musste. Noch nie zuvor in meinem Leben war ich ohnmächtig geworden.

Der alte Steinboden, der dem Restaurant seinen rustikalen Charakter gab, fühlte sich nicht annähernd so gut an, wie er aussah. Als ich es endlich schaffte, meine Augen ganz zu öffnen sahen zwei mehr oder weniger vertraute Gesichter zu mir herab.

»Was ist passiert?«, stammelte ich angeschlagen. Ferdinand stützte meinen Rücken und half mir, meinen Oberkörper aufzurichten.

»Dein Geist und deine Seele waren sich uneinig. Dein Körper verlor deswegen kurz den Halt«, klang es leise aus Ferdinand mit einer Selbstsicherheit, als gäbe es nur diese eine Antwort auf meine Frage. Seine Worte kamen bei mir an, verstanden habe ich sie nicht.

Nando bot mir ein Glas Wasser an. Er wirkte beunruhigt. Erst als ich einen Schluck zu mir nahm, realisierte ich, dass wir alleine waren. Das Restaurant – leer.

»Wo sind all die anderen Gäste hin?«, fragte ich, obwohl die Antwort darauf klar war.

»Genug gefragt für heute.« Ferdinand klopfte mir leicht auf den Rücken und half mir, aufzustehen. Das Denken fiel mir schwer. Ich nickte erschöpft.

Während ich am Türrahmen lehnte und wartete bis sich Ferdinand von Nando verabschiedet hatte, versuchte ich Kräfte für den Heimweg zu sammeln. Ich selbst war nur noch zu einem verlegenen Lächeln, einem entkräfteten Winken und zu einem leisen »Dankeschön« in Nandos Richtung fähig.

Die Straßenlaternen wiesen uns den Weg. Ein Blick auf die Uhr – kurz nach Mitternacht. Mir war die ganze Sache äußerst peinlich. Ich sagte kein Wort, zu viele Gedanken wetteiferten um meine Aufmerksamkeit. Ich sorgte mich um meine Gesundheit, schließlich war ich bewusstlos gewesen, zeitgleich konnte ich immer nur an dieses unbeschreibliche Gefühl der Fülle denken, als ich den Wein probiert hatte.

»Semih, das Einzige, was du für heute wissen musst, ist, dass alles in Ordnung ist. Suche nicht nach Antworten, ehe du die Fragen kennst«, überkam es Ferdinand, als würde er mein Gedankenchaos entwirren wollen.

»Die Fragen kennen?«, dachte ich. Mein Energielevel ließ einen vernünftigen Dialog nicht mehr zu. »In Ordnung«, bestätigte ich, obwohl Unordnung in mir herrschte.

Ferdinand brachte mich an diesem Abend nach Hause. Nicht etwa, damit er beruhigt zu Bett gehen konnte, sondern ausschließlich deshalb, damit ich mir keine Sorgen machen musste.

Zuhause angekommen, schleppte ich meinen Körper ins Bett. Ein, zwei Mal forderte mich ein Gedanke zum Duell. Die Reserven waren aber längst aufgebraucht.

Wunschdenken

Vogelgezwitscher drang durch das gekippte Schlafzimmerfenster. Meine Augenlider wagten den Versuch, bereuten es aber sofort, Licht an die brennenden Augäpfel gelassen zu haben. Meine Beine glitten langsam aus der warmen Decke. Erst als ich mich aufrichtete, merkte ich, dass mein gesamter Körper schmerzte. Ich tastete meinen Kopf ab. Keine Beulen oder Wunden. Ein Blick auf die Uhr erklärte mir die Stille im Haus. Halb elf. Vom Schwindel geplagt, stellte ich mich unter die Dusche und versuchte, die letzte Nacht zu rekonstruieren. »Wein. Eigentlich nur vergorener Traubensaft. Wie war es möglich, dass ein einziger Schluck davon solche Gefühle in mir hervorrufen konnte?«, sprach ich mit mir selbst, während das Wasser mein Gesicht runterlief. »Ist das überhaupt wirklich passiert? Vielleicht bin ich doch auf den Kopf gefallen und die ganze Sache mit dem Wein war bloß ein Traum?« Bereits beim Zähneputzen hätte mir auffallen müssen, dass etwas Wichtiges fehlte.

∞

Die Kaffeemaschine brühte mir einen Zaubertrank. In Erwartung, mir würde etwas Essbares hinunterfallen, saß die schwänzelnde Hündin neben meinen Beinen. Ich machte mir ein Marmeladenbrot. Am Esstisch sitzend entschloss ich mich dazu, den Fokus fürs Erste in die Zukunft zu richten, und öffnete den Kalender auf meinem Handy, um den Tag zu planen. Ich nahm einen Bissen.

»Was zur …« Erschrocken ließ ich das Smartphone auf den Tisch fallen. »Das kann nicht sein«, flüsterte ich vor mich hin.

Hastig füllte ich nochmal meinen Mund. Würgte den Bissen hinunter, nahm einen Schluck des Kaffees und schob ihn zwischen den Backen hin und her, als wäre es Mundwasser. Panisch stieß ich den Stuhl mit den Kniekehlen nach hinten. »Bitte nicht.« Mit dem Zeigefinger kratzte ich die Kirschmarmelade vom Brot und schmierte sie mir ans Zahnfleisch wie ein Drogendealer, der seine Ware prüft. »Nichts!«, dachte ich und schluckte hinunter. »Überhaupt nichts!«, schrie ich in den Raum, als würde das etwas ändern können.

Ich konnte nichts mehr schmecken. Riechen konnte ich auch nichts.

Schuld an der körperlichen Misere musste meine Ohnmacht von letzter Nacht gewesen sein. Noch einmal nahm ich das Marmeladenbrot in die Hand, zumindest das, was davon übrig war. Ich schloss meine Augen. Kaute bedächtig, bis fast nichts mehr in meinem Mund übrigblieb. »Nichts.«

Am sinnvollsten kam es mir vor, mich erstmal noch eine Weile hinzulegen. Vielleicht waren meine Sinne einfach noch nicht richtig ausgeschlafen. Sechs Stunden später verlor die Sachlage an Bedrohlichkeit, aber keinesfalls an

Dringlichkeit. Keine Zeit für Fragen, ich brauchte Antworten, und zwar sofort.

∞

Das warme Licht, das die grauen Steinmauern vor dem Restaurant orange färbte, ließ mein Herz lauter und kräftiger schlagen. Ich versuchte, mir die richtigen Worte zurechtzulegen. Meine Hand umgriff den Türknauf. Schon von außen sah ich, dass der Laden brummte. Ich zögerte, ehe der zusammengetragene Mut ausreichte, um die Tür aufzudrücken.

Das Restaurant hatte an seiner Schönheit nichts verloren, etwas Wesentliches fehlte jedoch. Ich sah den Steinofen, roch aber weder das Feuer noch das dampfende Brot. Kein Oregano. Keine Tomatensauce. Unbeholfen stand ich zwischen den besetzten Tischen und versuchte Nando zu erspähen. Außer der mir unbekannten Person, die Pizzateig durch die Luft schleuderte, konnte ich niemanden ausfindig machen. Ich lief an den Tresen, um nicht weiterhin alleine im Raum zu stehen.

»Entschuldigung, ist der Besitzer zu sprechen?«, fragte ich den kahlköpfigen Pizzabäcker, der gerade eine Teigscheibe auf der Marmorplatte ausbreitete. Seine Bewegungen waren flink und wirkten einstudiert. Jeder Handgriff saß.

»Buona sera seniorie, sì, ich bin der Besitzer, wie kann ich Ihnen helfen?«, fragte er, während er das Mehl von seinen Händen klopfte. Dann erst kam es mir in den Sinn.

»Natürlich, Sie sind Nandos Schwager, nicht wahr?«

Das erhellte Gesicht meines Gegenübers heiterte auch mich auf, es bedeutete, dass ich richtiglag.

»Sie sind ein Freund meines Schwagers? Es wundert mich immer wieder, wie dieser Kerl in wenigen Tagen so viele Freunde finden kann«, er lachte laut, drehte sich um und schob eine Pizza in den Ofen. »Perdono, Fernando ist heute abgereist.« Er zog zwei andere Pizzen aus dem Ofen. Meine Körperhaltung, die nach und nach in sich zusammenfiel, war ihm wohl Antwort genug. »Scusi, ich bringe das hier kurz an den Tisch und bin gleich wieder bei Ihnen, signore.« Er zeigte mit seinem Kinn auf die Pizzateller in seinen Händen. Ich nickte und stützte mich mit dem Ellenbogen am Marmor ab. »Alora, da bin ich wieder«, eilte er an mir vorbei, um einen Teigball zu kneten. »Mein Name ist Angelo«, stellte er sich vor und warf mit Mehl um sich.

»Semih. Freut mich«, antwortete ich teilnahmslos.

»Kann nicht auch ich Ihnen weiterhelfen?«

»Ich weiß nicht. Kennen Sie einen Ferdinand?«

»Ferdinand?« Er überlegte. »No, scusi. Kenne ich nicht.« Ich versuchte, meine Enttäuschung zu verbergen.

»Halb so schlimm«, sagte ich. »Verdammt!«, dachte ich.

»Sie haben doch bestimmt Hunger, eh?« Seine Freude war unüberhörbar, als er mich das fragte.

Und auch wenn ich die dampfenden Pizzen vor meiner Nase nicht riechen konnte, so erinnerte mich der knurrende Magen daran, dass ich dennoch etwas essen musste.

»Siiii«, übernahm er das Antworten für mich, als er mich nachdenken sah.

Seine Augen suchten vergeblich nach einem freien Tisch. Wieder zog er mehrere Pizzen aus dem Ofen, legte sie auf einen Teller und zischte an mir vorbei.

»Prego signore«, kam es von hinten. Angelo wies mit einer ausladenden Handbewegung den Weg in Richtung desselben Tisches, an dem wir gestern schon gesessen hatten.

Zu meiner Verwunderung war dieser nicht leer. Eine Frau, etwa um die sechzig Jahre alt – in ihrem Fall wohl eher jung – mit grauem mittellangem Haar, das zu einem Pferdeschwanz zusammengebunden war, saß, uns nicht beachtend, am Tisch und aß Nudeln.

»Sophia ist Stammgast, ich habe soeben gefragt und sie würde sich über Ihre Bekanntschaft sehr freuen«, sprach er hastig.

Keine Sekunde musste ich überlegen. Es kam für mich nicht in Frage, mich zu einer wildfremden Person an den Tisch zu setzen, um mit ihr zu essen. Doch mein innerlicher Widerstand wurde von Angelo gekonnt ignoriert, indem er mich mit seiner Hand auf meinem Rücken in ihre Richtung schob.

»Prego«, sagte er stolz, als wir am Tisch angekommen waren. »Darf ich vorstellen, la signora Sophia è il signore Semih«,

»Freut mich, Sie kennenzulernen, Sophia«, übernahm ich übertrieben selbstbewusst die Begrüßung, um meine Unsicherheit zu überspielen. Meine Hand wischte ich unauffällig an der Hose ab, um sie so trocken wie möglich anzubieten. Doch in solchen Situationen produzierten meine Hände mehr Schweiß, als eine Hose aufsaugen konnte. Weil es unhöflich gewesen wäre, sie nicht zu reichen, streckte ich ihr meine Hand entgegen.

»Freut mich, Semih, setz dich doch.« Ihre Hand war gleichzeitig zart und kräftig, genauso wie es ihre Stimme war. Angelo beschäftigte sich wieder mit seinem Pizzaofen und ich setzte mich an denselben Platz wie gestern.

Sophia strahlte etwas aus, das mich auf Anhieb faszinierte. Ihre hellwachen Augen ließen ihre ausgeprägte Wahrnehmung nur erahnen, dennoch wirkte sie weich und entspannt. Während mir diese Situation alles abverlangte, schien sie die Anwesenheit von Fremden gewohnt zu sein.

»Und ich störe dich wirklich nicht beim Essen?«, versuchte ich, das Eis zu brechen.

Sophia beugte sich über ihren Teller und chauffierte eine fein säuberlich aufgedrehte Gabel Spaghetti in ihren Mund, worauf fast ihre Brille, die sie in ihr Haar gesteckt hatte, herunterfiel. Weder die Tatsache, dass sie aß, obwohl ich nichts aß, noch dass ich auf eine Antwort wartete, auch nicht die herabrutschende Brille, brachte sie nur in die Nähe von Verlegenheit. Das Wort Selbstbewusstsein bekam soeben ein Gesicht für mich.

»Ganz und gar nicht«, antwortete sie mit vorgehaltener Hand, »ich liebe spontane Begegnungen«, sagte sie. »Ich bin mir zwar selbst eine recht gute Gesprächspartnerin, doch mit jemand anderem zu sprechen, sorgt für deutlich weniger Aufsehen.« Sie verdeutlichte ihren Humor, indem sie so tat, als ob es ihr purer Ernst war. Ich mochte sie auf Anhieb.

»Das könnte sein«, scherzte ich. Eigentlich hatte ich vor, nach ein paar gewechselten Worten eine Ausrede zu finden, um diesen Ort verlassen zu können. Doch Sophias Anwesenheit heiterte mich auf. Ich bestellte Wasser und eine Pizza Margherita. Ich konnte sowieso nichts schmecken, es war also egal, was mir serviert wurde. Nur Wein würde ich keinen trinken, so viel war klar.

Während ich auf mein Essen wartete, erzählte mir Sophia, ohne danach gefragt zu haben, aus ihrem Leben. Von ihrem Lehrauftrag als Professorin, dass sie mindestens zwei

Mal die Woche hier speiste und Hunde viel lieber mochte als Katzen, aber dennoch zwei Katzen und keine Hunde hatte. Nicht über mein Leben sprechen zu müssen, kam mir dieses Mal äußerst gelegen.

»Eine Pizza Margherita, signore Semih«, kündigte Angelo sich beim Herlaufen an und stellte den Teller, der den restlichen Platz am Tisch einnahm, vor mir ab. Etwas ohne Geschmack zu kauen, fühlte sich nicht richtig an. Wie bei meinem allerersten richtigen Kuss wusste meine Zunge nichts mit sich anzufangen.

Ich schluckte den Bissen zu früh und verschluckte mich. Einige Huster später war meine Luftröhre wieder frei, der Hustenreiz wollte aber nicht aufhören. Der Griff zum Wasser verlief, aufgrund tränengewässerter Augen, unkoordiniert. Ich griff daneben und kippte das Glas um. Durch den Schreck verstummte zwar der Husten, der war mir jedoch lieber als die Scham die mich danach überkam. Mit unseren Servietten hinderten wir das Wasser am Ausbreiten. Angelo war allgegenwärtig und ließ beim Vorbeigehen einen Lappen an unserem Tisch fallen. Er hatte beide Hände mit Pizzen beladen, keine Ahnung, wie er das machte.

»Sowas passiert immer nur mir, entschuldige bitte«, stammelte ich vor mich hin und wischte den Tisch trocken. Sophia hingegen konnte gelassener nicht sein. Sie amüsierte sich regelrecht über mein selbstgeißelndes Verhalten.

»So so, ist das so?«, fragte sie neckisch.

»Wie bitte?«, ich verstand nicht, was sie meinte.

»Ist das so, dass sowas immer nur dir passiert?«, präzisierte sie. »Klingt mir ja eher nach einem lähmenden Glaubenssatz.« Angelo brachte mir ein neues Wasser und nahm den triefendnassen Lappen mit.

»Lähmende Glaubenssätze?«, fragte ich nach.

Sophia nahm den letzten Bissen ihrer Nudeln und schob den Teller zur Seite, um Platz für ihre Ellenbogen zu machen. Ich kaute auf meiner geschmacklosen Pizza herum.

»Richtig. Das sind festgefahrene Denkweisen, die dich am Wachstum hindern.« Sie strahlte über das ganze Gesicht. »Ach. Jetzt halte ich schon Vorlesungen im Restaurant«, sagte sie und schwenkte ihre Hand, als ob sie eine Fliege verscheuchen wollte. »Tut mir leid, manchmal nehme ich meinen Lehrauftrag etwas zu ernst.«

»Nicht doch. Erzähle mir bitte mehr.«

Sophia lehnte sich zurück und machte es sich bequem. Mein Interesse am Thema freute sie.

»Semih. Viele Menschen sind mit der Art, wie sie das Leben leben, unzufrieden. Sie wissen, dass sie etwas verändern müssen, schaffen es aber nicht. Sie würden gerne einen Schritt nach vorne machen, doch etwas lähmt sie. In vielen Fällen aber kein äußerlicher Umstand, sondern eine innerliche Einstellung.«

»Glaubenssätze?«, fragte ich.

»Ja, Glaubenssätze. Stell dir mal folgende Situation vor«, begann sie. »Ein fünfjähriges Mädchen und ihr Vater verbringen oft Zeit an einem alten Nussbaum. Dieser eignet sich vortrefflich zum Klettern. Der Baum steht leicht schief, sodass der Vater das Mädchen nur am Rücken stützen muss, damit sie am Baumstamm entlang bis zum ersten Ast steigen kann. Eines Tages wollte das Mädchen auf die Stütze des Vaters verzichten. Das Mädchen war entschlossen, nahm Anlauf, kletterte den Baumstamm hinauf und kurz bevor sie den Ast erreichte, stürzte sie und brach sich den Unterarm. Der Vater, sich der Tragweite seiner Worte nicht bewusst, kommentierte den Unfall mit »So etwas passiert eben, wenn man sich nicht helfen lässt«, bevor er das Kind väterlich umsorgte. In diesem Moment entschloss sich das Mädchen unterbewusst, nie wieder ohne Hilfe auskommen zu wollen. Und um sich ständig daran zu erinnern, schuf sie einen lähmenden Glaubenssatz: ›Ich bin auf Hilfe angewiesen, alleine werde ich scheitern.‹«

»Nicht das Schönste, an das man als Kind glauben kann«, fügte ich ihrer Erzählung bei.

»Und auch nicht als Erwachsene«, erwiderte sie.

»Wie meinst du das?«

»Ein solches Ereignis in der Kindheit formt oft lähmende Glaubenssätze für ein ganzes Leben. Oder anders ausgedrückt; einmal installiert, läuft das Programm, bis man es wieder deinstalliert.«

Ich musste an Ferdinands Beispiel mit dem Tropfen und dem See denken. Ein einziger Gedanke kann zu einer Weltsicht werden.

»Obwohl der gebrochene Arm längst kein Gedanke mehr wert ist, bleibt der damals entstandene Glaubenssatz bestehen und vermag es, zu lähmen«, führte sie weiter aus.

Ich fragte mich, welche Glaubenssätze mich lähmten. Was hielt mich davon ab, ein Buch zu schreiben? Was, meine Berufung zu finden? Was hielt mich davon ab, zu heiraten?

»Und, Semih, welche Glaubenssätze lähmen dich?«, durchbrach sie meine Gedanken, als hätte sie diese belauscht.

Ich zuckte mit den Schultern.

»Beispiel gefällig?«, fragte sie und sprach ohne zu zögern weiter, »Ich bin nicht gut genug, ich kann das nicht, die anderen haben es besser, alleine kann ich nichts verändern, ich werde immer falsch verstanden, ich muss mich bemühen, um gemocht zu werden, ich bin zu ungeschickt, ich habe zu wenig Geld, ich habe kein Glück, ich muss anderen helfen, um geliebt zu werden, die Welt ist böse, ich brauche Kontrolle …«

»Schon gut, schon gut«, bremste ich sie. »Ich glaube, mir würden da schon ein paar einfallen«, gab ich zu.

»Keine Sorge, du wärst der erste Mensch, dem ich begegne, der frei von lähmenden Glaubenssätzen ist.«

Da war ich mir sicher.

»Wie wird man diese Glaubenssätze wieder los? Ich meine … wie deinstalliert man die Programme?«, fragte ich sie und nahm den letzten Bissen von meinem Teller.

Sie lächelte, als würde sie sich darauf freuen, Antwort geben zu können.

»Das ist das Faszinierende an Glaubenssätzen. Sobald sie enttarnt sind, verlieren sie an Wirkung. Manche davon verschwinden in derselben Sekunde, wie sie dir bewusstwerden und tauchen nie wieder auf. Andere sind hartnäckiger. Du musst sie immer und immer wieder ertappen«, erklärte sie. Angelo räumte unsere leeren Teller ab. »Glaubenssätze zu überführen braucht Übung. Meinen Studenten rate ich anfangs auf Sätze, die mit *ich bin, ich kann, ich muss, ich darf,* und so weiter beginnen oder auf Worte wie *immer, alles, ewig, nie* zu achten. Nicht nur bei sich selbst, sondern auch bei anderen Menschen.«

»Das passiert immer nur mir«, wiederholte ich, was ich über mich gesagt hatte, als ich das Glas umgekippt hatte. »Das zum Beispiel?«, wollte ich wissen.

»Gut reflektiert.«

»Und wenn ich so einen lähmenden Glaubenssatz enttarnt habe, was mache ich dann?« Ich nahm gänzlich die Rolle des Studenten ein und fühlte mich wohl dabei.

Sie hielt zwei Finger nach oben, als würde sie das Victoryzeichen formen wollen.

»Zwei Optionen«, sie zeigte auf den einen Finger, »den Blick nach vorne«, dann auf den anderen Finger »oder den Blick zurück.«

»Verstehe ich nicht«, gab ich zu.

»Glaubenssätze entspringen in der Vergangenheit. Wenn du den Weg zurückverfolgst, findest du vielleicht den Ursprung deines Denkens. Oder aber du widmest dich der Zukunft und transformierst deine Glaubenssätze.«

»Ich transformiere sie?«

»Ja. Aus lähmenden …«, sie genoss es, mir davon zu erzählen, »werden motivierende Glaubenssätze.«

Ich sah zur Decke, um das Gesagte zu sortieren.

»Ich nehme also das, was mich lähmt, und verwandle es in etwas, das mich motiviert?«, resümierte ich unsicher.

Ihr ganzes Gesicht lächelte. »Ganz genau.«

»Klingt mir ehrlich gesagt etwas nach Wunschdenken«, fügte ich zurückhaltend hinzu.

Sie klatschte in die Hände und zeigte mit beiden Zeigefingern auf mich. »Haargenau! Wunschdenken. Eine ideale Beschreibung, Semih.«

Die Verwirrung war mir ins Gesicht geschrieben.

Sie fuhr fort. »Anstatt sich auf das zu konzentrieren, was nicht ist, lenken wir unsere Aufmerksamkeit auf das, was sein soll. Auf das, was wir uns wünschen. Aus ›ich kann das nicht‹ wird ›ich werde das lernen‹. Aus das ›schaffe ich nie‹ wird ›ich werde es versuchen‹.«

Ich übernahm. »Aus ›das passiert immer nur mir‹ wird ›das kann selbst dem Besten passieren?‹«, versuchte ich zu verstehen, blieb aber skeptisch.

Sophia war begeistert. »Ha! Du lernst schnell!«

»Ich rede mir mein Leben also einfach schön?«, überkam es mich zynisch. Sophia blieb unbeeindruckt.

»Wieso denn auch nicht? Du redest dir dein Leben ja auch einfach schlecht«, antwortete sie keck.

Ohne ein weiteres Wort schob sie ihren Stuhl zurück, nahm ihre Jacke und reichte mir die Hand. »Semih, es hat mir wirklich Spaß gemacht. Ich muss jetzt aufbrechen, sonst komm ich morgen nicht aus den Federn.«

Ihre indiskrete Art überraschte mich und imponierte mir gleichzeitig. Ich stand auf, gab ihr meine Hand, die aufgrund der spontanen Reaktion trocken war. Ich fragte um Erlaubnis, ihre Rechnung übernehmen zu dürfen. Sie nahm dankend an, winkte Angelo zu und ging davon. Ich sah Sophia nie wieder.

»Tolle Frau he?«, wollte Angelo wissen, als er mir die Rechnung brachte.

»In der Tat«, antwortete ich und nickte lächelnd.

»Schau mal«, Angelo zog einen gefalteten Zettel aus der Brusttasche seiner Kochjacke. »Habe ich gefunden.« Er reichte mir den Zettel und verschwand in die Küche.

Sofort lief es mir eiskalt die Wirbelsäule hinunter. Ich bekam Gänsehaut am ganzen Körper. *Für Semih* stand auf dem Stück Papier.

Lieber Semih,

der heutige Abend hat viel von dir abverlangt.
Ich wollte dich mit meiner Abreise nicht zusätzlich
belasten. Nando braucht meine Hilfe auf seinem Hof.
Falls du bereit bist, den Steg zu verlassen und ein Schiff in
Richtung Süden zu nehmen – du bist herzlich willkommen.

Ferdinand

Meine Augen wurden feucht vor Freude. So war es doch der einzig greifbare Beweis, dass ein Wiedersehen und Antworten auf meine Fragen möglich waren. Ich drehte den Zettel in meinen Händen, um zu lesen, was auf den Rand notiert war. Es war die Adresse von Nandos Hof. »Umbrien«, wiederholte ich leise, was ich las.

Ich verabschiedete mich bei Angelo mit den Worten »Bis bald« und tankte Hoffnung, beim nächsten Besuch wieder etwas schmecken oder wenigstens riechen zu können.

jiab

Den Nachhauseweg bestritt ich wie ferngesteuert. Ferdinands Anspielung auf das Schiff, das Richtung Süden steuert, ließ mich nicht mehr los. Für gewöhnlich plane ich eine Reise bis ins Detail. Ich vergleiche tagelang Hotels, suche die sicherste Route, die Fluglinie mit den neusten Flugzeugen, die Restaurants mit den meisten Empfehlungen. Nun sollte ich an einen Ort reisen, von dem ich nicht einmal wusste, wo er lag. Zu Menschen, die ich kaum kannte. Nicht einmal eine Telefonnummer hatte ich. Das Schiff der unbegrenzten Möglichkeiten legte an meinem Steg an und ich war alles andere als bereit, an Bord zu gehen.

Schatz wusste nichts vom Verlust meiner Sinne. Ich habe ihr von der Begegnung mit Ferdinand erzählt, meine Ohnmacht hatte ich aber verschwiegen. Ich wollte sie nicht beunruhigen. Was sich bis zu diesem Zeitpunkt wie harmloses Verheimlichen anfühlte, wuchs allmählich zu einer Lüge heran. Unsere Beziehung verlief gerade holprig, doch haben wir uns immer auf ein stabiles Fundament aus Vertrauen stützen können. Also erzählte ich ihr von Nandos Pizzeria, die eigentlich Angelos Pizzeria war, von meinem Ohnmachtsanfall, dem Verlust meiner Sinne, Ferdinands Brief. Dem wachsenden Gefühl, nach Italien zu müssen. Insgeheim hoffte ich darauf, dass sie mich an der Reise hindern würde. Dass sie gute Gründe hätte, warum dies eine schlechte Idee war. Doch auch, wenn es zwischen ihr und mir seit dem Einzug ins gemeinsame Haus schlechter lief denn je. Auch wenn wir uns nicht sicher sein konnten, ob und wie wir wieder zueinander finden würden. Wir waren immer noch Partner und konnten aufeinander zählen.

»Und es ist wirklich ok?«, schloss ich unsere Unterhaltung ab.

»Ein Arztbesuch wäre mir lieber als eine Italienreise«, mahnte sie fürsorglich. Sofort wuchsen wieder Zweifel in mir. Sie nahm meine Hand, als sie dies bemerkte. »Doch du musst das machen. Und das weißt du auch.« Ihre Stimme war zart und drang tief zu mir hindurch. »Mach dir keine Sorgen, umkehren kannst du immer noch.«

Mit diesem einzigen Satz nahm sie mir auf einen Schlag all den Druck, der mich plagte. Sie löste intuitiv den Knoten in meinem Kopf. In dieser Frau wohnte eine Weisheit, die all die vielen Bücher, die ich gelesen, und all die Fortbildungsstunden, die ich absolviert hatte, in den Schatten stellte. Zur richtigen Zeit wusste sie das Richtige zu sagen. Wie auch an diesem Abend.

»Du bist die Beste«, war das Einzige, was ich ihr entgegnen konnte. »Ich liebe diese Frau sehr«, dachte ich und hoffte, dass sie Selbiges für mich empfand. Doch Liebe alleine reicht manchmal nicht aus.

∞

»Alles wird gut, umdrehen kann ich immer noch«, wiederholte ich ein paar Mal, als ich zwei Tage später samt gepackter Reisetasche auf der Treppe stand. Ich verabschiedete mich mit langen Umarmungen von meinen Liebsten. Es schmerzte mich, sie zu verlassen, waren sie doch mein sicherer Hafen.

Ein silbergrauer Mittelklassewagen fuhr vor, nur das gelbe Schild am Dach verriet, dass es ein Taxi war.

»Bis bald, ich melde mich«, flüsterte ich Schatz nach einem kurzen Kuss zu. Wir konnten die allgegenwärtigen Spannungen zwischen uns nicht verleugnen, auch die um Hilfe schreiende Sehnsucht wollte den Moment für sich beanspruchen.

»Pass auf dich auf, Schatz«, gab sie mir in einem Mix aus Drohung und Fürsorge mit auf den Weg.

Ein langer Kuss auf die Stirn meiner Tochter war so etwas wie das Destillat all meiner Liebe für sie. Ich tätschelte den Kopf der hechelnden Hündin und verließ den Steg.

∞

Das abgesessene schwarze Leder der Rückbank und die sonnenvergilbten Prospekte in der Ablage zeugten in Kombination mit dem prägnanten Duft des mit *»New Car«* beschrifteten Duftbaumes von einer Art Sarkasmus. Auch wenn dies vermutlich nicht beabsichtigt war, amüsierte es mich. Es ist schon seltsam, wie anders sich die Fahrt in einem Taxi anfühlt, wenn man wusste, dass man verreist. Die Taxifahrt, die sonst so normal schien, fühlt sich so besonders an.

»Ich mag Ihre Frau«, durchbrach es meine Gedanken.

»Wie bitte?«, fragte ich erschrocken, in der Hoffnung, den Taxifahrer, der einen leuchtend orangen Turban trug, falsch verstanden zu haben.

»Ich mag Ihre Frau, Herr«, erwiderte er unmissverständlich und fuhr los.

»Ich mag sie auch, doch finden Sie es nicht etwas anmaßend, dies als ersten Satz zu einem Fremden, der auch noch Ihr Fahrgast ist, zu sagen?« Ich klang verärgert, war es auch ein wenig. Der Taxifahrer schien einen Moment lang überlegen zu müssen.

»Nein«, sagte er selbstsicher. »Überhaupt nicht, Herr. Meine Mutter hat mir beigebracht, Menschen immer mit dem zu begegnen, was mir am besten an ihnen gefällt. Und bei Ihnen, Herr«, er machte eine dramatische Pause »ist es Ihre Frau«.

Ich musste lauthals Lachen, bei dieser unverfrorenen Ehrlichkeit, die mit keinerlei Ironie untermalt war. Jede Art von Anspannung, die ich eingangs noch empfunden hatte, verflog für einen Moment. Den Gedanken, weiterhin wütend und verletzt zu reagieren, verwarf ich.

»Sie sind mir einer. Darf ich fragen, wie Sie heißen?«

»Ich bin Jiab, ich bin heute Ihr Taxifahrer, Herr.«

»Jiab, freut mich«, bekundete ich.

»Ohhh«, zog er lang »mich auch, Herr.« Seine Stimme sang eine Melodie, ganz egal, was er sagte.

»Mein Name ist Semih. Wollen wir uns duzen? Sie müssen mich wirklich nicht Herr nennen.« Ich sah durch den Rückspiegel nur seine Augen. Sein Kopfschütteln nahm ich aber deutlich wahr.

»Natürlich muss ich das, Herr Semih. Sie sind mein Gast, Herr Semih. Aber Sie dürfen mich gerne Jiab nennen.«

Es schien ihm wichtig zu sein. Ich beließ es dabei.

Ich fühlte mich wohl, auch wenn Jiab die Musik für meinen Geschmack etwas zu laut hatte und in der einen und anderen Kurve spürbar schneller als notwendig unterwegs war.

»Du findest also meine Frau schön, Jiab?«, neckte ich ihn in einem Tonfall, der ihm versichern sollte, dass ich gute Absichten hegte.

»Natürlich finde ich Ihre Frau schön. Die Schönheit liegt in allem und in jedem«, klang es weise aus ihm, während er energisch auf die Hupe drückte, um einen roten Toyota vor ihm auf die grüne Ampel hinzuweisen. Ich schmunzelte versteckt. »Aber ich meinte nicht das Aussehen Ihrer Frau, Herr Semih.«

»Was meinst du dann, schließlich kennst du sie ja nicht, oder?« Mir kam der Gedanke, dass sie möglicherweise bereits vor mir in seinem Taxi mitgefahren war.

»Es stand alles in ihren Augen, Herr Semih, alles in ihren Augen.«

Irgendetwas an dieser Aussage erwischte mich. Es klang so viel intimer, als einfach nur zu sagen, dass jemand gut aussieht.

»Was genau hast du in den Augen meiner Frau gesehen, Jiab?«, fragte ich mit erhöhter Dominanz.

Er hingegen schüttelte wieder den Kopf.

»Wir haben noch Zeit, Herr Semih, noch genügend Zeit«, entgegnete er mir in einem Ton, der mir sein Lächeln verriet, obwohl ich seinen Mund nicht sehen konnte.

Was er mit genug Zeit meinte, verstand ich nicht. Zumindest aber verflog ein paar Minuten später meine Verteidigungshaltung.

»Herr Semih, darf ich Ihnen eine Frage stellen?« Jiab drehte die Musik leiser.

»Natürlich, gerne.«

Jiab holte Luft. »Wie würden Sie Ihre bisherige Fahrt mit mir bewerten, Herr Semih, von einer Skala von 1 bis 10. 10 ist sehr gut, 1 ist nicht sehr gut?«

Ich saß noch keine zehn Minuten in diesem Taxi, eine solche Frage wurde mir, wenn überhaupt, am Ende einer Fahrt gestellt, aber mittendrin? Trotz meiner Verwirrung willigte ich in seine Frage ein.

»Ich würde sagen eine glatte Sieben.« Überzeugt davon, ihm Gutes getan zu haben, wartete ich seine Antwort ab.

»Ohhhh, eine glatte Sieben, Herr Semih.« Jiab schien darüber nachzudenken, ob dies gerechtfertigt war, und sprach weiter: »Warum aber keine glatte Zehn, Herr Semih, warum aber keine Zehn?«, schien er enttäuscht zu sein.

Ich war über seine direkten Worte nicht sonderlich überrascht, wer so in ein Gespräch einstieg wie er, hatte wohl nicht viele Sätze, die er nicht zu Fremden sagen würde. Dennoch fühlte ich mich von seiner Frage überrumpelt, nein, eher angegriffen. Erst dieses Bewerten während der Taxifahrt, dann auch noch das Rechtfertigen für das, was man sagte. Ich hörte mich selbst innerlich schon resignieren und trotzen, als mir Ferdinand einfiel und meine Flucht bei unserem ersten Treffen. »Welches Ziel verfolge ich mit meinen Emotionen?«, fragte ich mich in Gedanken. Auf die Antwort musste ich nicht lange warten. Jiabs Rückfrage klang, als hätte ich ihn falsch bewertet. Als hätte ich einen Fehler gemacht. Und Fehler waren der Feind meines Lebens.

»Ähm«, ich suchte nach den richtigen Worten. »Du hast die Musik sehr laut, das stört mich ein wenig«, fiel mir spontan ein.

»Ooooh«, sang er. »Herr Semih, warum haben Sie nichts

gesagt?«, klang er entrüstet. »Ich höre auf einem Ohr ein bisschen schlecht, mir ist nicht aufgefallen, dass sie zu laut ist.«

Beschämt nickte ich. Dies erklärte vielleicht auch, warum er so laut sprach.

»Wo gibt es noch Probleme, warum nicht zehn Punkte, Herr Semih?«, bohrte er weiter nach. Für Jiab schien es nichts Wichtigeres zu geben, als einen rundum zufriedenen Fahrgast zu haben.

»Naja, du fährst echt ziemlich schnell durch die Kurven«, kam ich auf einen neuen Gedanken, um meine Sieben zu rechtfertigen.

»Ohhh«, reagierte Jiab genauso wie vorher. »Aber Herr Semih, warum haben Sie mir das nicht gesagt, ich fahre immer ein bisschen schneller, damit meine Kunden nicht mehr bezahlen, als es notwendig ist. Natürlich werde ich ab jetzt langsamer fahren.«

»Nein, nein, schon gu…«

»Was kann ich noch besser machen«, unterbrach er mich, »damit wir eine Zehn erreichen?«, fragte er aufgeregt und voller Freude.

»Absolut gar nichts, Jiab, alles ist gut, wie es ist, zehn Punkte«, war mein Versuch, dieser Situation zu entkommen.

Jiab nickte freudig und schwieg. Für kurze Zeit genoss ich ebendieses Schweigen, bis sich meine Denkmaschine wieder ans Werk machte. »Warum habe ich ihm nur sieben Punkte gegeben, ich hätte alle meine Probleme doch ganz einfach ansprechen können? Nur weil ich mich nicht traute zu sagen, was ich dachte, habe ich jemanden minder bewertet, der nur sein Bestes geben möchte«, geißelte ich mich selbst in Gedanken.

»Ihre Frau liebt Sie sehr, Herr Semih, liebt Sie sehr«, riss er mich in die Gegenwart. Seine Aussage irritierte mich.

Zeitgleich berührte sie mich so sehr, dass sich zuerst ein kleiner Knoten in meinem Hals formte und sich dann Wasser in meinen Augen sammelte. Es war mir sehr unangenehm, am liebsten wäre ich in den Ritzen der Ledersitze versunken. Ich wünschte mir, diesen Satz von jemand anderem gehört zu haben. Doch nun war er ausgesprochen und ohne, dass ich es wusste, hatte ich diesen Satz dringend gebraucht.

Ich war mir nicht sicher, ob ich in diesen Dialog einsteigen sollte. Jiab gab mir mit einer langen Pause das Gefühl von Respekt. Es war, als ob er mir die freie Wahl lassen wollte, darauf zu antworten oder das Gesagte einfach in Schweigen zu ertränken.

»Woran konntest du das an meiner Frau erkennen«, fragte ich mit leicht zittriger Stimme.

»Ohhh. Nein, nein, Herr Semih.« Mit seinem Kopf schüttelte er nun auch seine Hand, als würde er jemanden in der Ferne grüßen wollen. »Nicht an Ihrer Frau habe ich es gesehen. Ich habe es an Ihnen gesehen«, erwiderte Jiab und untermauerte die Ernsthaftigkeit in seiner Stimme, als er rechts ranfuhr. Er stellte die Taxiuhr auf Pause und drehte sich zu mir um. Zum ersten Mal konnte ich Jiabs ganzes Gesicht anstatt nur den Ausschnitt aus dem Rückspiegel sehen. Jiab hatte faszinierend schöne braune Haut, kastanienbraune Augen und war viel älter, als ich erwartet hatte. Erst als er sich umdrehte, erkannte ich den grauen Bart und sein würdevoll gealtertes Gesicht.

»Ist alles in Ordnung, Herr Semih?«

»Alles in Ordnung«, versicherte ich. »Doch, Jiab, es ist mir sehr unangenehm, wenn du mich Herr nennst, würdest du mich bitte einfach nur Semih nennen«, war es mir dieses Mal wichtig.

»Natürlich, Semih, es ist meine Aufgabe, dass du dich wohlfühlst. Dein Wunsch ist meine Freude«, zeigte er sich einsichtig. »Du wolltest wissen, warum ich weiß, dass dich deine Frau sehr liebt?«

»Ja, du sagst, du siehst es an mir?«, fragte ich noch ungläubig.

»Ja. Es steht in deinen Augen.«

»In meinen Augen?« Ich schluckte laut.

»Als ich am Anfang unserer Fahrt von deiner Frau gesprochen habe, sprachen deine Augen zuerst drohende Worte, wie es ein Lebewesen tut, welches seine Familie beschützen will. Dann aber wurden deine Augen weich, weil du dein Herz um Hilfe gefragt hast und es dir signalisiert hat, dass deine Frau nicht in Gefahr ist. Doch das war nicht der Grund, warum ich meine Einschätzung gegeben habe. Deine Augen strahlten, als du an sie gedacht hast, sie strahlten so sehr, dass man ihre Augen, durch deine sehen konnte. Wenn die Augen eines Liebenden so strahlen, dann wird er zurückgeliebt, anders ist es nicht möglich. Ja, dann wird er zurückgeliebt, Semih.«

Wenn Jiab sprach, klang es nach den Geschichten längst vergessener Philosophen und Gelehrten. Seine Worte trafen mitten in mein Herz. Er sah mir an, dass ich einen Augenblick für mich alleine brauchte, startete den silbergrauen Mittelklassewagen, drehte das Radio laut, aber nicht zu laut, und fuhr los. So, als ob nichts gewesen wäre. Gerade noch rechtzeitig, bevor die Tränen, die ich vorhin noch zurückhalten hatte können, zu fließen begannen. Es war mir nicht mehr peinlich, es fühlte sich nicht einmal fremd an. Es tat so unglaublich gut.

Am Flughafen angekommen, fragte Jiab erneut nach seiner Bewertung. Eine glatte Zehn war das Mindeste was ich zurückgeben konnte. Zufrieden nahm er meine Bewertung an. Sein Gesicht leuchtete, als ob es nur den Ausdruck der Freude und Zuversicht kannte.

»Ich hoffe, unsere Wege kreuzen sich eines Tages wieder«, sagte ich durchs Fenster zu ihm.

»Die Hoffnung ist für den Menschen, der vergessen hat, zu wünschen. Ich hoffe es nicht, ich wünsche es mir, Semih«.

Ohne ein weiteres Wort drehte er die Musik laut und fuhr davon.

»Ich wünsche mir, dass wir uns wiedersehen, Jiab«, richtete ich an die Rückseite des wegfahrenden Taxis.

Spiegel

Ich flog nicht sonderlich gerne. In meinem Bauch wurde es lange vor einem Flug schon flau. Ewiges Warten bei der Gepäckaufgabe, lange Schlangen bei den Sicherheitschecks, nicht enden wollendes Boarding. All diese Aufgaben hatten eines gemeinsam. Sie befeuerten eine meiner schlimmsten Ängste. Die Angst davor, plötzlich, ganz dringend, auf die Toilette zu müssen. Mein Darm schien ein Eigenleben zu führen. Immer dann, wenn es am unpassendsten war, musste ich dringend aufs Klo.

»Das ist psychosomatisch. Kommt vom Stress«, sagte mir der Arzt. Eine Diagnose wie ein Horoskop in der Tageszeitung. Die Taxifahrt hatte ich, dank Jiabs Ablenkungen, schon ohne Toilettenpause überstanden. Aber als ich die vielen Menschen sah, die an der Gepäckaufgabe standen, wollte ich am liebsten umkehren und nach Hause fahren.

»Entschuldigen Sie, könnten Sie mir bitte helfen«, klang es in einer gebrechlichen Stimme links neben mir, gerade als ich mich anstellen wollte. Ich drehte mich um und vor mir stand eine ältere Dame in altrosafarbenem Kostüm mit Perlmuttknöpfen und dazu passendem Hut, der seitlich eine große, weiße Kunstblume trug. Ihre grauen Locken saßen perfekt und die Perlen um ihren Hals waren fein abgestimmt mit den Perlen an ihren Ohren. In der linken Hand hielt sie einen dunkelbraunen Gehstock aus Holz. Er sah aus wie neu, doch die aufwendig verzierten Messingapplikationen verrieten, dass es sich um eine Antiquität handeln musste. In der rechten Hand hielt sie, etwas zitternd, ihr Smartphone.

»Dieses neumodische Zeug sorgt noch dafür, dass ich meinen Flug verpasse. Können Sie mir sagen, wie ich aus diesem Teufelswerk ein Flugticket drucken soll? Meine Enkelin meinte, das sei kinderleicht, aber ich bin eine 81-jährige Oma und kein Kind«, führte die Dame in nur einem Atemzug aus, bevor sie zu ihrem nächsten ansetzte: »Wissen Sie, ich bin auf die Hochzeit meiner ältesten Enkelin eingeladen, in Italien, waren Sie schon einmal in Italien?«. Bevor ich nur Ansatzweise antworten konnte, gab sie mir zu verstehen, dass diese Frage rhetorisch gemeint war und ließ mich mit halb offenem Mund verstummen, ehe sie nachlegte: »Ich war noch nie in Italien und wissen sie was, ich hatte das auch nicht vor«, gab sie leicht erzürnt von sich, »was soll eine alte Frau wie ich noch weite Reisen hinter sich bringen, was soll eine alte Frau wie ich schon in Italien?« Eingeschüchtert von ihrer ersten Frage, auf die ich nicht antworten durfte, war ich dieses Mal still und wartete, bis sie mir ein klares Zeichen gab. »Hat es Ihnen die Sprache verschlagen, junger Mann? Verstehen Sie meine Sprache überhaupt? Das hätten Sie doch gleich sagen können, dass Sie mich nicht verstehen. Das ist schon etwas ungezogen, finden Sie nicht?«, schloss sie, in der festen Meinung, alles über mich zu wissen, während sie mit ihrem Stock leicht an mein Bein schlug. Überrumpelt von der Erlaubnis, nun doch auf ihre Frage antworten zu dürfen, nahm ich ihre Aufforderung an.

»Natürlich verstehe ich ihre Spra…«

»Wissen Sie …« unterbrach mich die Dame mitten im

Satz. »Früher war es überhaupt nicht besser, wie die anderen Frauen von unserem Buchklub immer sagen. Hunger hatten wir, kalt war uns. Das können Sie sich doch gar nicht mehr vorstellen. Wenn wir nicht brav waren, gab es einen Holzlöffel auf den Hintern und weinen durften wir nur in der Ecke. Mein Vater musste in den Krieg ziehen, als ich ein kleines Kind war, und Mama war mit sieben Kindern allein, wir mussten alle anpacken.«

Obwohl die Dame mich eingangs um Hilfe gebeten hatte, waren ihre Worte mittlerweile mit mahnender Melancholie untermalt. In mir wurde zeitgleich der Wunsch immer lauter, dieser eigentlich sicher netten Dame zu sagen, dass auch ich hier war, um zu verreisen, und dass ich nun auch los musste. Doch die Dame zu unterbrechen fiel mir schwer. Zugegeben, ich hatte etwas Angst vor ihrer Reaktion.

»Entschuldigen Sie bitte, dass ich Ihre Unterhaltung unterbreche«, tönte es zu meiner Rechten in einer genauso zarten und gebrechlichen Stimme, doch dieses Mal in einer männlichen.

»Unterhaltung«, dachte ich und lächelte spitzbübisch vor meinem inneren Auge.

Neben mir stand ein alter Mann in braunem Nadelstreifenanzug, auch er hatte den dazu passenden Hut auf. Sein Gehstock schien frisch poliert und spiegelte den Fliesenboden der Flughafenhalle.

»Lisbeth, wir müssen nun los, ich habe die Flugtickets am Schalter bekommen«, wandte er sich an die Dame neben mir.

»Oh, Willy, was würde ich nur ohne dich tun«, antwortete sie, gerade noch mit düsterer Miene über Krieg und Elend sprechend, in weichem und liebevollem Ton. »Der junge Herr neben mir konnte mir mit diesem blöden Gerät auch nicht helfen«, wieder stupste sie mir mit ihrem Stock ans Bein. »Auf Wiedersehen, vielen Dank trotzdem, Herr … Oh, da habe ich doch glatt Ihren Namen vergessen«, kicherte sie, bevor die beiden langsam davonschlenderten.

Ich musste der seltsamen Begegnung wegen schmunzeln und war trotz Zeitverlust doch gerührt von dem herzlichen Umgang dieses älteren Paars. Zumindest hat mich die Dame aus meinen Fluchtgedanken geholt.

»Wenn 80-jährige Menschen reisen, warum sollte ich das nicht auch können?«, machte ich mir gedanklich Mut.

Die darauffolgenden zwei Stunden verbrachte ich mit dem üblichen Prozedere, bis mein Gate zum Boarding aufgerufen wurde. Ich war kurz davor noch auf der Toilette und redete mir ein, dass jetzt nichts mehr schiefgehen konnte. Die Schlange vor mir wurde immer kürzer und ich hörte schon die Lüftung sowie das Zuklappen der Handgepäcksfächer im Flugzeuginneren. Ich hatte einen Fensterplatz, den ich normalerweise gerne mochte. So hatte ich im Blick, was außerhalb der Flugzeugkabine passierte, wenngleich mir bewusst war, nichts an diesem Anblick ändern zu können. Ein Fensterplatz hat aber für jemanden wie mich einen großen Nachteil: Er war am weitesten vom Gang und somit von der Flugzeugtoilette entfernt. Sollte man die Örtlichkeit aufsuchen müssen, blieb einem nichts anderes übrig, als die anderen zwei Passagiere darum zu bitten, Platz zu machen.

In meinem Kopf stellte ich mir schon vor, wie oft ich dieses Prozedere durchlaufen musste. Der Druck in mir stieg mit jedem Schritt in Richtung meiner Sitzreihe. »Wer würde neben mir sitzen, wie peinlich wird es werden?« Der Gedanke musste für einen kurzen Moment weichen, als irgendjemand hinter mir stehend sein Handgepäck unsanft in meinen unteren Rücken manövrierte. Ein unkontrolliertes »Au!«, kam aus mir geschossen, während ich mich trotzdem lächelnd umdrehte. Lächelnd, weil ich bei einer ähnlichen Situation gelernt hatte, solche kleinen Ärgernisse verschwinden nur, wenn man sie loslassen konnte. Je schneller, desto besser. Hält man am Ärger fest, wird er Raum einfordern.

Vor mir stand ein älterer Mann, dem die ganze Situation im Flugzeug sichtlich zu viel war. Der Schweiß perlte auf seiner Stirn und seine rote Gesichtshaut machte ein Blutdruckmessgerät obsolet. Sein grimmiger Blick wollte meinem gut gemeinten Lächeln nicht weichen und so war seine Reaktion: »Kann ja mal passieren, machen Sie keinen Aufstand«, für mich nicht verwunderlich. Ich hatte ohnehin schon genug mit meinen eigenen Gedanken zu kämpfen, ich ließ es auf sich beruhen und drehte mich, ohne Öl ins Feuer zu gießen, um.

Achtzehnte Reihe. Ich wollte so schnell wie möglich meinen Sitzplatz einnehmen, Kopfhörer aufsetzen und mich ganz auf meine Atmung konzentrieren, um meinen Darm zu vergessen. In dem glücklicherweise halbleeren Gepäckfach über mir hatte mein Handgepäck genügend Platz, sodass ich dieses mit einem gezielten Manöver zügig verstauen und den Gang freimachen konnte. Die Zeit, in der man im Flieger sitzt und die Toilette nicht benutzen darf, war für mich die schlimmste. Für mich bedeutete das Anschnallzeichen, das über meinem Kopf leuchtete, ein *du darfst nicht aufs Klo-Zeichen.*

Die zwei Plätze neben mir blieben frei, selbst als die letzten Passagiere im Gang an mir vorbeiliefen. Das Flugzeug war ansonsten gut gefüllt. Mein Stresslevel sank. In meinen Ohren klang eines meiner Lieblingslieder.

Ich schloss für einen Moment die Augen. Außerhalb gewohnter Umgebung strengte mich jede Bewegung doppelt an. Vermutlich schlief ich deshalb noch vor dem Start ein.

Mein Schlaf währte nicht lange. Eine weiche Hand berührte meine. Ich brauchte einen Moment, um zu realisieren, dass wir immer noch am Gate parkten und wir uns keinen Millimeter bewegt hatten. Vor mir stand der alte Mann in braunem Anzug, der mich aus der misslichen Lage befreit hatte, seiner Frau ins Wort fallen zu müssen. Hinter ihm stand seine äußerst edel gekleidete Frau. Die beiden freien Plätze neben mir würden wohl nicht länger frei bleiben und sofort verkrampfte sich meine Bauchgegend.

»Entschuldigen Sie bitte, ich habe wegen der Musik nichts verstanden, wie kann ich Ihnen helfen?«, fragte ich ihn, während ich meine Kopfhörer über meinen Hinterkopf schob. Er schien mich nicht erkannt zu haben, genauso wenig wie seine Frau hinter ihm es tat.

»Sie sehen aus wie ein junger Mann, der einer alten Dame einen Gefallen tun würde?«, antwortete er mit einer suggestiven Gegenfrage, als wäre er ein Politiker im Wahlkampf. »Lisbeth, meine Gattin«, fuhr er flüsternd fort »ist noch nie in ihrem Leben geflogen und vermutlich wird sie es nie wieder tun«. Hinter den beiden stand eine Flugbegleiterin, die mir ungeduldige Blicke sandte. »Würde es Ihnen etwas ausmachen, wenn Sie Ihren Fensterplatz gegen meinen Platz am Gang tauschen würden? Ich weiß, das ist viel verlangt, ein Nein ist eine durchaus mögliche Antwort.« Alles in seinem Gesicht zeugte von Wohlwollen.

Die Haare an meinen Armen stellten sich kurz auf, auch wenn es nur ein Zufall sein sollte, nun am Gang sitzen zu dürfen – es war einer der guten Sorte.

»Natürlich!«, antwortete ich, ohne zu zögern, »sehr

gerne überlasse ich Ihrer Frau den Fensterplatz, lassen Sie mich eben den Sitz räumen.« Um den Flieger nicht weiter aufzuhalten, half ich der Flugbegleiterin, die mittlerweile wieder ein professionelles Lächeln trug, die Taschen der zwei neuen Fluggäste zu verstauen, bevor ich es mir selbst auf meinem Sitzplatz am Gang gemütlich machte.

Die beiden neben mir alberten wie ein verliebtes Teenagerpaar herum. Sie schauten aus dem Fenster, und Willy erklärte, was nun alles passieren würde.

»Süß«, dachte ich und erinnerte mich an meinen ersten Flug. Ich musste ungefähr sieben Jahre gewesen sein. Auch wenn mir mein Vater erklärt hatte, warum ein so großer, schwerer Maschinenvogel überhaupt abheben konnte, so wollte ich es dennoch nicht wahrhaben. Der kurze Schreck über die zündenden Triebwerke zerfiel, als sich mein Körper anders anfühlte als je zuvor. Die Fliehkräfte drückten mich nach hinten in die Lehne, ehe mich das Abheben des Fliegers auch in Richtung Boden zog. Es war ein magisches Gefühl, ich spürte, hier passierte etwas, das eigentlich kaum möglich war und dennoch geschah. Damals wusste ich nicht, dass der Start und die Landung das Gefährlichste am Fliegen waren. Und weil ich es nicht wusste, hatte ich keine Angst davor.

Vielleicht wusste Lisbeth auch nichts von der ausgehenden Gefahr. Vielleicht war es ihr auch einfach egal. Zumindest konnte ich Furchtlosigkeit in ihrem Gesicht lesen, als wir starteten. Wir waren zwei Menschen im selben Flieger, selbe Sitzreihe, ein und dieselbe Gefahr. Und dennoch strahlte sie über beide Ohren und ich krallte mich in die Armlehnen. Die Euphorie forderte ihren Tribut und ließ Lisbeth schon bald nachdem sich das Flugzeug in Flughöhe ausgerichtet hatte einschlafen.

»Alles gut gegangen«, dachte ich, sobald es »*ding*« machte und das leuchtende Symbol über unseren Köpfen erlosch.

»Dankeschön«, klang es an meiner linken Seite. »Sie sind ein anständiger junger Mann, das habe ich gleich gesehen«, ließ mich der Alte wissen. Er krempelte die Ärmel seines weißen Hemdes zurück. »Mein Name ist Willy und die bezaubernde Dame zu meiner Linken ist meine Frau Lisbeth. Es freut mich, Ihre Bekanntschaft zu machen.« Er streckte mir seine vom Leben gezeichnete Hand entgegen. Wenn Willy sprach, klang es wie Geschichtsunterricht. Ein Unterricht von der Sorte, der man gerne beiwohnte.

»Freut mich sehr, Willy, mein Name ist Semih.« Ich war kurz davor, ihm zu sagen, dass wir uns schon einmal gesehen hatten, doch vermutlich hätte ich ihn damit nur bloßgestellt. Im Alter vergisst man nun mal Unwichtiges.

»Semih also, das ist ja ein interessanter Name«, wiederholte Willy und klang, als ob er meinen Namen in die Herkunftskommode in seinem Kopf einzusortieren versuchte.

»Oh, Mann«, dachte ich mir. Immer dann, wenn ich meinen Namen nannte, kamen die Fragen über meine Herkunft, weil mein Name und meine Sprache für viele nicht zusammenpassen wollten. Das war mein Leben lang schon ein leidiges Thema, denn da, wo ich herkam, heißt eben niemand Semih, außer die, die scheinbar nicht von dort kommen. Aber genau das war ich eben, einer von dort. Zumindest wenn ich nicht gerade in einem Flugzeug saß.

»Ich heiße ja eigentlich Wilbert«, unterbrach Willy mich in meinen Gedanken. »Aber Willy ist mir lieber, das klingt moderner, finde ich. So wie Ihr Name. Semih.« Willy sprach meinen Namen mit Demut aus. »Ein schöner Name, habe ich das bereits gesagt?«, unterstrich er seine Wertschätzung.

Ich war wohl etwas zu voreilig. Willy machte sich nichts

aus der Tatsache, dass mein Name scheinbar nicht ganz zu meiner Sprache passen wollte. Auch wenn ich in meinem Leben genügend Erfahrungen sammeln durfte, die mich denken ließen, was ich über Willy dachte, lag ich dieses Mal falsch. Er war keiner der Leute, die mir erzählten, dass sie schon einmal mit Menschen mit Migrationsgeschichte zu tun hatten, die auch fehlerloses Deutsch sprachen. Keiner der Leute, die mich nach meiner Herkunft fragen und die Antwort »Na von hier« mit »Ja klar, aber ursprünglich, meinte ich« beantworten.

Ein verlegenes »Dankeschön« war der äußerlich hörbare Teil meiner Erkenntnis. Ein weiterer lähmender Glaubenssatz war gefunden.

»Was machen Sie in Italien, wenn Sie mir diese Frage gestatten?«, wollte Willy wissen.

»Sicherlich, ich besuche Freunde«, sagte ich wortkarg. Es musste gewirkt haben, als wollte ich nicht mehr über mich preisgeben. Aber das war wirklich alles, was ich über diese Reise wusste.

»Wir sind auf eine Hochzeit eingeladen«, warf er ein, als er bemerkte, dass mir die Worte fehlten. »Die Hochzeit unserer jüngsten Enkelin. Sie heißt Hannah und wohnt schon seit ein paar Jahren in Italien. Ihr scheint es dort zu gefallen, mir persönlich wäre das ja viel zu heiß das ganze Jahr über. Ihren Verlobten kenne ich leider noch nicht. Aber Carlo soll auch ein anständiger junger Mann sein«, erzählte mir Willy stolz und voller Vorfreude. Mit einem kurzen Blick prüfte er, wie es seiner Frau ging. Sie schlief tief und fest.

Eigentlich war ich an der Reihe, doch mir fiel nichts ein, das ich sagen hätte können. Und so entstand eine für mich unangenehme Pause. Willy hingegen schien sie nichts auszumachen. Plötzlich lachte er kurz, aber deutlich hörbar auf. Er schien von seinen eigenen Gedanken amüsiert gewesen zu sein. Er bemerkte, dass ich ihn ansah.

»Lisbeth hat zu mir einmal gesagt – das ist sicher 30 Jahre her – ›wenn ich einmal zehn Tage neben dir aufwache und mich nicht über deinen Anblick erfreue, dann ist es Zeit, etwas an mir, an dir oder an uns zu ändern‹. Und ich musste gerade daran denken, dass, wenn sie nachher aufwacht, der zehnte Tag der Reihe sein könnte.«

Nun war ich es, der kurz aber deutlich hörbar auflachte.

»Viele Menschen denken ja, es sei genug, jeden Tag neben seinem Partner aufzuwachen und am Abend wieder einzuschlafen«, begann er zu erklären. »Doch das ist keine Partnerschaft, oft nicht einmal mehr Liebe. Es ist ein Geschäft. Eine Abmachung. Man arrangiert sich mit der Situation, die akzeptabel scheint, und akzeptiert somit auch, niemals wirklich glücklich zu sein.« Willy untermalte seine letzten Sätze mit mahnendem Ton, so als wollte er mir die Wichtigkeit dieser Worte klarmachen.

Ich hörte Willy gerne zu, seine Stimme war ein Instrument, das er einzusetzen vermochte. Manchmal brach seine Stimme und die letzte Silbe des Wortes verklang in seinem Atem.

»Seit Tag eins sahen wir unsere Beziehung nie als etwas Selbstverständliches an. Wir arbeiten daran. Liegt ein Stein im Weg, wird nicht drum herumgegangen, sondern er wird beiseitegeschafft oder geschliffen, bis etwas Schönes daraus wird.«

In meinem Kopf zeichnete sich ein Bild einer riesigen Amethystdruse. Von außen sieht sie wie ein gewöhnlicher Felsen aus. Doch im Inneren funkeln dunkelviolette Juwelen. Manch ein Stein, der den Weg versperrt, könnte demnach genauso gut ein Edelstein sein, dachte ich.

Willy fuhr fort: »Uns ist bewusst, dass diese Beziehung, auch wenn wir schon über fünfzig Jahre verheiratet sind, enden könnte. Und zwar nicht nur durch den Tod.«

Unweigerlich dachte ich an Schatz. Ist es noch Liebe oder längst eine Abmachung? Verbauen wir unser jeweiliges Glück? Oder sind es keine Steine, sondern Juwelen auf unserem Weg?

»Willy, darf ich Sie etwas fragen?«

Er lächelte, als wäre das seine Lieblingsfrage, und richtete seinen Körper auf. »Nur zu, Semih. Nur zu.«

»Zugegeben, es ist mir etwas unangenehm. Ein Nein ist eine durchaus denkbare Antwort«, lieh ich mir seine eigenen Worte. »Willy, haben Sie sich je gefragt, ob es nicht einfacher wäre, jemand Passenderes zu finden? Ich meine, jemanden, bei dem keine Steine im Weg liegen?«

»Ohh«, sagte er lang und amüsierte sich, »Sie fragen sich, ob der Nachbarsgarten grüner ist, nicht wahr?«

»Ertappt«, dachte ich und bekam warme Backen.

Er tätschelte meine Hand. »Ich denke, wir haben Zeit für die erste und meiner Meinung nach auch wichtigste Lektion in der Liebe«, ließ er mich, seines Lehrauftrages bewusst, wissen. »Die erste Lektion lautet: Beziehungen sind Spiegel.«

Ich dachte erst, den Satz nicht verstanden zu haben, schließlich war es ziemlich laut im Flieger. »Sie sind Spiegel?«

Er richtete seine Handinnenfläche in meine Richtung, als wollte er damit einen solchen andeuten und nickte dabei.

»Genau. Spiegel. Sind Sie gegenwärtig in einer Beziehung, Semih?«

»Ja, ich bin seit über zehn Jahren mit meiner Partnerin zusammen«, erklärte ich stolz, weil er ja nicht wissen konnte, wie es wirklich um uns stand.

»Sehr schön, die Liebe ist der nachhaltigste Weg zu Wachstum«, warf er ganz nebenbei ein und fuhr ohne zu zögern fort. »Wenn Ihre Frau eine Emotion in Ihnen auslöst, empfinden Sie diese Emotion und nicht Ihre Frau. Geben Sie mir da Recht?«, wollte er wissen.

Ich nickte. »Natürlich«.

Er nickte auch und lächelte dabei zufrieden.

»Wenn das Verhalten Ihrer Frau Sie also wütend, traurig, ängstlich, ja vielleicht beschämt macht oder Sie gar ekelt, dann sind das nur Ihre Gefühle und nicht die Ihrer Frau, richtig?«

Wieder nickte ich. Für eine deutlichere Antwort fehlte mir der ausschlaggebende Hinweis, wohin seine Erklärung führen sollte.

»Gehen wir mal davon aus, dass Ihre Frau Sie wütend macht.«

»Kommt schon mal vor«, witzelte ich.

Er ignorierte die Aussage und sprach weiter. »Dann ist der Grund, warum Sie wütend werden, in Ihnen zu finden und nicht etwa bei Ihrer Frau.«

Ich verzog das Gesicht, als würde mich die Sonne blenden. »Na, aber sie ist es doch, die mich wütend macht?«, kam es beinahe kindisch über meine Lippen.

»Dem muss ich widersprechen, mein Lieber. Das Verhalten Ihrer Frau deckt nur auf, was ohnehin schon in Ihnen schlummerte. Vermutlich unbeabsichtigt hält Ihre Frau Ihnen den Spiegel vor die Nase. Und wenn Sie sich trauen würden, hineinzusehen, könnten Sie feststellen, dass die Wut nicht Ihrer Frau gilt.«

Ich schüttelte kaum wahrnehmbar den Kopf. Ich konnte nicht glauben, was Willy da von sich gab.

»Sie glauben mir nicht, nicht wahr?« Er tätschelte erneut

meine Hand, die auf der Armlehne ruhte.

Ich zuckte mit den Schultern als Zeichen, dass ich mir nicht ganz sicher war. »Zumindest macht es mir Mühe, muss ich gestehen.«

»Würde Ihnen ein Beispiel helfen?«, wollte er wissen.

Ich nickte zaghaft.

»Gut. Wer oder was macht Sie denn wütend, Semih?« Nach kurzer Überlegung fiel mir etwas ein.

»Meine Tochter«, begann ich. »Sie hört bei wichtigen Dingen einfach nicht auf mich.«

Willy nickte verständnisvoll. »Und das macht sie wütend?«, fragte er wertfrei.

»Ja, das macht mich wütend.«

»Warum macht sie das wütend?«

»Na, weil sie nicht auf mich hört«, wiederholte ich.

»Warum wollen Sie, dass Ihre Tochter auf sie hört?«

»Weil Kinder eben auf ihre Eltern hören sollten«, konterte ich trotzig.

»Warum sollten Kinder auf ihre Eltern hören?« Jede von Willys Fragen kam ohne Urteil aus und dennoch fühlte ich mich in die Ecke getrieben.

Meine Stimme lud sich auf. »Weil es die Aufgabe der Eltern ist, für das Wohlergehen des Kindes zu sorgen.«

Willy ließ sich vom aufsteigenden Zorn in mir nicht beunruhigen und formte jede Silbe wohlwollend wie zuvor.

»Und dieser Aufgabe können Sie nicht gerecht werden, wenn Ihre Tochter nicht auf sie hört?«

»Ja, genau, es macht mich wütend, wenn ich meinen Pflichten nicht nachkommen kann.« In mir stieg Wut auf, aber ich wusste, dass sie nicht Willy galt.

»Warum macht Sie das wütend?«

»Weil ich so kein guter Vater sein kann. Ja, das macht

mich wütend!«, sagte ich etwas zu laut. Oder genau in der richtigen Lautstärke. Denn ich konnte mich selbst hören. Es brauchte keine weiteren Fragen mehr. Ich hatte verstanden. Die Wut verpuffte. Ich lächelte zufrieden. »Spiegel also«, sagte ich vor mich hin.

»Spiegel«, wiederholte Willy. »Immer wenn etwas im Außen eine Emotion in uns auslöst, bekommen wir die Chance, in den Spiegel zu sehen und uns zu fragen, warum wir fühlen, was wir fühlen. Deshalb ist es auch vollkommen egal, wer die Emotionen in uns auslöst, solange sie stark genug sind, um uns zu fördern. Partner, Kind, Freund, Chef, Haustier. Der Spiegel zeigt immer dasselbe Bild.«

»Mich«, fügte ich seiner Erklärung hinzu.

Er nickte.

»Die erste Lektion ist also, zu verstehen, dass die meisten Beziehungsprobleme gar keine Beziehungsprobleme sind, sondern viel mehr die eigenen Angelegenheiten, die durch den Spiegel sichtbar werden?«, resümierte ich.

»So zumindest meine Erfahrung, mein Lieber«, sagte er, während er sich zu mir lehnte, wie ein Großvater zu seinem Enkel. »Darf ich Ihnen einen Rat geben, Semih?«

»Ich bitte darum.«

»Anstatt mit dem Nachbarsgarten zu liebäugeln, lohnt es sich, die Energie in den eigenen Garten zu investieren. Ein neuer Garten nützt einem schließlich nichts, wenn man selbst der Grund ist, warum die Blumen darin verwelken.«

»Touché«, dachte ich. Ein guter Ratschlag, wie sich zeigen sollte.

Willy bemerkte, dass die Decke von Lisbeths Schultern gerutscht war und kümmerte sich gleich darum. Aus den Lautsprechern nuschelte eine Frauenstimme, vermutlich die Pilotin – ich konnte kaum etwas verstehen. Zumindest konnte ich aus der Emotion der Stimme lesen, nicht in akuter Gefahr zu sein. Wir sollten in einer halben Stunde landen, so viel dachte ich herauszuhören.

Es kehrte wieder Ruhe im Passagierraum ein und ich war wild entschlossen, Willy nach der nächsten Lektion zu fragen. Zu meiner Überraschung, und gleichzeitiger Enttäuschung, schlief Willy tief und fest mit halb offenem Mund. Auch wenn ich die Unterhaltung mit ihm sehr genossen hatte und sicher war, noch einiges mehr von ihm lernen zu können, so war es keine Option, einen alten Mann zu wecken. Wenn zwei Menschen in diesem Alter im Flugzeug schlafen konnten, dann konnte ich das auch. Ich schloss die Augen und schlief ein.

Das Ruckeln und Schaukeln des Flugzeugs signalisierte mir, dass wir uns bereits im Landeanflug befanden. Willy wachte ebenfalls auf und verstand die Situation sofort. Er weckte Lisbeth mit sanftem Streicheln über ihren Handrücken, worauf sie umgehend aufwachte, als wäre das schon seit Jahren ihr Wecker.

»Nicht dass du mir die Landung verschläfst, Liebes«, neckte Willy sie, obwohl er die Landung fast selbst verschlafen hätte. Beide sahen sich mit leuchtenden Augen an, beinahe schon kitschig.

Die Landung verlief holprig. Ich krallte mich in den Sitz, Lisbeth applaudierte. Die Hoffnung, mehr über die Lektionen zu erfahren, schwand mit jedem Schritt in Richtung Ausgang. Als wir an der Flugzeugtür ankamen, sagte Willy beiläufig, als hätte er den Hader mit mir selbst wahrgenommen: »Denken Sie nicht zu lange über die Lektionen nach. Wenn Sie die erste Lektion umsetzen und Sie ihr Herz offenhalten, werden sich die weiteren Lektionen ganz von selbst zeigen.«

Seine Augen verrieten mir, dass dies die beste Antwort war, die ich bekommen würde, und so akzeptierte ich, was ich ohnehin nicht ändern konnte. Lisbeth, deren Augen immer noch funkelten wie die eines Kindes im Spielwarenladen, forderte die Aufmerksamkeit ein, die sie verdiente, und so entschloss ich mich, die beiden alleine zu lassen. Ich verabschiedete mich von Lisbeth, die sich wunderte, weil sie mich die ganze Zeit über nicht wirklich wahrgenommen hatte und reichte dann Willy die Hand.

»Sie sind ein sympathischer junger Mann, Semih. Es hat mich gefreut, mit Ihnen geflogen zu sein«, begegnete er mir selbstbewusst, als wären wir beide die Piloten gewesen.

Ein sonderbarer, doch wunderbarer alter Mann, dachte ich mir, als ich seine Komplimente erwiderte und kurz darauf mit meinem Handgepäck mit der Menschenmenge weiterzog.

Heute

Die Schiebetüren der Ankunftshalle öffneten sich und die warme Luft Perugias, der Hauptstadt von Umbrien, hieß mich herzlich willkommen. Dies war immer schon mein Lieblingsmoment beim Reisen. Der erste Atemzug völlig fremder Luft. An diesem Tag fehlte aber etwas Wesentliches, um diesen Moment genießen zu können. Der Geruch.

Es war ein kleiner Flughafen und aufgrund des endenden Sommers ruhiger, als ich es von solchen Orten gewohnt war. Diesen Umstand konnte man auch an den verfügbaren Taxis erkennen. Vor mir standen nur zwei gelbe Wagen. Ich lief auf das Taxi zu meiner Linken zu, als eine helle weibliche Stimme aus dem rechten Auto rief.

»Buongiorno, signore!« Es klang, als müssten sich die Taxifahrer hier um jeden Fahrgast duellieren. Ich bückte mich in Richtung des offenen Fensters der Beifahrerseite.

»Trasimeno?«, las ich den Ort von Ferdinands Brief. Nickend quittierte eine junge Frau, vermutlich Mitte zwanzig, meine plumpe Formulierung, stieg aus und übernahm mein Handgepäck.

Sie hatte dunkelbraunes Haar, auf der einen Kopfseite geschoren, die restlichen Strähnen auf die andere Seite gekämmt. Sie lächelte aus dem ganzen Gesicht. Ein Kopf kleiner als ich. Ihre Bewegungen athletisch. Ihre Haut sah aus, als ob sie jeden Morgen Selleriesaft trank und sich frisch eincremte. Die hochgekrempelte weiße Bluse kontrastierte die bunten Tattoos auf beiden Unterarmen. Rosen konnte ich erkennen.

Ich nannte ihr die vollständige Adresse und machte es mir auf der Rückbank bequem. Auf Englisch versuchte ich herauszufinden, wie lange wir fahren würden. Zu meiner Überraschung antwortete sie mir auf Deutsch.

»Nicht lange, eine halbe Stunde fahren.«

»Du sprichst gut Deutsch, woher kommt das?«

»Oh, ich habe ein bisschen in Deutschland gelebt. Zum Studieren«, erwiderte sie durch den Satz stolpernd.

Ich fragte mich, was sie studiert haben mochte, dass sie nun Taxi fahren musste. Zögerte einen Moment, um abzuwägen, ob eine solche Frage angemessen war, und fragte dann doch, weil die Neugierde größer als mein Anstand war.

»Was hast du studiert, darf ich das fragen?«

»Natürlich«, antwortete sie, ohne den Umlaut auszusprechen, während sie das Auto startete und losfuhr. »Ich studiere Philosophie, in Roma«, erzählte sie mir emotionslos.

So ganz klar war es mir immer noch nicht, wieso eine Philosophiestudentin, die in Rom studiert, im zwei Stunden entfernten Perugia Taxi fährt. Zudem war es bereits Ende Sommer, keine Ferienzeit also. Schon als ich ins Taxi stieg, bemerkte ich das Namensschild, welches auf einer handbemalten Keramikplatte über dem Autoradio klebte. Andrea war da in blauer, geschwungener Schrift zu lesen. Ich zögerte wieder einen Moment, ehe ich meine nächste Frage aussprach.

»Andrea, darf ich dich fragen, warum du als Philosophiestudentin Taxi fährst?«

»Oh, no, no, mein Name ist nicht Andrea, mein Name ist Riccarda, Riccarda Rinaldi, piacere.«

Als sie ihren Namen aussprach, gestikulierten ihre Hände, als hätte sie eine Choreographie dazu einstudiert.

»Aber meine Amicis nennen mich Ricci, du bist mein Gast, du bist also ein Freund.«

Ihre Augen sah ich nur über den Rückspiegel, doch ihr Strahlen nahm ich auch so wahr. Ihre Lebensfreude steckte mich an, und obwohl ich von der Reise angeschlagen und müde war, belebte sie mich. Ich lehnte mich nach vorne und zeigte zwischen den beiden Vordersitzen hindurch auf das Schild.

»Ahhhhh«, lächelte Ricci, »Andrea ist mein fratello, mein Bruder.« Sie erzählte mir, dass sie für ihren Bruder immer wieder einmal einspringen würde. Ihre Stimme wurde etwas ernster. »Andreas Frau, Isabella, ist schwer krank.« Ricci verriet mir, dass ihrem Bruder das Taxiunternehmen gehöre, er jedoch, seit seine Frau vor drei Jahren erkrankte, Mühe hatte, das Unternehmen über Wasser zu halten. »La famiglia ist das Wichtigste für mich, und wenn sie mich braucht, dann helfe ich«, unterstrich sie.

Bis dahin dachte ich zu verstehen, warum Ricci für ihren Bruder einsprang, schließlich würde auch ich meinen Schwestern helfen, wenn sie mich brauchten. Sie lehrte mich aber mit ihren Folgesätzen, dass ich es nicht verstanden hatte.

»Weißt du, ich wollte nie werden eine Studentin.« Ich spürte die Wehmut, die sich wie ein Schleier über ihre Stimme legte. »Eigentlich wollte ich eine vignaiola werden, eine Weinbäuerin«, schloss sie mit einem lauten Atemzug.

Ricci erzählte mir, dass sie in einer Akademikerfamilie aufgewachsen war und dass es üblich war, den Weg der Gelehrten zu gehen. Welche Lehre war unwichtig. Andrea scheiterte bei seinem Versuch, Medizin zu studieren kläglich, und so musste, aus der Sicht des Vaters, wenigstens Ricci in seine Fußstapfen treten.

Während Riccarda mir ihre Geschichte erzählte, fuhren wir an dutzenden Weinbergen vorbei. Wie schrecklich es doch sein musste, tagtäglich die Herrlichkeit der Weinreben zu betrachten und gleichzeitig seine Träume platzen zu sehen. Als wäre man in seine beste Freundin verknallt.

Ich musste zwangsläufig an meine berufliche Situation denken, die mich immer wieder zweifeln ließ, ob der Weg, den ich versuchte zu beschreiten, der richtige war. Als hätte Ricci meine Gedanken lesen können, schloss sie ihre Geschichte ab.

»Ich liebe es, dieses Taxi zu fahren«, sie pausierte. »Denn so bin ich meinem Traum näher als in Roma«, führte sie fort. »Eines Tages werde ich meinen eigenen vino trinken, das weiß ich. Heute aber fahre ich Taxi und studiere Philosophie.« Sie machte wieder eine Pause, um einen Mann mit seinem Kind über die Straße zu lassen. »Für heute ist das gut genug«, endete sie.

Wenn Ricci das sagte, klang es nicht wie eine Ausrede oder das bloße Schönreden einer misslichen Situation – ich glaubte ihr.

»Gut genug«, wiederholte ich ihre Worte leise vor mich hin. Ich konnte diese zwar verstehen, sie aber an keine Erfahrung knüpfen. »Für heute ist das gut genug«, wiederholte ich noch einmal. Ich fragte mich, wann ich das letzte Mal etwas als gut genug bezeichnet hatte. Vermutlich nie. Die Erkenntnis schmerzte. Ricci schien aufgefallen zu sein, dass mich ihr Gesagtes beschäftigte und fragte nach.

»Kann ich helfen?« Ich zögerte.

»Nein, schon gut, alles in Ordnung, danke«, log ich. Die Lebensfreude, mit der mich Ricci infiziert hatte als ich ins

Taxi stieg, versickerte im Boden unter meinen Füßen.

»Was mache ich hier überhaupt?«, griff ich mich gedanklich an. Ich wurde wütend. Auf mich, auf das Leben. Auf alles, was dazu führte, dass ich in Umbrien in einem Taxi saß, ohne zu wissen, warum eigentlich. Kindlicher Trotz schlich in mein Gesicht, es fehlte nur die hochgezogene Unterlippe. Ich sah aus dem Fenster, und die Weinreben, die das Wunder der Welt priesen, waren nichts als hölzerne Monokulturen, die in Reih und Glied standen. Ich wusste, was nun passieren würde, denn es passierte ständig. Nach und nach reihten sich niederschmetternde Gedanken aneinander, die alle den Schlüssel zum Verlies weggesperrter Gefühle trugen. Von einem Moment auf den anderen ging mein Leben den Bach runter.

»Schon gut, nicht so schlimm«, klang es aus der vorderen Reihe in unveränderter Freude. Ein Versuch, meine unmissverständliche Wut zu beschwichtigen. Ricci konnte nicht wissen, dass meine Reizschwelle in solchen Momenten tief lag.

»Schon gut?!«, überkam es mich lauthals. »Was soll denn schon gut sein?«, fragte ich zynisch. »Ich habe alles, was man zum Leben braucht. Geld, ein Haus, Menschen, die mich lieben. Alles, was ich mir vorgenommen habe, habe ich irgendwann auch erreicht. Und dennoch scheint alles nie gut genug zu sein. Ich habe immer das Gefühl, noch besser sein zu müssen. Sobald ich eines meiner Ziele erreicht habe, suche ich nach dem nächsten. Kann mich nie über das freuen, was bereits da ist. Mein Leben ist wie eine nie enden wollende Aufgabenliste, auf die scheinbar alle um mich herum Zugang haben, um sie zu befüllen. Ich versuche wirklich, ein guter Mensch zu sein. Mit allem, was dazugehört. Das kostet Kraft. Mehr, als ich habe. Jetzt sitze ich in Umbrien, in einem Taxi, suche nach Menschen, die ich kaum kenne, weil sie mir helfen sollen, meinen Geschmackssinn zurückzubekommen. Nein, weil sie mir helfen sollen, glücklich zu werden. Ich bin an einem Punkt angelangt, an dem ich nicht mehr weiterweiß. Und du meinst wirklich, alles sei gut?«. Ich fiel zurück in den Sitz, stützte meinen Arm an der Tür ab und verdeckte mit meiner Hand das Gesicht. Ich konnte es kaum glauben, dass ich das alles einer Taxifahrerin an den Kopf geworfen hatte. Zudem in einem Ton, den sie sicher nicht verdient hatte.

Ich entschloss mich, der Scham zu entkommen, indem ich so tat, als ob nichts von all dem geschehen war. Es vergingen ein paar Minuten in Stille.

»Lustig«, sagte Ricci zu sich selbst.

Ich dachte, ich hörte nicht recht, doch fehlte mir der Mut, entgegenzuwirken.

»Il futuro, die Zukunft, sie ist noch nicht geschehen. Il passato, die Vergangenheit, sie ist nicht mehr esistente, ehm, exisitent. Beides ist nicht jetzt«, richtete sie weich und leise an mich, »und trotzdem bestimmt beides, wer du gerade bist.«

Riccis Stimme vermittelte mir Vertrauen. Ich erinnerte mich an den richtigen Knopf, den auch Ferdinand schon bei mir gedrückt hatte. Ich rieb unauffällig meine Augen und hob den Kopf.

»Das klingt beinahe so, als wäre weder die Vergangenheit noch die Zukunft von Bedeutung? Was verstehe ich falsch, Ricci? «

»Richtig verstanden«, bestätigte sie erfreut. »Die Zukunft existiert nur, wenn du dich mit ihr beschäftigst. Die Vergangenheit nur, wenn du dich an sie erinnerst.«

Die Glut meiner Wut entzündete eine letzte Flamme.

»Das ist doch lächerlich, Ricci, tut mir leid, aber du willst mir ernsthaft weismachen, dass ich keine Vergangenheit habe, wenn ich mich nicht an sie erinnere?«

Sie unterbrach meine Emotion mit einer Gegenfrage. »Weißt du, wie der hellste Stern am Nachthimmel heißt?«

Ich zuckte mit den Schultern.

»Der hellste Stern, den du von der Erde aus sehen kannst, heißt Sirius. Er ist mehr als acht Lichtjahre von uns entfernt. Das Licht, das du heute Nacht am Himmel sehen kannst, ist also bereits seit acht Jahren unterwegs zu dir. Das bedeutet, dass der Stern vor Jahren erloschen sein könnte und du dennoch glaubst, dass ein Stern existiert. Was du wahrnimmst, ist nicht die Realität, sondern die Vergangenheit in der Gegenwart.« Die Vorstellung, im Nachthimmel die Vergangenheit zu sehen, gefiel mir. »Manchmal verhält sich die Vergangenheit in der Gegenwart wie die Realität, obwohl sie längst nicht mehr existiert.« Mit jedem Satz, der über ihre Lippen ging, wurde ihr Deutsch besser. Als würde sie sich nach und nach an all die bereits gelernten Worte erinnern.

»Ok, Vergangenes ist vergangen. Ich verstehe schon. Was ändert das an der Tatsache, dass die Vergangenheit bestimmt, wer ich heute bin?«, fragte ich.

Ricci kurbelte das Fenster runter und streckte ihren Arm hinaus, um sich abzukühlen.

»Die Vergangenheit bestimmt nicht, wer du bist. Sie bestimmt nur, wer du bis heute warst«, antwortete sie mit einem Lächeln in der Stimme.

Ich kurbelte auch mein Fenster hinunter. Es wurde laut im Auto, der entstandene Durchzug kühlte aber angenehm meine schwitzende Haut.

»Und da gibt es einen Unterschied?«, fragte ich beinahe

rufend. Ricci kurbelte ihr Fenster wieder hoch, sodass nur ein kleiner Spalt offenblieb.

»Certo! Entweder du wirst vom Leben gelebt oder du lebst das Leben. Die Vergangenheit hat dich zu dem gemacht, wer du heute bist. Das kann sein. Sie entscheidet aber nicht, wer du morgen sein wirst. Wie gesagt: Es kommt ganz darauf an, ob du Gestalter deines eigenen Lebens sein möchtest. Oder mehr so etwas wie una vittima«, sie überlegte, »ein Opfer«.

Auch wenn sich Riccis Worte gut anfühlten, konnte ich ihnen nicht glauben. »Ist das nicht etwas einfach gesagt?«, konterte ich.

»Wie meinst du?«, tat sie verwundert.

»Na, wie fühlt sich beispielsweise ein Mensch, der Opfer von Missbrauch wurde, oder jemand, der vor einem Krieg geflohen ist, wenn ich sage, Vergangenes ist vergangen, gestalte dein Leben, wie du es möchtest?«

Ricci brauchte eine Weile, ehe sie antwortete. Es schien mir aber nicht so, als müsste sie sich eine Antwort überlegen, sondern nur die richtigen Worte zusammenklauben.

»Vermutlich fühlt sich diese Person durch einen solchen Satz, ehm …«, sie griff sich in die Haare, als wäre dort der Speicher ihres deutschen Vokabulars, »verhöhnt«, fand sie das Wort, »und nicht ernst genommen.«

»Eben«, warf ich ein.

»Und dennoch ist die Aussage wahr«, ergänzte sie und fuhr fort. »Wenn man vom Anblick verzaubert in den sternenbedeckten Nachthimmel sieht, ist es nur schwer vorstellbar, dass einige der funkelnden Lichter tausende Lichtjahre entfernt entstanden sind. Wir nennen das Licht selbstverständlich Stern, obwohl wir nicht wissen können, ob es diesen Stern noch gibt. Wir sehen den Sternenhimmel, empfinden ihn als unsere Realität, obwohl vielleicht all das, was wir sehen, die Vergangenheit und längst nicht mehr die Gegenwart ist.«

»Du meinst, die Vergangenheit blendet uns, sodass unsere Sicht auf die Gegenwart getrübt ist«, versuchte ich in eigenen Worten zusammenzufassen.

»Esattamente!«

»Aber wie können wir erkennen, was Realität und was Vergangenheit ist?«, wollte ich wissen.

»Manchmal richtet es die Zeit. Wie in unserem Beispiel mit dem Stern: Die Vergangenheit erlischt, wenn das letzte Licht auf der Erde angekommen ist. Wenn die Vergangenheit aber richtig hell leuchtet, braucht es oft Hilfe, um die Gegenwart von der Vergangenheit unterscheiden zu können.«

»Du meinst so etwas wie eine Therapie?«, warf ich ein. Sie zuckte mit den Schultern.

»Das kann ich nicht genau sagen. Hauptsache, jemand hilft dir, die Dinge klarer zu sehen. Sobald sich unsere Sicht klärt, haben wir eine Wahl. Die Wahl, wer wir ab heute sein wollen.«

Gerade als ich sagen wollte, dass mein Leben einer Sackgasse glich und sich jegliche Wahlmöglichkeit entbehrte, schoss eine grellgrüne Kawasaki über die Kreuzung, in die wir abbiegen wollten, als wäre sie eine abgesperrte Rennstrecke.

»Madonna!«, schrie Ricci auf.

Vor Schreck sprang ich zurück in meinen Sitz. Sie reagierte geistesgegenwärtig, wie man es von seiner Taxifahrerin erhoffte, und blieb stehen, bevor wir zusammenstoßen konnten. Ricci, die sich genauso erschrak wie ich, bog nach kurzem Durchatmen ab und erkundete sich nach meinem

Wohlergehen. Ich realisierte erst dann, dass gerade noch so alles gutgegangen war. Es vergingen ein paar Minuten in Stille, ehe sie diese mit einer Frage durchbrach.

»Hast du schon einmal über il futuro, deine Zukunft, nachgedacht?«

Verdutzt zog ich das Gesicht zusammen. »Natürlich, wer hat das nicht?«

»Perché? Warum?« Sie klang tatsächlich interessiert. Ich fühlte mich allerdings ein wenig auf den Arm genommen.

»Wie warum?«

»Warum hast du über deine Zukunft nachgedacht?«, blieb Ricci hartnäckig.

»Weil … weil ich Ziele habe«, rechtfertigte ich mich unsicher und wenig überzeugt. »Ich möchte etwas Bedeutsames mit meinem Leben anstellen und erfolgreich werden in dem, was ich tue. Ist doch klar, dass ich mir Pläne machen muss und deshalb über die Zukunft nachdenke.«

Ricci nickte urteilsfrei.

»Hast du auch für den heutigen Tag Pläne?«, wollte sie wissen.

»Nicht so viele, wie ich für gewöhnlich habe, aber mein eigentlicher Plan ist es, heute bei meinem Freund Ferdinand anzukommen«, antwortete ich unbeeindruckt von ihrer Frage.

»Was wäre, wenn wir zwei Sekunden früher losgefahren wären? Hättest du denn auch das grüne Motorrad eingeplant?«

»Nein, natürlich nicht, wie sollte ich denn auch?«, reagierte ich spöttisch. Im selben Moment, wie ich das letzte Wort dieses Satzes ausgesprochen hatte, erkannte ich, was Ricci versuchte, mir zu erklären.

»Ich verstehe, was du mir sagen willst«, gab ich leise zu.

»Im Leben gibt es unzählige Variablen, die meine Pläne beeinflussen können. Wären wir nur zwei Sekunden eher in die Kreuzung gefahren, hätte uns das Motorrad vermutlich erwischt. Was dann passiert wäre, wage ich mir nicht auszumalen. Diese Sekunden hätten darüber entschieden, ob ich meinen Plan, Ferdinand zu sehen, hätte erfüllen können oder nicht. Und vermutlich war das nicht die einzige Variable, die diesen Plan hätte durchkreuzen können.«

Ricci nickte erneut. Dieses Mal bestätigend.

»Aber?«, legte sie nach, als sie über den Spiegel meine anhaltende Skepsis bemerkte.

Ich ergänzte. »Doch das ist für mich kein akzeptabler Beweis, warum sich die Zukunft nicht auf die Gegenwart auswirken sollte. Das Leben besteht schließlich aus mehr als verhinderten Unfällen.« In mir wuchs Ärger, dass Ricci anscheinend die einfachen Dinge mit den komplizierten Dingen im Leben vermischen wollte.

»Gibt es deiner Meinung nach wirklich nichts, wofür sich ein Plan lohnen würde?«, fragte ich irrgläubig.

»Sicher gibt es Gründe für Pläne und dennoch gibt es keinen einzigen Plan, der gewiss ist.«

Ich kurbelte das Fenster hoch. Das Rauschen des Windes lenkte mich ab. Bestimmt hatte sie recht. Es gab immer irgendwo eine grüne Kawasaki, einen Rohrbruch oder eine rausgefallene Zahnplombe, die einem den Tag vermiesen konnte. Im Auto wurde es still. Ricci erfreute sich an ihren Weinbergen, ich dachte über das Gesagte nach. Es vergingen einige Minuten.

»Ricci?«, durchbrach ich unser Schweigen.

»Sì?«

»Wenn niemand mehr Pläne schmiedet und Ziele definiert, stagniert die Welt dann nicht?« Ich klebte vorgebeugt am Leder des Beifahrersitzes, wie ein Kind, das nach der verbleibenden Reisedauer fragte.

»Doch, vermutlich schon«, gab sie mir zu meiner Überraschung Recht. »Wären da nicht die Visionen und Träume.«

»Visionen und Träume? Warum sollten die besser sein als Pläne und Ziele?«, intervenierte ich. Sie schüttelte meinen Satz mit ihrer Hand ab.

»Du kannst ein Ziel nicht mit einer Vision vergleichen. Das sind verschiedene Dinge«, begann sie zu erklären. »Um ein Ziel zu erreichen, kannst du einen Plan schmieden. Je präziser das Ziel formuliert wird und je kurzfristiger es zu erreichen ist, umso genauer lässt sich ein Plan erstellen. Ziele zu haben, ist nicht schlecht. Für vieles im Leben funktionieren sie ziemlich gut. Ein Hausbau ist effizienter mit einem Plan als ohne einen. Ein Unternehmen ohne kurz- und mittelfristige Ziele dreht sich oft im Kreis. Doch was ist, wenn unerwartete, wie nanntest du sie ... ach ja, Variablen, die Pläne durchkreuzen und die Ziele nicht mehr erreichbar sind? Was, wenn beispielsweise ein plötzliches Feuer das fast fertige Haus zerstört oder eine Erfindung des Mitbewerbers das eigene Produkt nutzlos macht?«, wollte Ricci wissen.

Ich musste raten. »Dann braucht es eine Vision?«

»Preciso! Eine Vision ist kein konkreter Plan, um ein Ziel zu erreichen, sie ist mehr so etwas wie ein Ruf. Ein Ruf mit so starker Anziehungskraft, dass Entscheidungen auf dem Weg zu Ihr ganz intuitiv getroffen werden können. Sie ist die über allem stehende Überzeugung. Sie ist der Sinn in deinem Tun. Sie ist der Wegweiser, der immer weiß, wo es langgeht«, erklärte mir Ricci strahlend.

Ich hing an ihren Lippen, die ich nur über den Rückspiegel sah, denn was sie sagte, sagte sie mit solch einer Inbrunst, dass sich jeglicher Zweifel in mir auflöste.

»Und eine Vision unterscheidet sich von einem Traum?«, fragte ich verunsichert. Ricci lächelte.

»Wenn du einen Traum hast, kann dich nichts mehr aufhalten«, erklärte sie. »Ein Traum ist die Bündelung von Emotionen, Empfindungen, Bildern, Klängen, Gerüchen und Geschmäckern. Ein inniger Wunsch, der so stark ist, dass er kurz davor ist, Materie zu werden und sich deshalb zeitweise real anfühlt. Ein Traum lässt die Zukunftsvision in der Gegenwart erlebbar machen. Ein Traum eines Einzelnen kann deshalb ausreichen, um ganze Generationen zu verändern.«

»I have a dream«, zitierte ich Martin Luther King.

»Esattamente! Du hast es verstanden.«

»Ricci, du musst mir mehr davon erzählen. Nach genau einer solchen Vision suche ich. Ich spüre schon seit so langer Zeit, dass ich zu mehr berufen bin als dem, was ich tagtäglich tue. Der Ruf, von dem du sprichst. Er ist hörbar. Doch ich kann einfach nicht verstehen, was er sagt«, klagte ich verzweifelt.

»Via Magenta sette, Trasimeno. Wir sind angekommen«, stellte Ricci fest und blieb am Straßenrad stehen. Sie drehte sich zu mir um. »Die Vision ist längst in dir. Sie ist wie ein Samenkorn, das alle Informationen in sich trägt, die es braucht, um zu der Pflanze heranzuwachsen, die du sowieso sein wirst.«

Sie ballte eine Hand zur Faust, sie sollte das Korn darstellen. Die andere Hand legte sie flach darüber, wie einen Deckel. »Doch manchmal liegen Steine auf der Erde und die Pflanze hat nicht genug Kraft durchzubrechen. Dann müssen diese Steine erst einmal weggetragen werden.« Sie nahm die flache Hand von ihrer Faust, öffnete diese und machte mit zappelnden Fingern eine Aufwärtsbewegung.

Ich musste unweigerlich lachen. Ich verstand sofort, was sie mir sagen wollte. »Ich glaube, deswegen bin ich hier, Ricci. Um Steine aus dem Weg zu räumen«, gab ich zu.

Erneut nickte sie zufrieden. Dieses Mal sah es aus wie eine kleine Verbeugung.

Erst als wir ausstiegen, bemerkte ich, dass wir mittlerweile von Weinreben umzingelt waren. Weit und breit war nichts anderes zu sehen. Nur die riesigen Zypressen schmückten einen etwa hundert Meter langen Schotterweg hinauf zu einem Hügel, auf dem ein kaum erkennbares Anwesen stand. Schweren Herzens akzeptierte ich, dass ich Ricci womöglich nie wiedersehen würde und mit ihr die Antworten auf viele weitere Fragen verschwanden. Wie so oft derzeit.

Ricci reichte mir mein Gepäck aus dem Kofferraum und dann die Hand. »Es war mir ein Vergnügen.«

Voller Freude erwiderte ich ihre Worte, ehe sie wieder einstieg und das Auto startete. Ich warf meine Tasche über die Schulter und wandte mich dem Zypressenweg zu, als mich die Hupe von Ricci's Auto kurz zusammenzucken ließ.

»Arrivederci! Und nicht vergessen, heute ist gut genug!«, schrie sie aus dem offenen Fenster. Die durchdrehenden Reifen wirbelten Staub auf.

»Ciao, Ricci!«, jaulte ich ihr hinterher, ohne zu wissen, ob sie mich noch hören konnte.»Heute ist gut genug«, wiederholte ich. Ein Lächeln zog sich durch mein Gesicht wie bei jemanden, der gerade etwas Wichtiges begriffen hat. »Wenn es kein Gestern und auch kein Morgen gibt, dann muss heute gut genug sein.«

Marianna

Ich stand am Fuß des Weges, der kerzengerade zum Anwesen hinaufführte, und atmete tief durch. Links und rechts vor mir wuchsen dreißig Meter hohe Bäume in Reih und Glied, die mich wie salutierende Soldaten bei einem Staatsbesuch empfingen. Gelbroter Sandsteinschotter unter meinen Füßen, aufgewärmt von der senkrecht stehenden Sonne. Ich kannte diese Szenerie von Postkarten aus der Toscana. In echt wirkte alles majestätischer.

Es hatte knapp über 25 Grad, um einiges wärmer als zuhause.

Mit jedem Schritt sah ich mehr von einem Terracottadach und teilweise bereits Ansätze der Fassade. Gleichzeitig stieg meine Nervosität ins Unermessliche.

»Werde ich Ferdinand wiedersehen? Wie wird Nando reagieren, wenn ich hier plötzlich auftauche?« Jedes Mal, wenn die Schuhsohle knarzend den Kies verdrängte, stieg eine neue Frage in mir auf. Der erhöhte Puls war nur teilweise dem Aufstieg geschuldet.

Gegen Ende des Weges standen die Zypressen immer weiter auseinander, bis die letzten zwei Bäume einen unerwartet großen, runden Platz freigaben. In der Mitte der schotterbedeckten Piazza wuchs ein Olivenbaum. Sein massiver Stamm hatte eine undefinierbare Form, das Geäst ragte in alle Himmelsrichtungen. Es sah aus, als hätte er einst wild getanzt und plötzlich war seine Bewegung für immer eingefroren. Ohne es zu wissen, ahnte ich, dass dieser Baum seit vielen Jahrzehnten dort stand. Demut stieg in mir auf.

Der runde Platz wurde von Blumen und Stauden gesäumt. Obwohl der Sommer dem Ende zuging, blühten hier die Pflanzen wie im Frühling. Hinter dem Olivenbaum stand ein großes Steinhaus. Es hatte etwa die Größe von zwei gewöhnlichen Einfamilienhäusern. Graubraune Steine, jeder in anderer Form und Färbung, bildeten im Verbund das Gemäuer des Hauses und zeugten von längst vergangenen Zeiten. Sonnenverbrannte Holzsäulen und Balken trugen orange Dachziegel und fassten auf halber Höhe des Hauses die gesamte Front ein. Die Fassade kam mit drei kleinen Fenstern und den dazugehörigen, grün lackierten Holzläden aus.

Nach kurzer Zeit der Orientierung fand ich ihn, den Eingang. Ein altes hölzernes Tor, etwa doppelt so breit und etwas höher als eine gewöhnliche Eingangstür. Ein Türklopfer in Form einer Rose schmückte die Mitte des Tors. Das Holz war glatt und abgenutzt, es verriet, wie viele Menschen hier schon ein- und ausgegangen sein mussten. Über dem Türklopfer war die Inschrift »casa di desiderio« eingeschnitzt. Ich wusste, dass Casa etwa Haus oder Heim bedeutete, doch konnte ich nicht übersetzen, was desiderio hieß.

Das Blut pochte in meinen Ohren. Ich zögerte etwas, ehe ich meinen Mut zusammennahm und zweimal klopfte. Beim ersten Mal selbstbewusst, das zweite Klopfen war nur noch halb so laut. Es vergingen gefühlt ein paar Minuten ohne jegliche Regung auf der anderen Seite des Tors. Ein weiteres Mal zu klopfen traute ich mich dennoch nicht.

Plötzlich öffnete sich, unter lautem Knarzen und Quietschen, ein Flügel des Eingangstores und vor mir stand eine kleine alte Dame mit geflochtenem, grauen Haar und großer Hornbrille samt dicken Gläsern vor mir.

»Benvenuti, Semih!«, begrüßte mich die kleine Frau unerwartet laut und mit dynamischer Geste, die mich zum Eintreten einlud. Das Nennen meines Namens verwirrte mich. Zum einen hatte es zu bedeuten, dass ich dort richtig war. Zum anderen konnte ich mir nicht erklären, warum sie wusste, dass ich käme.

Verlegen kam mir ein undeutliches »Buon giorno seniora«, über die Lippen. Die paar Brocken Italienisch kannte ich aus früheren Italienreisen. Mir fehlte aber die Selbstsicherheit, die diese Sprache hörenswert machte.

»Fernandos Mutter, keine Zweifel«, dachte ich, als ich sie in ihrem knöchellangen, mit Blumenmuster besticktem Kleid sah. Sie stand barfuß auf dem dunklen, steinernen Boden, der kalt wirkte. Ihre Füße schmiegten sich aber an ihn, als wären sie aneinander gewöhnt. Sie packte mich mit erstaunlicher Kraft bei der Hand, manövrierte meine Tasche in eine Ecke des Flurs und zog mich mit in die Küche. Mit einer Hand deutete sie auf einen der vier Stühle, die an einem hölzernen Tisch standen, während sie sich schon in Richtung der Kaffeemaschine machte. Direkt gegenüber der Küchentür war ein Fenster, das gerade genug Licht für den kleinen Raum einließ.

Ich setzte mich hin; die Lehne des alten Stuhls gab etwas nach, was mich zaghafter mit ihm umgehen ließ. Ein Blick aus dem Fenster gab mir die Vorschau auf ein traumhaftes Panorama. Während sie mir einen Kaffee zubereitete, sprach die nette Dame ununterbrochen auf Italienisch auf mich ein. Ich verstand kein einziges Wort, doch das Temperament, das ihre Stimme begleitete, war eine Wucht.

Sie musste sich nur umdrehen und ihre Hände ausstrecken, um mir die Espressotasse zu reichen.

»Wie gerne ich nur riechen könnte«, dachte ich in Anbetracht meines ersten italienischen Kaffees seit langer Zeit. Sie setzte sich an die gegenüberliegende Tischseite und schob einen kleinen zusammengefalteten Zettel in meine Hand, die auf dem unebenen Tisch ruhte. Ihr Gesicht sprach eine Sprache, die ich verstand. Ich sollte das Blättchen jetzt gleich öffnen. Mir wäre es nicht in den Sinn gekommen, ihr zu widersprechen.

Lieber Semih,

ich freue mich sehr, dass du es nach Umbrien, dem Herzen Italiens, geschafft hast. Du hast sicherlich bereits Marianna, Fernandos Mutter, kennengelernt. Sie spricht mit dem Mund nur Italienisch. Mit dem Herzen aber eine universelle Sprache. Ihr werdet euch deshalb sicher gut verstehen. Nando und ich sind für ein paar Tage nach Rom gefahren, wir müssen noch einige Besorgungen machen. Wir wussten nicht, ob und wann du kommen würdest. Zur Sicherheit hat Marianna für dich bereits ein Zimmer vorbereitet. Fühl dich wie zuhause!

Herzlich,
Ferdinand & Nando

»Angekommen«, dachte ich. So fühlte es sich zumindest an, als ich den Brief von Ferdinand las. Einen Moment lang haderte ich beim Gedanken daran, Ferdinand vielleicht erst in ein paar Tagen zu sehen und bis dahin nicht zu wissen, was ich mit mir anfangen sollte. Bevor ich diese Idee vertiefen konnte, stand Marianna vor mir und erklärte mit einer unmissverständlichen Handbewegung, dass ich mit ihr kommen sollte. Zügig schlürfte ich den letzten Schluck aus der dickwandigen Tasse und folgte ihr.

Wir gingen vorbei an großen alten Eichenfässern, die zur Weinproduktion nicht mehr zu gebrauchen waren und deshalb als Dekoration dienten, zu einer Treppe mit mühevoll verziertem Eisengeländer. Auf jeder Speiche waren goldene Messingrosen eingearbeitet. Marianna ging vor, die eine Hand am Geländer, die andere Hand das Kleid hochziehend. Rechts von uns hingen Gemälde und Fotografien. Es schien, als ob alle Verwandten dieses Hauses ihren Platz darauf fanden. Trotz ihres Alters trat sie leichtfüßig auf die knarzenden Stufen und fand bei jedem Bild Zeit für eine Anmerkung. Ihr war bewusst, dass ich ihre Worte nicht verstand, es schien ihr aber trotzdem wichtig zu sein, über ihre Familie zu sprechen, wenn sie anwesend war.

»Prego!« Marianna öffnete eine Tür, von der es in diesem Stockwerk mehrere gab. Sie blieb am Türstock stehen und wies mir den Weg in das Zimmer wie eine Hotelpagin. Sie versuchte mir etwas zu erklären, ich verstand weder mit dem Kopf noch mit dem Herz, bevor sie mit einem breiten Grinsen im Gesicht die Tür schloss und mich alleine ließ.

Ich war von der Größe und Helligkeit des Raumes überrascht, so war doch der Rest vom Haus wegen der wenigen Fenster und grauen Steinböden eher dunkel, wenngleich im Sommer vermutlich angenehm kühl. Vor mir jedoch lud ein großes Fenster zum Verweilen ein. Groß bedeutete in diesem Fall breiter als meine ausgestreckten Arme. Doch das Fenster allein war die Aufregung nicht wert. Das in der Küche noch eng geschnittene Panorama schlug mir mit brachialer Schönheit ins Gesicht.

Die ersten Meter meiner Sicht waren dem hauseigenen Garten gewidmet. Die natürlich gewachsene Wiese beherbergte blau leuchtende Kornblumen, tiefroten Klatschmohn und freundlich winkende Margeriten, die Lieblingsblumen meiner Mutter. Dichtgewachsene Sträucher, Johannis- und Stachelbeeren, umzäunten das Anwesen und eine alte Holzscheune, deren Dach in so etwas wie einen Pavillon auskragte, schloss den Garten ein. Ich erkannte Orangen, Granatäpfel und Zitronen an den Büschen neben der Scheune. Eine große Feuerstelle markierte den Mittelpunkt des Gartens und lud zu stundenlangem Verweilen ein.

Der wahre Grund für meinen stockenden Atem lag jedoch auf der linken Seite des Grundstücks. Dort fanden die Weinreben ihren Ursprung. Ich sah den Anfang von etwa zwanzig, vielleicht dreißig Rebreihen, die restlichen Reihen begannen hinter den Sträuchern. Mit gleichmäßigem Abstand führten sie den Hügel hinunter. Das Gehölz, das ich am Gartenrand noch scharf wahrnehmen konnte, verschmolz wenige Meter weiter hügelabwärts zu einem einzigen Gemälde. Die Trauben schienen kurz vor ihrer Reife zu stehen. Soweit ich sehen konnte, gab es nichts als Weinreben. Hügel und Täler flossen weich ineinander über und formten so ein Bild, das mich an Wellen im Meer erinnerte.

Ich rieb meine Augen. Nicht weil ich die Schönheit nicht fassen konnte, sondern weil die lange Reise etwas Ruhe einforderte. Von der Aussicht abgelenkt hatte ich das Zimmer, in dem ich stand, gar nicht beachtet. Der kalte Steinboden im Rest des Hauses wich einem rotbraun gefliesten Boden, der dazu einlud, meine Socken auszuziehen. Er trug ein altes Holzbett mit strahlend weißer Bettwäsche. Die Decken waren aufgeschlagen, angenehm kühl und glichen Wolken. Sogar ein eigenes Badezimmer durfte ich entdecken.

Bevor ich den Weinberg erkunden wollte, genehmigte ich mir ein paar Minuten Erholung. Die Mischung aus starkem Kaffee und leerem Magen verursachte Sodbrennen als ich mich ins Bett legte. Ich schloss die Augen und grinste, als mir bewusst wurde, wie ungewöhnlich mein bisheriger Tag war, und schlief wider Erwarten ein.

Sinnsuche

»Seeemmiiiih!«, hallte es in unverkennbarer Stimme durch den Flur bis in mein Zimmer und riss mich aus dem Schlaf.

Einen kurzen Moment dachte ich, ich würde träumen, als ich Nandos Stimme hörte, ich hatte ihn nicht so früh zurückerwartet. Ferdinand musste die Nachricht an mich schon vor ein paar Tagen geschrieben haben.

Mein Herz pochte wie verrückt. Ausgelöst durch eine Mischung aus Freude und Furcht. Eine handvoll kaltes Wasser genügte, um meine Gesichtsmuskeln zum Leben zu erwecken. Ich öffnete die Zimmertür und konnte die Treppe hinunterblickend bereits den menschgewordenen Bären sehen.

Seine Arme streckten sich fast von Wand zu Wand und luden zu einer Umarmung ein.

»Nando!«, war der hörbare Teil meiner Freude, ehe mich seine Bärentatzen in den Arm nahmen und beinahe zerdrückten. »Schön, dich zu sehen«, stammelte ich verknautscht in seine Brust.

»Das finde ich auch, mein Freund«, flüsterte er, für ihn ungewöhnlich sanft auf mein Haupt. Er schob mich von sich weg und legte seine Hand auf meine Schulter. »Du musst doch riesigen Hunger haben. Komm, wir machen dir zuerst etwas zu essen«, lud er mich ein.

Seine Einladung kam mir sehr gelegen, mein Kreislauf war der ständigen Aufregung nicht gewachsen.

»Wo ist denn Ferdinand, ist er nicht hier?«, informierte ich mich etwas ungeduldig, als wir in Richtung Küche liefen.

»Natürlich ist er hier, er ist draußen und hilft Mamma im Garten. Es gibt noch viel zu tun für das Fest morgen. Er meinte, wir sollten dich schlafen lassen. Als ich zur Tür reinkam, überkam es mich aber und ich musste einfach nach dir rufen.«

Er gab mir einen für ihn leichten Klaps auf den Rücken, der stark genug war, dass ich einen Schritt vorwärtsmachen musste. »Ha, das passt doch so, Semih, oder?«

Lächelnd setzte ich mich auf den Stuhl mit der nachgebenden Lehne. »Natürlich, Nando, ich freue mich einfach, hier zu sein, ich habe sowieso nicht tief geschlafen.«

Er warf mir eine Tomate zu. »Probier, das sind die besten Tomaten, die du je gegessen hast«, merkte er an und wandte sich der Küchenzeile zu, um uns etwas zu essen zu machen. Eine Sekunde lang vergaß ich, dass ich nichts mehr schmecken konnte, und biss in die apfelgroße Tomate.

»Was ist los, nicht gut?«, fragte er nichtsahnend, als ich unkommentiert weiter aß.

»Das weiß ich nicht«, gab ich zu. »Ich kann seit meinem Besuch im Restaurant nichts mehr riechen und nichts mehr schmecken«, erklärte ich mit düsterer Mine.

Das entsetzte Gesicht, das ich erwartet hatte, blieb aus. Fernandos Antwort klang, als ob er solche Situationen dauernd erleben würde. »Kein Problem, mein Freund, alles hat seinen Grund, und wenn du ihn nicht kennst, dann braucht es eben noch Zeit.« Er zuckte mit den Schultern und widmete sich dem Kühlschrank.

»War das etwa die Antwort, die mich nach Umbrien reisen ließ? Musste ich womöglich mit zwei Sinnen weniger auskommen?«, grübelte ich und wurde wütend, weil ich mich nicht ernst genommen fühlte.

»Alles gut, Semih, jetzt iss erst mal was«, sagte er, während er mit einem prallgefüllten Holzbrett an den Tisch kam, um mich zu besänftigen. »Tomaten, Salami, Käse, Oliven«, er zeigte mit dem Finger auf all die Speisen auf dem Brett, als wären es exotische Früchte, die man nur an diesem Ort bekäme.

Ich musste schmunzeln und vergaß meinen Ärger, als der Hunger realisierte, dass er bald gestillt werden würde.

»Alles aus unserem Garten oder von Freunden«, unterstrich Nando. Es sah köstlich aus. Kurzzeitig bildete ich mir sogar ein, den Basilikum auf den Tomaten riechen zu können, doch dem war leider nicht so. Dennoch zögerte ich nicht lange und schlug zu.

»Sag mal, von welchem Fest sprichst du?«, fragte ich schmatzend, während ich einen Bissen hinunterschluckte.

Nando, der locker die doppelte Menge Nahrung in seinem Mund unterbringen könnte wie ich, aß langsam Olive für Olive und Salamirad nach Salamirad.

»Wir feiern eine Hochzeit. Die Hochzeit von Hannah und Carlo«, ließ er mich beiläufig wissen und träufelte etwas Olivenöl auf sein Ciabattabrot. »Ferdinand hat dir doch bestimmt von den Festen erzählt, die wir zwischen den Weinreben veranstalten, nicht wahr?«

Ich hörte zwar, was Nando mich fragte, war aber in Gedanken ganz woanders.

»Hannah und Carlo? Wo hatte ich diese Namen schon einmal gehört?« Ich suchte mein Gedankenarchiv ab. »Na klar! Willy und Lisbeth!«, schoss es freudig aus mir heraus.

Nando sah mich verwundert an und schüttelte den Kopf.

»Nein, Semih, die beiden heißen Hannah und Carlo, nicht Willy und Lisbeth, wie kann man bitte so unterschiedliche Namen derart falsch verstehen?« Meine angebliche Dusseligkeit amüsierte ihn und mich amüsierte die Komik an dieser Situation.

»Quatsch«, nun schüttelte ich den Kopf. »Im Flugzeug habe ich Willy und Lisbeth kennengelernt, sie sind die Großeltern von Hannah«, erklärte ich ihm, damit er nicht weiterhin dachte, ich sei schwer von Begriff.

»Bist du dir sicher, dass sie diese Hannah meinten? Ich meine, Hannahs gibt es hier häufig«, wollte sich Nando vergewissern.

»Ja, ganz sicher, Willy sagte mir, es sei die Hochzeit von Hannah und Carlo und sie reisten wie ich nach Umbrien.« Ich lehnte mich mit breitem Lächeln zurück. »Ich freue mich sehr, Willy wiederzusehen, er ist ein ganz sonderbarer Mann«, erzählte ich aufgeregt.

»Sonderbar«, wiederholte Nando, »ein lustiges Wort« fügte er hinzu, ohne auf mein Gesagtes einzugehen, stand auf und lief zur Küche, um das leere Holzbrett zu verstauen. »Du willst doch ganz bestimmt Ferdinand begrüßen, nicht wahr?«

»Nichts lieber als das«, bejahte ich.

Er führte mich an der Treppe vorbei, hin zu einem fensterlosen Gang, der nur durch das Restlicht der Küche beleuchtet war. Eine weitere, älter aussehende Steintreppe zeigte sich und führte uns, wie ich dachte, in den Keller hinab.

»Mein kleiner Geheimgang«, flüsterte Nando, während ich ihm die schmalen Stufen hinunterfolgte.

Ich erwartete einen großen, kühlen Keller, doch wir kamen nur in einen kleinen Raum mit alten Holzverschlägen an der Wand. Der Raum wies nichts als eine rot bemalte Holztür auf, die oben abgerundet war und mit einem Steinbogen über ihr geschützt wurde. Die Tür war kleiner, als man es heute gewohnt ist. Als sie gebaut wurde, musste sie dem Ideal entsprochen haben. Wie Nando da durchkommen wollte, war mir ein Rätsel.

Der Versuch, die Tür zu öffnen, scheiterte. Nando holte etwas Schwung und platzierte seine Schulter in die seitliche Ecke, worauf die Tür nachgab und sich öffnete. Einen kurzen Moment lang konnte ich nichts mehr sehen, weil das Licht von außen meine Augen reizte. Nando musste es gleichermaßen ergangen sein, denn ich sah ihn seine Augen reiben, als sich meine Sicht wieder klärte.

»Das hier, lieber Semih, das ist unser Garten. Wundervoll, nicht wahr?« Obwohl er diesen Garten in- und auswendig kennen musste, schien er immer noch fasziniert von ihm zu sein.

Vor mir öffnete sich eine unerwartete Weite, nicht weil der Garten per se groß war, sondern weil man von diesem aus den gesamten Weinberg überblicken konnte. Egal, was meine Augen traf, es zeugte von Hingabe und Fleiß. Vermutlich fügte die späte Abendsonne, die das sonst gewohnte Grün in weiches Orange färbte, die Würze hinzu, die diesen Augenschmaus besonders machte.

»Wundervoll«, wiederholte ich Nandos Worte leise.

Ich hörte meinen Namen rufen, brauchte jedoch einen Augenblick, um mich dem Moment zu entreißen. Es war ganz klar Ferdinands Stimme, doch in dem sonst leeren Garten war nichts von ihm zu sehen.

»Dort drüben, in der Pergola«, wies mir Nando mit ausgestreckter Hand den Weg. »Geh nur, du findest ihn auch ohne mich.«

Als ich mich umdrehte und am Lavendel, der üppig den Rand des Hauses säumte, vorbeilief, sah ich Ferdinand winken. In dem Moment, in dem ich ihn endlich wiedersah, wurde mir etwas schwindelig. Ich musste spontan an unsere ersten Begegnungen, den Besuch im Restaurant, den Wein und den Verlust meiner Sinne denken. Vor ein paar Tagen versuchte ich zu vergessen, was war. Nun stand ich in Umbrien, umgeben von der schönsten Landschaft, die ich je gesehen hatte, eingeladen von Menschen, die mir vor ein paar Tagen noch fremd waren.

Ferdinand lief mit ausgestreckten Armen auf mich zu und ich tat es ihm gleich. Die Emotionen überwältigten mich und ich versuchte, meine feuchten Augen zu verstecken, indem ich nicht in Ferdinands schaute. Seine Umarmung fühlte sich bekannter an, als die kurze Dauer unserer Freundschaft vermuten ließ.

»Gut, dass du gekommen bist, ohne dich wäre das Fest nicht komplett«, sprach er mir in gewohnt angenehmer Stimmlage ins Ohr, ehe er seinen Griff löste und mich strahlend ansah. Ich verstand nicht so richtig, weshalb ich für die Hochzeit von mir fremden Personen wichtig sein sollte, doch Ferdinand zu widersprechen, schien mir mittlerweile unlogisch. Zu oft schon wusste er mehr als ich und meine Zweifel an ihm waren unbegründet. Also nickte ich zustimmend mit einem Lächeln.

»Es tut gut, hier zu sein«, fügte ich hinzu.

Ferdinand pflichtete mir bei.

»Semih, wir haben noch sehr viel zu tun. Ich weiß, du hast für dich wichtige Fragen mitgebracht, und ich verspreche dir, die wichtigsten davon werden beantwortet werden.

Nur nicht gleich jetzt. Ist das ok für dich?« Für den Moment war all das, was ich wissen musste, gesagt.

Ich klatschte in die Hände. »Fernando hat mir von der Hochzeit erzählt. Wie kann ich euch helfen?«

Er legte seinen Arm um meine Schultern und gab mir den Impuls, mit ihm zu gehen.

»Es werden ungefähr fünfzig Gäste erwartet, nur die engste Familie und Freunde. Siehst du da unten die zwei Weinrebenreihen, die viel weiter auseinander stehen als die anderen?« Ferdinand zeigte ans Ende des Gartens, der sich leicht nach unten wölbte.

Ich nickte.

»Zwischen diesen Reben ist genug Platz, um unsere Tische aufzustellen. Wir werden morgen dort das Festmahl zu uns nehmen. Doch bevor es dunkel wird, müssen wir die Beleuchtung an den Pfosten der Reben befestigen, so haben wir genug Zeit, die Tische anzuordnen, wenn das Tageslicht ausbleibt.« Ferdinand öffnete die Holztür zum Schuppen und ging ins Dunkle, während ich draußen wartete. »Hannah, die Braut, wird heute noch vorbeikommen, sie ist nervös und möchte, dass alles perfekt ist«, erzählte er mir, ohne dass ich ihn sehen konnte. »Übrigens, du wirst Hannah mögen, sie ist dir sehr ähnlich.« Er trat aus dem Schuppen und drückte mir, ohne eine Antwort meinerseits abzuwarten, ein großes Bündel einer Lichterkette in die Hand. »Du hast nun alles, was du brauchst. Ich kümmere mich weiter um die Bühne für die Musiker. Ich habe die Anlage schon dutzende Male zusammengebaut und jedes Mal frage ich mich wieder, welches Kabel wohin gehört. Eines Tages finde ich vielleicht Muße, um die Kabel zu beschriften, bis dahin vergnüge ich mich mit meinem Ärger«, scherzte er.

»Wer kennt es nicht?«, versuchte ich blödelnd Trost zu spenden.

»Wenn du Hilfe brauchst, sag Bescheid. Eine Leiter findest du hier im Schuppen, Strom gibt's auch da drinnen«, gab er mir als letzte Anweisung mit.

Ich holte die Leiter und zog mit ihr und dem großen Bündel voller Glühbirnen in Richtung Weinreben. Als ich an der Lichtung ankam, fing ich sofort damit an, die Lichterkette zu befestigen. Ich stellte die Leiter an einem der vielen Holzpfosten auf, stieg drei Stufen hoch, wickelte die Kette ums Holz, stieg ab und begab mich zum nächsten Pfahl. Während der ersten paar Wiederholungen dachte ich an meine Familie und wie gerne ich sie hiergehabt hätte. Dachte an die fehlenden Sinne. Meinen Weg, der im Nebel verläuft. Doch je öfter ich die Leiter hinauf- und hinabkletterte und je anstrengender diese Aufgabe wurde, umso mehr konzentrierte ich mich auf das, was ich gerade machte. Ich fing an, die Monotonie zu genießen. Ich kannte meine Aufgabe, sie strengte mich an, aber nicht zu sehr. Plötzlich überkam mich ein Gefühl von vollkommener Glückseligkeit.

»Ist das etwa das Gefühl, das man hat, wenn das, was ist, gut genug ist?«, sagte ich an Ricci denkend. »Wenn die Gedanken weder in der Vergangenheit noch in der Zukunft verweilen, sondern sich ganz auf das Hier und das Jetzt konzentrierten?« Wie lange war es her, dass ich mich so gefühlt hatte. »Wenn es mich glücklich macht, Lichterketten aufzuhängen, ist das Leben vielleicht einfacher, als ich dachte«, scherzte ich mit mir selbst.

Als hätten es die beiden gespürt, dass ich gerade die letzte Lampe der Kette aufhing, kamen Nando und Ferdinand mit einem großen Holztisch in den Händen in meine Richtung. Sie schienen sich über etwas Wichtiges zu unterhalten, und das, obwohl der Tisch schwer sein musste. Das konnte man zumindest an ihren roten Gesichtern ablesen.

»Ihr kommt gerade rechtzeitig«, empfing ich sie und stieg von der Leiter, »bin soeben fertig geworden.«

Sie stellten den Tisch mittig zwischen den zwei Rebreihen ab. »Wir rätselten, ob es eine Kerbe mehr werden würde«, erwähnte Ferdinand und zeigte auf eine Stelle am Tisch, an der einige eingeritzte Kerben zu sehen waren.

Ich strich mit den Fingern darüber. »Was bedeuten sie?«

Stille kam auf. Nando sah zu Ferdinand, dieser erwiderte den Blick.

»Das konnte er doch nicht wissen, Nando«, versuchte Ferdinand ihn zu beschwichtigen, als seine Mimik erstarrte. Dieser hingegen drehte sich zu mir und sah aus, als wäre er enttäuscht und gleichzeitig wütend auf mich.

»Semih, es bringt Unglück, wenn man die Kerben am Tag vor einem Fest berührt«, seufzte er und legte sich zeitgleich beide Handflächen aufs Gesicht.

Ich fühlte mich ungerecht behandelt, wie sollte ich das denn wissen. Doch ich war Gast hier, ich wollte nicht undankbar wirken.

»Oh, ehm, entschuldige bitte, das wusste ich nicht«, stammelte ich verlegen vor mich hin. Sofort fühlte ich mich fehl am Platz. Ich sah Ferdinand erwartungsvoll an, vermutlich mit einem um Hilfe bittenden Blick. Er sah mich gewohnt wohlwollend an und zwinkerte mir zu.

Gerade als ich mich an die ähnlich missliche Situation mit Nando im Restaurant erinnerte, riss Nando die Arme in die Höhe und fing lauthals an zu lachen. Sein Lachen musste bis ins nächste Dorf geschallt haben.

»Tut mir so leid, Semih, das musste ich tun«, presste er in

einer Lachpause aus sich heraus, um mir zu erklären, dass es nur ein Scherz war. Ich konnte Nando nicht böse sein. Sein Lachen füllte jeglichen Raum, selbst einen Weinberg, mit purer Freude und schon bald steckte es Ferdinand und auch mich an. Was das wohl für ein Anblick gewesen sein musste – drei erwachsene Männer, inmitten eines Weinberges, hielten sich vor Lachen die Bäuche, und weit und breit keine Flasche Wein zu sehen.

Als wir uns wieder beruhigt hatten und die Dämmerung fortschritt, hatte ich die Kerben ganz vergessen. Wir trugen neben den passenden Bänken zwei weitere Tische zwischen die Reben, eine Holzplatte schöner als die andere. Jede zeugte von Festen und den Menschen, die an den Tischen gegessen, getrunken, und gelacht haben. Man hätte das sonnenverbrannte Holz längst abschleifen und behandeln können. So wären die Risse, Weinflecken und abgebrochenen Kanten verschwunden, man würde aber auch die Erinnerungen wegschleifen. Ich dachte an die Feste, von denen Ferdinand mir im Restaurant erzählt hatte. Hier an diesem Ort wurden schon so viele Menschen glücklich gemacht und ich durfte einer dieser Menschen sein. In mir machte sich ein Gefühl von Dankbarkeit breit.

Es wurde dunkler und bevor wir nichts mehr sehen konnten, rannte Nando freudig die Weinreben entlang zum Garten hinauf.

»Kommt schon, lasst uns die Lichter einschalten«, rief er uns zu, als er nach ein paar Metern stoppte und sich schnell atmend auf seine Knie stützte.

»Wer zuerst oben ankommt!«, forderte Ferdinand mich zu einem Wettlauf auf und boxte mir gegen den Arm. Er rannte, ohne meine Antwort abzuwarten los, und ich ohne zu zögern hinterher. Trotz Nandos Vorsprung überholten wir ihn.

»Geht ruhig vor, ich komme nach!«, rief er uns belustigt hinterher. Oben angekommen wechselten sich tiefe Atemzüge und lautes Gelächter ab. Ferdinand gewann, wenn auch nur knapp. Nando, der die letzten Meter gemütlich nahm, verschwand im Schuppen, während sich unsere Herzschläge wieder normalisierten.

Das warme Licht der vielen kleinen Glühbirnen zog einen langen Lichterschlauch vom Garten her hinunter mitten in den Weinberg. Die drei Tische, die wir zu einer langen Tafel arrangiert hatten und die so Platz für mehr als fünfzig Personen boten, waren der Mittelpunkt. Das Licht- und Schattenspiel der Weinblätter, die im leicht wehenden Lüftchen tanzten, ließ alles unwirklich erscheinen.

Das Licht erreichte nur die zweite, ein wenig die dritte Weinrebenreihe, jeweils links und rechts neben der Tafel. Alles andere versank im Schatten und deshalb in der Unwichtigkeit. Es wirkte auf mich, als würde sich die Schönheit, die sich sonst über den gesamten Weinberg verteilte, auf eine einzige Stelle, auf einen kleinen Flecken konzentrieren.

»Egal wie oft ich das sehe, es trifft mich jedes Mal erneut«, murmelte Nando leiser, als man es von ihm gewohnt war. Ich wollte den Moment nicht mit einer Antwort verwässern und schwieg deshalb. Ferdinand schien es ähnlich zu gehen, denn auch er sagte nichts, bis eine mir unbekannte Stimme die Stille durchbrach.

»Buona sera amici!«, klang es links neben uns vom Gebäuderand aus. Eine eindeutig weibliche Stimme, kräftig in der Lautstärke und zart im Ton. Da die Fackeln, die für morgen bereitstanden, noch nicht angezündet waren, konnte ich niemanden erkennen.

»Das muss Hannah sein«, dachte ich.

»Da kommt Hannah«, bestätigte Ferdinand im selben Moment. Erst als sie nur noch gut zwei, drei Meter von uns entfernt war, konnte ich ihre Gestalt im Schein der Lichterkette sehen. Hannah war eine zierliche, aber vor Stärke trotzende junge Frau mit schulterlangen, braunen Haaren und natürlich blonden Strähnen. Sie trug ein weißes Sommerkleid, das bis zu ihren Knien reichte, und eine schwarze kurze Lederjacke darüber. Sie hatte etwas Feenhaftes, durchbrach ihre liebliche Erscheinung aber mit ungebundenen schwarzen Soldatenstiefeln.

Sie öffnete ihre Arme, Nando seine, »come stai?«, »tutto bene«, Küsschen links, Küsschen rechts. Ihre Ausstrahlung war ein Widerspruch. Fragil und schutzsuchend. Gleichzeitig würde ich an ihrer Seite gegen einen Drachen kämpfen wollen.

Ich war verunsichert. Sie wandte sich Ferdinand zu. Die Nähe zu mir ließ mich zum ersten Mal ihr Gesicht wahrnehmen. Ein genaues Alter war daraus nicht abzuleiten. Ihre Haut sah aus, als wäre sie retuschiert, ihre Augen wach und im Moment lebend. Wenn sie lächelte, bildeten sich beidseitig kleine Grübchen in ihren Backen. Meine Hände schwitzten. Natürlich taten sie das. Das taten sie immer, wenn ich es am wenigsten gebrauchen konnte. Hannah drehte sich mir zu und ich überlegte, welche Begrüßung passend wäre. Ich wischte mir, weniger heimlich als erhofft, die Hand an meiner Hose trocken und streckte sie ihr entgegen.

»Du musst wohl Semih sein, ich habe schon viel von dir gehört«, wendete sie sich mit weichem Lächeln an mich und öffnete erneut ihre Arme. Küsschen links, Küsschen rechts. Ich war für gewöhnlich kein Freund dieser Art, sich zu begrüßen. Ich wusste nie so recht, warum man die Luft neben den Wangen anderer Menschen küssen sollte. Und dann auch noch dieses Pseudokussgeräusch, das man dazu machen musste. Und warum hat sie schon viel von mir gehört? Was hat Ferdinand von mir erzählt? Meine Gedanken kreisten und mir wurde warm.

Als meine Wange ihre berührte, verflog meine Gegenwehr sofort. Was mir sonst zu nah war, war mir nun nicht nah genug. Alles an ihr fühlte sich vertraut an. Wie eine Freundin, die man lange Zeit vermisst hat und nun endlich in den Armen hält. Unsere Gesichter entfernten sich wieder voneinander, ich sagte kein Wort. Ich spürte, wie sich meine Backen mit Blut füllten, und war froh, dass meine Gesichtsfarbe im schwachen Licht nicht zu erkennen war. Ferdinand erlöste mich von meiner Verlegenheit und unterbrach den Moment.

»Ist das nicht wunderschön?«, fragte er Hannah und richtete seinen Blick auf die lichtergesäumte Tafel.

»Wunderschön«, erwiderte sie. »Aber es gibt noch so vieles zu tun. Habt ihr denn das Essen schon vorbereitet? Auf die Tische kommen aber noch Tischdecken, nicht wahr?« In Hannah wuchs die Aufregung, von einem auf den anderen Moment, ins Unermessliche. »Sollen wir die Gästeliste nochmals durchgehen? Habt ihr denn …?«

»Keine Sorge, Hannah«, unterbrach Ferdinand, »es wird alles genau so, wie es sein soll.«

»Genau, so wie es sein soll«, bestätigte Nando.

Hannah akzeptierte diese Antwort mit einem schweren Seufzer.

»Kommt Kinder, lasst uns Wein trinken. Setzt euch runter an die Tische, ich hole ihn«, lockerte Nando die Stimmung weiter auf.

»Eine hervorragende Idee«, quittierte Ferdinand und legte Hannah und mir die Arme um die Schultern, ehe er mit einer Kinnbewegung in Richtung der Tische wies.

Es war ein paar Stunden her, als ich das letzte Mal über meine Probleme nachgedacht hatte, und noch immer hatte ich keine Gelegenheit, Ferdinand über den Verlust meiner Sinne aufzuklären. Doch als Nando den Wein ansprach, wusste ich, dass der Moment gekommen war. Mein Magen krampfte, die Knie wurden weich. Der Wein, der mir meine Sinne geraubt hat, der mich zu dieser Reise gezwungen hat. Diesen Wein sollte ich nun zwischen den Reben, an dem Ort, an dem er gekeltert wurde, zu mir nehmen? Mir wurde heiß und die Situation zu viel.

»Alles wird gut«, flüsterte Ferdinand mir zu, bevor wir bei den Tischen ankamen.

»Wie konnte er das spüren?«, rätselte ich. Was er sagte, tat mir gut und beruhigte mich. Denn immer, wenn Ferdinand so etwas sagte, hatte er Recht. Auf Hannah musste er dieselbe Wirkung gehabt haben. Als wir uns auf die Bänke setzten, war sie wieder ganz bei sich und im Moment angekommen.

»Na, Semih, was treibt dich an diesen wundersamen Ort?«, wollte sie wissen.

Ich zuckte mit den Schultern. »Wenn ich das bloß wüsste«, versuchte ich der Frage zu entkommen.

Aber Hannah gab nicht nach. »Das glaube ich dir nicht. Aber schon ok, du musst es mir nicht sagen. Ein geheimnisvoller Semih also«, neckte sie mich. Von ihr angetan, lächelte ich verlegen. Ich dachte an meine verlorenen Sinne, doch waren sie der wirkliche Grund für meine Reise?

»Ich weiß es wirklich nicht«, gab ich zu. »Die Suche nach Sinn vielleicht?«, erwähnte ich beiläufig. Meine Blicke suchten Rat bei Ferdinand. Dieser aber beobachtete nur die Sterne und tat so, als ob er uns nicht zuhören würde.

»Oje«, kommentierte Hannah mitleidig.

Ich zog die Augenbrauen herunter. »Oje?«

»Die Suche nach dem Sinn ...«, sie machte eine Pause, mein Herz klopfte ein wenig schneller, ohne dass ich den Grund dafür verstand, »... die Suche nach dem Sinn hätte mich beinahe umgebracht, weißt du.«

»Wie das denn?«, platzte es ungehalten aus mir heraus.

»Kennst du das Gefühl, unwichtig zu sein? Ich meine, die Momente, in denen man sein ganzes Leben hinterfragt? Wenn nichts, was ist, richtig erscheint?«

Ich nickte, ich wusste genau, was sie damit meinte.

»Du meinst sicher die Momente, bei denen man nicht mehr weiß, warum man das alles macht, nicht wahr? Wenn man spürt, etwas ändern zu müssen, aber nicht weiß, was es ist. Tage und Nächte damit verbringt, Lösungen zu suchen, ohne auch nur zu ahnen, was man eigentlich lösen möchte? Nur um am Ende wieder am selben Ausgangspunkt zu stehen wie zuvor«, ich hätte weiter erklären können, aber die Luft ging mir aus. »Ja, ich kenne dieses Gefühl«, schloss ich seufzend ab und wurde in derselben Sekunde wütend. Nein, eher traurig.

Hannah lächelte besänftigend. Es funktionierte.

»Die Stadt, in der ich aufwuchs, bewies mir jahrelang, dass sie ein Ort war, an dem ich nicht glücklich werden konnte«, erzählte sie. »Nach und nach wuchs in mir der Gedanke, dass ein Ortswechsel die Lösung sein musste. Ich wollte mein unbedeutendes Leben gegen ein Abenteuer tauschen.«

Hannah lud ihre Stimme mit jedem Wort weiter auf. »Von einem auf den anderen Tag entschloss ich mich, mein Studium abzubrechen, zu verkaufen, was ich besaß, und mit dem Geld das Flugticket zu ergattern, welches mich am weitesten wegbrachte. Australien. Damals dachte ich wirklich, wenn ich etwas an meiner Außenwelt verändern würde, würde sich das Innere mit verändern.«

»Tat es das nicht?«, wunderte ich mich.

»Das tut es nie«, warf Ferdinand ein, ohne uns anzusehen.

»Ich dachte, du hörst nicht zu?«, neckte ich ihn.

»Mache ich nicht«, antwortete er kopfschüttelnd und legte sich mit dem Rücken auf die Bank, um weiterhin die Sterne zu zählen. Er amüsierte sich.

»Ferdinand hat Recht. Glück wächst von innen nach außen, nicht umgekehrt.«

Skepsis stieg in mir auf und musste mein Gesicht erreicht haben; Hannah zumindest schien aus diesem lesen zu können. »Glaubst du nicht, Semih? Glaubte ich auch nicht. Die ersten Wochen fühlte ich mich wie ein Vogel im Wind. Befreit von den Ketten meiner zurückgelassenen Identität, bereit für ein neues Ich, ein besseres Ich. Es war genau, wie ich es mir vorgestellt hatte: ein Abenteuer. Ein paar Wochen lang zog ich durch die Städte und Dörfer, lernte neue Menschen kennen, arbeitete mal hier, mal da. Kein Tag war wie der andere.«

»Aber?«

»Aber selbst das Abenteuer kann zum Alltag werden. Ich machte einige Wochen so weiter, bis nach und nach die Euphorie verebbte. Die gleichen Gedanken, die mich schon zuhause gequält hatten, schlichen sich zurück in meine Wirklichkeit. Ich fragte mich, ob das alles war. War das der Höhepunkt meines Lebens?«

Ich sah in ihren strahlenden Augen, dass sie über alte Tatsachen sprach. Dass sie längst eine andere Weisheit erlangt hatte. Sie fuhr fort.

»Es musste an Australien liegen, redete ich mir ein. Mein neuer Plan war, niemals zu lange an einem Ort zu bleiben. Nicht mehr warten, bis das Gefühl der Wertlosigkeit mich finden konnte. Ich reiste nach Bali, blieb ein paar Wochen, entfachte das Abenteuer erneut und brach auf, bevor es versiegte. Norwegen, Peru, Brasilien. Die Liste ist lang. Hatte ich genug Geld für die Weiterreise verdient, wechselte ich meine temporäre Heimat. In diesem Rhythmus lebte ich beinahe fünf Jahre.«

»Das klingt anstrengend«, warf ich ein.

Hannah nickte. »Das war es auch. Was mir damals nicht klar war: ich lebte kein Abenteuer, ich lebte auf der Flucht. Auf der Flucht vor mir selbst. Die Ortswechsel lösten keinen Nervenkitzel mehr aus. Es brauchte weitaus mehr, um meinen Adrenalinpegel aufrechtzuhalten. Klippenspringen, Gleitschirmfliegen, Bungeejumping. Aus Partynächten wurden Partywochen, die Freunde zwielichtiger und ich sorgloser. Zwischen Ektase und Kick wurde ich aber immer einsamer und eine große Traurigkeit mein ständiger Begleiter.«

Was ich hörte, passte für mich nicht zu der Person, die vor mir saß. Die Gegensätze ihres Wesens fielen mir von Anfang an auf, doch eine abenteuersüchtige Draufgängerin hätte ich nicht erwartet. Die Polarität faszinierte mich aber ungemein.

»Und wie bist du in Italien gelandet?«, versuchte ich die Zusammenhänge zu verstehen.

»Seelenplan«, sagte Ferdinand leise vor sich hin, ohne seinen Blick vom Himmel abzuwenden.

Ich sah Hannah fragend an.

Sie lächelte und nickte zustimmend. »Auf meinen Reisen kam ich immer wieder in Gegenden, die als gefährlich galten. Solange man manche Viertel mied, war das kein Problem. Nachts nicht alleine aus dem Haus gehen, und dann ist alles halb so schlimm. Aber auf der Suche nach Abenteuer, dem angeblichen Sinn meiner Existenz, vergaß ich meine eigenen Regeln. Wenn du mich heute fragen würdest, wüsste ich, dass ich es darauf angelegt hatte. Ich wollte, dass etwas passiert. Ich war müde von dem Leben, das ich lebte. Wusste, dass ich etwas ändern musste, und dieses Mal würde ein Ortswechsel nicht genügen.«

Die Luft zwischen unseren Körpern lud sich auf.

»Was ist passiert?«, überkam es mich.

Hannah strich mit ihrer Hand die Haare auf der linken Kopfseite nach hinten und offenbarte mir eine fingerdicke Narbe, die über ihrem Ohr begann und bis zum Hinterkopf reichte.

»Oh Gott«, war alles, was ich nach diesem Anblick beizusteuern hatte. Sie ließ ihr Haar wieder fallen und lächelte zufrieden.

»Ich selbst kann mich an den Vorfall nicht mehr erinnern, aber man sagte mir, ich wurde in einer Seitenstraße überfallen und mit einer Glasflasche auf den Kopf bewusstlos geschlagen.«

Meine Gesichtsmuskulatur entglitt ihrer Form, Bilder weiterer Gräueltaten stiegen in mir auf.

»Den Tätern ging es nur um das Geld, sie haben mich sonst in Ruhe gelassen. Ich wachte einige Tage nach der Tat in einem Krankenhaus in San José, Costa Rica auf. Schädelbasisbruch. Ein Abenteuer, auf das ich gut und gerne hätte verzichten können. Zumindest als ich es akut durchleben musste.« Sie lächelte in Gedanken an dieses Ereignis, wie wenn man über etwas nachdenkt, an das man sich gerne erinnert. »Doch ich habe es wohl so gebraucht«, schloss sie ihre Erzählung ab.

»Du hast das so gebraucht?«, hakte ich ungläubig nach. In diesem Moment richtete sich Ferdinand auf, der natürlich jedes Wort mitgehört hatte.

»Weißt du, Semih«, begann er, »um den Plan zu erfüllen, kennt unsere Seele so manchen Trick.«

»Von welchem Plan spricht er denn?«, dachte ich, sagte jedoch nichts.

»Körpersymptome, Schicksalsschläge und Wegbegleiter«, zählte er mit Hilfe seiner Finger auf. Hannah und Ferdinand nickten sich gegenseitig zu. Ich hingegen verstand kein Wort.

»Ich verbrachte einige Wochen in einem zentralamerikanischen Krankenhaus, bis ich stabil genug war, um wieder nach Hause zu fliegen, um dort hauptsächlich durch Bettruhe und Schlaf, vollends gesund zu werden. Dabei heilte aber nicht nur mein Körper. Das erste Mal seit langer Zeit konnte ich mich nicht durch waghalsige Erlebnisse oder fremde Welten ablenken. Es blieb mir nichts anderes übrig, als mich mit mir selbst zu beschäftigen. Dabei musste ich in unerfreulicher Weise einsehen, dass sich über all die Jahre des Abenteuers nichts am Ursprung all meiner Zweifel geändert hat. Noch immer hatte ich das Gefühl, nichts erreicht zu haben, wofür es sich gelohnt hätte zu leben. Die Unzufriedenheit, die mich von hier weggebracht hatte, brachte mich wieder hierher zurück.« Ich hörte ihre Worte, doch sah ich mein eigenes Leben vor meinem inneren Auge.

»Auf der ständigen Suche, ohne zu wissen, wonach man sucht«, reflektierte ich leise.

Hannah nickte, Ferdinand tat es ihr gleich.

»Als befänden wir uns auf einer Schatzsuche, ohne Karte, ohne Plan, und ohne zu wissen, ob es überhaupt einen Schatz gibt«, beschrieb Hannah präziser.

Ich nickte. Ferdinand tat es mir gleich.

»Nach all dem, was ich gehört habe, klingt heiraten ja gar nicht nach dir«, rutschte es mir unüberlegt über die Lippen und hielt mir, zwei Sekunden nachdem ich bemerkt hatte, wie anmaßend diese Worte waren, die Hand vor den Mund. »Entschuldigung, das wollte ich so nicht sagen«, versuchte ich mich zu retten.

Sie lachte. Ich weiß nicht, was sie mehr amüsierte, meine unverfrorene Art auszusprechen, was ich dachte, oder die Scham, die mein Gesicht erröten ließ. Unbeeindruckt von diesem Affront, erzählte sie weiter.

»Das Wort *suchen* lässt einen Trugschluss zu. Es suggeriert, dass man seinen Sinn suchen muss. Einen Sinn, der in der Ferne liegt; im Verborgenen. Dieser Irrtum erzeugt aber Mangel. Die Suche möchte dir weismachen, dass dir etwas fehlt. Dass du zu wenig bist, nicht gut genug bist. So glaubte ich es vor dem Bereisen der Welt, so glaubte ich es – bis ich Carlo traf.« Sie lächelte beim Gedanken an ihn.

Ich fühlte mich ertappt. Das Gefühl, noch nicht alles beisammen zu haben, um einen Sinn zu erfahren, begleitete mich seit Jahren.

»Woran glaubst du jetzt, wenn nicht mehr an die Sinnsuche?«, wollte ich wissen.

Hannah lächelte entschleunigend. »Es braucht meiner Meinung nach nur eine klitzekleine Änderung in der Wortwahl«, sie untermalte ihre Erklärung, indem sie ihren Daumen und Zeigefinger zueinander führte, ohne sich berühren zu wollen, »dem *Suchen* wird das *Aus* ergänzt.«

»Aus?« Ich runzelte die Stirn.

Hannah nickte zustimmend. »Aus der Suche wird das *Aussuchen*. Aus der Suche nach dem einen Sinn wird das Aussuchen eines Sinns.«

Ich tat mir schon mit dem Finden eines Sinns schwer, nun wollte sie mir erklären, dass ich keinen Sinn finden, sondern aus mehreren Lebenssinnen – gibt es diesen Plural überhaupt? – auswählen konnte. Das Gesagte wirkte naiv und unüberlegt auf mich, doch strahlte Hannah aus, was ich als Zufriedenheit gedeutet hätte. Ich ließ mich darauf ein.

»Ich soll mir also einen Sinn aussuchen, anstatt den einen Sinn zu suchen?«, fragte ich ungewollt zynisch.

»So ist es«, ging sie selbstsicher damit um, »denn dann geht es nicht mehr darum, etwas zu finden, das man noch nicht besitzt, sondern, einen Sinn auszusuchen, der bereits allgegenwärtig ist.«

»Hm. Und du hast dir einen Sinn ausgesucht?«, versuchte ich zu verstehen.

Sie schmunzelte. »In der Zeit meiner Genesung wurde mir klar, dass ich auf der ganzen Welt nach einem Sinn gesucht und dennoch keinen gefunden hatte. Ich ahnte deswegen, dass ich ihn nur in mir finden konnte. Aber ehrlich gesagt, nützte mir das überhaupt nichts. Es machte mir nur noch mehr Druck, einen Sinn finden zu müssen. Jetzt, da ich wusste, dass er in der Nähe lag.«

»Das verstehe ich gut«, schob ich ein.

»Gut ein Jahr nach dem Vorfall in Costa Rica, als ich mich wieder bereit fühlte zu reisen, lernte ich Carlo kennen.«

»Rate mal, wie sie sich kennengelernt haben, Semih«, forderte Ferdinand mich mit spitzbübischem Grinsen heraus.

Ich überlegte und scherzte mit der kitschigsten Version, die mir spontan einfiel. »In einer Gondel in Venedig?«

Ferdinand lachte laut auf und dieses Mal, war es Hannah, die rot wurde.

»Man mag es kaum glauben, aber es ist wahr«, gab sie schüchtern zu. Ich konnte mir das Lachen nicht verkneifen. »Jedenfalls …«, fuhr sie mit dominanter Stimme fort, um ihrer Scham zu entkommen, »… veränderte Carlo eines Tages meine Sicht auf die Dinge. Er sagte, beiläufig, wie er es immer tut, ich solle aufhören, nach dem großen, alles erklärenden Sinn zu suchen und stattdessen die Augen für den Sinn des Moments öffnen.« Ihre Stimme sang förmlich, wenn sie von Carlo sprach.

»Den Sinn des Moments«, wiederholte ich ihre Worte leise vor mich hin, ohne sie tatsächlich verstanden zu haben. Hannah lehnte sich über den Tisch und nahm meine Hände, die zu meinem Unwohlsein feucht waren. Ihr schien das aber nichts auszumachen.

»Semih, so wie du suchte ich nach Antworten. Doch das Leben gibt keine Antworten, es stellt die Fragen. Die Antworten sind längst in dir.« Ich schluckte am Kloß in meinem Hals vorbei. »Wenn ich dir heute erklären würde, was Carlo gemeint hat, wären es bloß Worte ohne Inhalt. Sie würden dein Hirn erreichen, nicht aber dein Herz.« Sie drückte meine Hände fester. Dass diese immer noch schwitzten, machte mir nichts mehr aus. »Lass dir Zeit, es kommt besser, als du denkst, Semih«, sagte sie und meinte es so selbstlos wie eine Mutter zu ihrem Kind.

Als sich unsere Hände wieder lösten, sah ich benommen zu Ferdinand. Er lehnte sich zurück und grinste, als ob er vorher bereits genau gewusst hatte, was passieren würde. Unbeeindruckt von meiner Erfahrung, klopfte Hannah mit beiden Handflächen auf den Tisch und holte mich damit aus meinem tranceartigen Zustand.

»So Jungs, ich glaube, es ist Zeit für mich zu gehen. Und Wein bekommen wir hier wohl auch keinen mehr«, scherzte sie.

»Ha, den hat er bestimmt selbst getrunken«, ergänzte Ferdinand. Abgelenkt durch Hannahs Worte fiel mir nicht auf, dass Nando noch immer nicht mit dem versprochenen Wein zurückgekehrt war.

Hannah stand auf und gab Ferdinand einen Kuss auf die Wange. Es wirkte, als würden sie sich ewig kennen.

»Wünsche Nando bitte eine gute Nacht von mir, wir sehen uns morgen.«

Ferdinand reagierte mit weichem Nicken.

»Es wird alles genau so, wie es sein soll, Hannah. Sorge dich nicht, wir kümmern uns um alles«, ergänzte er, während er ihre Hände hielt. Ich konnte Hannah dabei zusehen, wie ihre Anspannung davonfloss. Als würde Ferdinand sie aus ihren Augen saugen und in sich aufnehmen. Sie drückte ihre Dankbarkeit mit einem zarten Lächeln aus und drehte sich mir zu.

»Es hat mich sehr gefreut, dich kennenzulernen, Semih. Schön, dass dich dein Plan hierhergebracht hat.« Ein letztes Mal sollte ich an diesem Abend verlegen sein.

»Vielen Dank, Hannah«, war alles, zu dem ich fähig war, ehe sie in Richtung des Gartens davonlief.

»Was für ein besonderer Mensch«, musste ich von mir lassen, als ich mir sicher war, dass sie uns nicht mehr hören konnte. Ferdinand stand auf, klopfte mir zustimmend auf die Schultern und forderte mich mit einer Handbewegung dazu auf, zum Haus zurückzukehren.

»Mal schauen, was unser Lieblingsitaliener so treibt. Vielleicht möchte er uns ja einen Schluck Wein abgeben«, füllte er augenzwinkernd die Stille.

Balance

An der Tür zum Haus hörten wir aus dem kleinen Fenster über uns eine hitzige Diskussion schallen. Ferdinand schmunzelte, ich allerdings verstand aufgrund meiner fehlenden Sprachbildung kein Wort. Mit jedem Schritt in Richtung Küche wurden die Stimmen von Marianna und Nando lauter und deutlicher. An der Küchentür angekommen, sahen wir die beiden wild gestikulierend über einen der vielen Kochtöpfe gebeugt. Wir blieben unbemerkt am Türrahmen stehen, sich einzumischen – ein Wagnis.

Flüsternd versuchte ich von Ferdinand zu erfahren, worum es bei der Auseinandersetzung ging. Angesichts der drohenden Gebärden – Marianna schwang den Kochlöffel mehrmals knapp an Nandos Gesicht vorbei – ging ich von einem Kapitalverbrechen aus. »Nando meint, es fehlt der Tomatensauce an Salz, Marianna sagt, es wäre bereits genug«, flüsterte Ferdinand und klang dabei verständnisvoll.

»Ich will nicht wissen, wie laut es wird, wenn sie sich wichtigen Themen widmeten«, dachte ich schmunzelnd. Von einem auf den anderen Moment war es leise.

Nando küsste die Stirn seiner Mutter und diese tätschelte die Wange ihres Sohnes, ehe sie, ohne die Salzdose je berührt zu haben, die Sauce über die Pasta goss. Nando hüpfte vor Schreck auf der Stelle, als er uns wie Schuljungen kichernd im Türrahmen stehen sah.

»Oh, mi dispiace amici, ich habe euch vollkommen vergessen.« Er hob die Schultern, ohne sie wieder fallen zu lassen, und faltete die Hände, als ob er beten wollte. »Für einen Italiener gibt es nur eine Sache, die wichtiger ist als eine gute Tomatensauce«, er machte eine Pause und blieb ernst, »die Liebe seiner Mamma, ist doch klar, eh?«, fügte er hinzu, bevor er in sein gewohnt ansteckendes Lachen ausbrach.

Als wir uns wieder beruhigt hatten, stieg er auf seine Zehenspitzen, um über uns hinwegzusehen. »Wo ist Hannah?«

Ferdinand erklärte es ihm. Marianna stellte eine große Schüssel voll Pasta auf den Tisch. Ihr ganzes Tun zeugte von Selbstlosigkeit. Selbst als sie in der Auseinandersetzung mit Nando lauter wurde, spürte man die Liebe, die sie für ihren Sohn empfand, in jeder Silbe, die ihren Mund verließ. Sie erinnerte mich an meine Großmutter, die zeit ihres Lebens das Wohl ihrer Liebsten über ihr eigenes gestellt hat. Vermutlich erinnerte sie mich genauso an meine eigene Mutter, die dasselbe tat.

»Buon appetito!«, forderte Marianna uns zum Essen auf.

»Buon appetito!«, wiederholten wir in ungleichmäßigem Chor. Mir lief das Wasser im Mund zusammen. Es war kein spezielles Gericht: Spaghetti mit Tomatensauce, Basilikum, ein wenig Parmesan, nichts, was man nicht überall auf der Welt bekommen könnte. Doch dort, an jenem Ort, zubereitet von jener Frau, war es etwas Einmaliges. Als ich die langen Nudeln geduldig auf die Gabel rollte, überkam mich der Frust. Die aufsteigenden Dämpfe wärmten meine Nasenspitze, rochen aber nicht anders als der Rest der Umgebungsluft. Nach nichts. Die Vorfreude auf das, was vor mir lag, verflüchtigte sich in Windeseile, weil auch das Schmecken ausbleiben würde. Mein innerlicher Konflikt zog die Aufmerksamkeit von Ferdinand auf sich. Noch bevor ich die Gabel zum Mund führen konnte, berührte er mich am Arm, woraufhin ich meine Aktion beendete, das Besteck niederlegte und ihn fragend ansah.

»Wenn dein Körper spricht, dann nicht, um mit deinem Geist zu streiten, sondern um ihm eine Botschaft deiner Seele zu übermitteln«, teilte er mir andächtig mit.

Nando musste ihm vom Verlust meiner Sinne erzählt haben, dachte ich und sah zu diesem rüber. Er und seine Mutter diskutierten schon wieder, wenn auch weniger theatralisch als zuvor, über etwas, das ich wieder nicht verstehen konnte. Ich schwenkte zu Ferdinand.

»Meine Seele schickt mit Hilfe meines Körpers Botschaften an meinen Geist?«, betonte ich die Worte unbeabsichtigt spöttisch. Dies war ein Zeichen meiner Unsicherheit, weswegen ich mein Verhalten selbst korrigierte, als ich es bemerkte. »Verstehe ich das richtig?«

Ferdinand lächelte immer auf dieselbe Art und Weise. Mit der Zeit glaubte ich zu verstehen, was dieses Lächeln zu bedeuten hatte: Verbundenheit. Er drückte sanft meinen Arm und ließ ihn dann los.

»Viele Menschen verstehen Krankheit als Strafe. Sie glauben, das Ziel der Krankheit sei es, leiden zu müssen. Doch wieso sollte sich der Körper selbst bestrafen wollen?«

Ich zuckte mit den Schultern, als ich das Bild eines masochistischen Körpers als unsinnig abtat.

Ferdinand fuhr fort, während ich weiter aß. »Es wird gerne von Beschwerden und Gebrechen gesprochen. Man sagt, dass man an einer Krankheit leidet. Dass man die Krankheit bekämpfen müsse. All diese Worte wollen uns glauben machen, einen Zustand zu erleben, der sinnlos ist. Der keinen weiteren Sinn als das Leid in sich trägt.« Ferdinand drehte ein paar Nudeln auf die Gabel und steckte sie sich in den Mund.

Auch wenn ich wusste, dass es nicht seine Absicht sein konnte, fühlte ich mich angegriffen.

»Du sagst also, dass man an einer Krankheit nicht leiden muss, egal wie schlimm sie ist?«, stellte ich mich quer. Er schluckte und schüttelte dezent den Kopf.

»Keinesfalls. Das Leid kann eine wichtige Begleiterscheinung sein. Doch ist es niemals die Antwort auf die Frage, warum man krank ist. Der Mensch, der weiß, dass die Natur keine Sinnlosigkeit kennt, wird den Sinn auch in der Krankheit suchen wollen. Er wird herausfinden, dass Krankheit kein Ergebnis, sondern eine Aufgabe ist.«

»Krankheit ist eine Aufgabe?«, vergewisserte ich mich, zwischen all den italienischen Worten auf der anderen Tischseite, Ferdinand richtig verstanden zu haben. Er nickte, und kaute einen weiteren Bissen. »Und je schlimmer die Krankheit, desto schwieriger ist die Aufgabe zu lösen?«

Wieder schüttelte Ferdinand den Kopf, ohne meine Aussage schmälern zu wollen.

»Nein. Es geht nicht um die Schwierigkeit der Aufgabe, sondern vielmehr um Dringlichkeit. Eine lebensbeherrschende Krankheit, die den gewohnten Alltag nicht mehr zulässt, fordert die gesamte Aufmerksamkeit ein. Ein akuter Bandscheibenvorfall beispielsweise lässt kaum eine Bewegung zu, ohne Beachtung einzufordern. Man könnte diesen Umstand also als dringend beschreiben. Oft gehen solchen Krankheiten aber sensibel kleine Botschaften, du nennst sie vielleicht Symptome, voran. Ein chronisch verspannter Nacken ist unangenehm, doch hindert er dich kaum, aktiv am Leben teilzunehmen. Die Aufgabe hinter beiden Botschaften kann dennoch dieselbe sein.«

»Der Bandscheibenvorfall hätte sich vermeiden lassen, wenn man die Aufgabe des verspannten Nackens verstanden hätte? Verstehe ich dich richtig?«

»Vereinfacht gesagt, ja«, sagte er nickend. »Mir fällt da spontan das Bild eines Weckers ein. Er beginnt mit einem leisen Ton und wird nach und nach lauter, bis er deine volle Aufmerksamkeit bekommt. So verhält es sich auch mit den Botschaften deines Körpers. Die Botschaften werden so lange lauter, bis du sie hören kannst und willst.«

Tinnitus, Herzstolpern, Schwindel, Durchfälle, Sinnesverlust. Ich zählte innerlich auf, welche Botschaften in meinem Leben präsent waren und sank dabei deprimiert in die Stuhllehne.

»Wie lerne ich, die Botschaften zu deuten, und wie kann ich eine Aufgabe aus ihnen ableiten?« Meine Stimme verlor an Kraft. Seine Hand berührte meine Schulter. Er sah einige Sekunden lang stumm direkt in meine Augen. Ein Lächeln ohne Forderungen begleitete seinen Blick. Die Sorgen, die sich wellenartig in meiner Bauchgegend ausbreiteten, verstummten.

»Semih, für den Moment reicht es, zu wissen, dass Krankheit keine Strafe, sondern eine Aufgabe ist. Und dass es in der Natur der Aufgabe liegt, dass es eine Lösung dazu gibt. Konzentriere dich auf die Lösung und nicht auf das Leid und du wirst Wege finden, die Aufgabe hinter der Krankheit zu sehen.« Er nahm seine Hand von meiner Schulter, nickte zufrieden und widmete sich seinen Nudeln. Natürlich wünschte ich mir eine präzisere Antwort, doch die Zeit, in der ich Ferdinands Worte bezweifeln wollte, war vorbei. Ich willigte mit einem gedämpften »Danke« in das Ende des Gesprächs ein und bemerkte erst in diesem Moment, wie leise es am Tisch geworden war.

Mutter und Sohn waren mit dem Essen fertig und lehnten zufrieden in den Stühlen.

Die Pasta in meinem Mund schmeckte nach nichts, wenngleich mir das wärmende Gefühl der bissfesten Nudeln eine Freude war.

»Wenn der Verlust meiner Sinne eine Aufgabe ist, dann bin ich hier, um sie zu lösen«, dachte ich und schluckte zufrieden den letzten Bissen hinunter.

∞

»Wir müssen früh raus«, meinte Ferdinand, als wir in einer Reihe standen, um unsere Teller im Geschirrspüler zu verstauen. »Kümmere dich nicht, ich werde dich rechtzeitig wecken, Semih«, schloss er.

Nando zog ein paar Notizzettel aus einer Schublade, vermutlich Checklisten für den morgigen Tag, und setzte sich damit an den Tisch. Marianna und Ferdinand taten es ihm gleich.

Die Müdigkeit machte sich in meinem Körper breit und forderte meine Augen zum Duell. Ehe sie dieses Duell verlieren sollten, verabschiedete ich mich. Ein Kuss auf Mariannas Wange, die sich mit einem Tätscheln bedankte.

»Buona notte, vielen Dank für eure Gastfreundschaft«, richtete ich mit einer Hand auf meinem Herz in den Raum.

»Gute Nacht, Semih, schön, dass du gekommen bist«, antworte Ferdinand.

»Buona notte, such dir einen einzigen Gedanken aus, den du fertigdenken möchtest, und lass alle anderen ziehen, sonst bekommst du keinen Schlaf«, fügte Nando mit einem Lächeln hinzu. In meinem Hirn zog Nebel auf, ich erwiderte sein Lächeln entkräftet und zog davon.

∞

Ich wunderte mich über das Licht, das aus meinem Zimmer kam, als ich die Tür öffnete. Erst als ich mitten im Raum stand, bemerkte ich den immer noch beleuchteten Weinberg. Ich lehnte mich an den Rahmen des großen Fensters, von welchem man bei Tag bis ans Ende des Hügels blicken konnte.

Wie Glühwürmchen bewegten sich die Lichter im leichten Wind. Gänsehaut überzog meinen ganzen Körper und in mir wuchs ein Gefühl, das ich nicht kannte. Ich fühlte mich, als hätte ich für einen ganz kurzen Moment das Leben in seiner Gesamtheit verstanden. Als würde für den Bruchteil einer Sekunde alles einen Sinn ergeben. Als gäbe es in diesem Augenblick keinen Zweifel, keine Sorgen, keine Angst.

Gerührt zog es mir den Hals zu. Die erlebte Fülle wich einer altbekannten Leere. Ich hatte Sehnsucht. Sehnsucht, endlich das zu leben, was längst bereit wäre gelebt zu werden. Ich sah nach draußen und sah dort mich selbst, sah Schatz, sah meine Tochter. Sah meine Träume, die sich allesamt nicht deuten ließen. Die Lichter verschwammen und verdoppelten sich, als ich kurzzeitig durch Wasser sah. Ich genoss jede Träne, die meinen Körper verließ. So als wäre sie ein Beweis dafür, dass alles gut werden würde.

Und als ob jemand meinen Gedanken folgen würde, erloschen die Lichter am Weinberg. Im dunklen Raum stehend, verstand ich dies als Zeichen, für heute genug gedacht zu haben. Als ich im Bett lag, erinnerte ich mich an Fernandos Aufforderung, nur noch einen letzten Gedanken zu denken.

»Heute ist gut genug«, dachte ich und schlief ein.

∞

Sonnenstrahlen, die ihren Weg über die Weinreben hinweg direkt ins Zimmer fanden, weckten mich, indem sie mein Gesicht erwärmten. Trotz fürstlichem Schlaf fühlte ich mich gerädert und nicht bereit aufzustehen. Ein Blick auf die Uhr verriet mir, dass es bereits nach acht war. Verwundert darüber, dass mich Ferdinand so lange schlafen ließ, rieb ich meine Augen, schob die Beine aus der Decke und versuchte, mich selbst mit Motivationsreden zu überlisten.

Doch mit dem ersten Schritt begann das Zimmer zu schwanken, jeder weitere verstärkte den Eindruck, sich auf rauer See zu befinden. Kurzzeitige Schwindelattacken war ich, vor allem auf Reisen, gewohnt. Schon am Vortag erlebte ich manch unsicheren Tritt.

Doch an diesem Tag war der Schwindel so stark wie selten zuvor. Jede Bewegung trieb mir Übelkeit in die Bauchgegend. Angst, dass etwas mit mir nicht in Ordnung sein könnte, kam in mir auf.

Eine kalte Dusche sollte mir die nötige Starthilfe geben. Dies funktionierte, zu meinem Bedauern, weniger gut als erhofft. Der Schwindel blieb. Ich redete mir ein, dass es besser werden würde, sobald ich gegessen hatte, obwohl es nie besser wurde, wenn ich etwas aß.

∞

In der Küche herrschte reges Treiben. Marianna stand am Herd und delegierte Aufgaben an Nando. Ferdinand saß am Esstisch und schrieb kalligraphisch Namen auf handgroße Holzscheiben. Der Schwindel zwang mich dazu, mich an den Türrahmen zu lehnen. Das arbeitstüchtige Treiben in der Küche übertönte den Wunsch nach frischgebrühtem Cappuccino, getrunken am Kopf des taubedeckten Weinbergs, während die morgendliche Ostsonne mein Gesicht erwärmen würde. Ich war nicht gekommen, um Urlaub zu machen, schon gar nicht, wenn alle anderen arbeiteten.

»Oh, Semih, du bist wach, guten Morgen«, begrüßte mich Ferdinand, als er mich bemerkte. Nando und Marianna, beide gerade noch vertieft in ihr Tun, pausierten einen Moment, um mir ebenso einen guten Morgen zu wünschen, und machten dann mit ihren Aufgaben weiter.

Ich klatschte in die Hände als Signal, ich wäre nun bereit, Dienste zu leisten. Ferdinand stand auf, grätschte zwischen Marianna und Nando hindurch, um Kaffee in eine Tasse zu füllen, schnappte ein Briochebrötchen und reichte mir das frischgebrühte Getränk und das handwarme Gebäck.

Meine Wünsche wurden erhört, dachte ich, griff erfolgreich nach dem Brötchen, jedoch aufgrund meiner fehlenden Trittsicherheit leicht an der Tasse vorbei.

»Was ist los?«, fragte er fürsorglich.

»Ach, mir ist nur ein wenig schwindelig. Ist es mir öfters«, versuchte ich, ihm etwas vorzumachen. Ferdinand nickte und stellte den Kaffee auf den Tisch hinter sich.

»Kaffee gibt es also später. Möchtest du mich in den Garten begleiten? Die Natur wird dir guttun.«

Nickend biss ich ins Gebäck und folgte Ferdinand in Richtung Garten. An der kleinen Holztür angekommen, blieb Ferdinand stehen und zog seine Schuhe und seine Socken aus. »Jetzt du«, forderte er mich auf.

Ich aß den letzten Bissen des geschmacklosen Brötchens, hielt mich mit einer Hand an der Wand fest und zog mit der anderen auch meine Schuhe und Socken aus. Die tiefstehende Sonne blendete, als er die sperrige Holztür zum Garten öffnete. Der taubedeckte Rasen glänzte magisch, wo die orangen Sonnenstrahlen die Wasserperlen trafen. Die feuchte Wiese fühlte sich kalt an. Was die ersten Schritte unangenehm machte, erfrischte mit jedem weiteren. Wir liefen zu den Weinreben und blieben am Rand des Hügels stehen. Jede Rebe zog einen langen Schatten in unsere Richtung. Der Berg strahlte, durch die von den feuchten Blättern reflektierte Sonne, eindrucksvoll. Die Vögel schienen sich gegenseitig Geschichten zu erzählen. Die Schnecken, die den Tau von den Blättern sammelten, hörten zu. Wie zu erwarten war, wurde der Schwindel durch das Essen nicht weniger, wenngleich ihn die Aussicht deutlich erträglicher machte.

»Weißt du, Semih«, begann er, ohne seinen Blick von den Reben abzuwenden, »wenn dein Verstand einen anderen Weg einschlagen möchte als dein Herz, du kannst natürlich auch Geist und Seele sagen, dann herrscht Ungleichgewicht. Ein ständiges Ziehen in gegensätzliche Richtungen.« Er wippte vor und zurück, von links nach rechts, als hätte er Wein zum Frühstück getrunken.

»Deshalb mein Schwindel?«

Ferdinand nickte. »Wenn du nicht hier bist«, er legte seine Hand zwischen Bauchnabel und Brustbein und ließ sie mit tiefem Ein- und ausatmen heben und senken, »sondern hauptsächlich hier oben bist«, er tippte sich auf die Stirn, »dann ist es umso wichtiger, dass du hier« dann zeigte er auf seine nackten Füße in der Wiese »verbunden bist.«

Ich sah auf meine Füße, die sich mittlerweile warm anfühlten, und wackelte mit den Zehen.

»Je größer die Krone eines Baumes, desto stärker verwurzelt muss er sein, um den Winden standzuhalten«, sagte ich leise vor mich hin.

»Ein schöner Vergleich, Semih.« Ich lächelte stolz.

»Solange du einen lebendigen Körper besitzt, kannst du kein rein seelisches, kein rein geistiges und auch nicht nur ein körperliches Wesen sein. Dein Wesen bleibt eine Mischform aller drei Seinszustände. Die Seele ist Trägerin des Sinns, der Geist strebt nach Sein und Werden und der Körper gibt dem irdischen Dasein einen fassbaren Raum. Die Priorisierung eines Seinszustandes wirft alles aus der Balance«, erklärte er mir. Seine einzigartige Sprechstimme, eine Art Melodie, die dem Atem folgte, gab dem Gesagten eine eindringende Tiefe. »Dein Geist würde am liebsten alles selbst erledigen. So bleibt ihm die vermeintliche Kontrolle. So wiegt er sich in Sicherheit. Mit Erfahrung, Wissen und Kalkül glaubt er, Herrscher über das Leben zu sein. Was er aber nicht zu zerdenken vermag, ist das Unbekannte. Und dennoch versucht der ermächtigte Geist, das Fremde zu beurteilen.«

»Dazu kennt er aber nicht alle Variablen«, fiel mir die Unterhaltung mit Ricci ein. Ferdinand nickte zustimmend.

»Und wer unaufhörlich erklären möchte, was er nicht kennt, wer also unermüdlich versucht, das Unmögliche zu schaffen, der erntet dafür Stress, Frust und Ängste.«

Auch wenn ich das Gegenteil bevorzugt hätte, hatte er

Recht damit. Es gab nichts in meinem Leben, das nicht beurteilt und zerdacht wurde.

Er fuhr fort: »Die Instrumente der Seele, die Weisheit und das Vertrauen, sind viel effektiver. Sie lassen sich auf das Neue ein, ohne es bewerten zu wollen. Die Seele lässt sein, was sein möchte. Sie ist sich des Rhythmus des Lebens bewusst. Jeden Tag geht die Sonne auf und wieder unter. Die Seele und der Geist sind zwei Pole der gleichen Sache. Wenn der Geist glaubt, alles bewerten zu müssen, die Seele dem vertraut, was ist, dann sorgt der Körper dafür, dass Entscheidungen getroffen werden. Er bringt die Pole in Gleichgewicht.«

Immer noch drehten sich meine Körpersäfte, als hätte ich mich minutenlang im Kreis gedreht. »Wie komme ich ins Gleichgewicht?«, fragte ich deshalb direkt.

Ferdinand drehte sich zu mir und rieb sich das Kinn.

»Drei Aufgaben.« Er streckte seinen Zeigefinger. »Erstens: Weniger denken. Und wenn du denkst, dann tu es bewusst.« Er streckte zusätzlich den Mittelfinger.

»Zweitens: Den Rhythmus des Lebens spüren. Am einfachsten gelingt dir das, wenn du dich auf deinen eigenen Atem konzentrierst.« Ich nickte und er nahm seinen Daumen dazu. »Drittens: Verbunden sein mit dem, was wirklich ist. Die Natur ist hier eine gute Lehrerin.«

Ich wiederholte innerlich die drei Schritte, um sie nicht zu vergessen. Weniger denken; den Rhythmus des Lebens spüren; verbunden sein mit dem, was ist.

»Danke, Ferdinand«, sagte ich und klopfte ihm dabei auf die Schulter. »Das werde ich zuhause gleich ausprobieren.«

»Warum erst zuhause? Du kannst gleich jetzt damit beginnen«, lud er mich mit einer ausladenden Handbewegung, die den gesamten Weinberg einschloss, ein.

Ein verlegenes Lächeln meinerseits besiegelte die Annahme seines Angebots. »Ok, ich bin bereit, was muss ich tun?«, überkam es mich.

Er zuckte mit den Schultern, als würde er meine Frage nicht verstehen. »Du musst gar nichts tun, Semih. Nichts leisten, nichts sollen.«

Ich verstand sofort, was er damit meinte. Perfektionsgetrieben versuchte ich schon wieder der Beste zu sein, in was auch immer. Man kann wohl auch im Nichtperfektionistischsein perfektionistisch sein.

»Gehe die Weinrebenreihe entlang und drehe um, wenn du es für richtig empfindest.« Wir standen ein paar Reihen neben der Lichtung mit den Tischen. Es waren bestimmt drei- bis vierhundert Meter bis zum Ende der Reben. »Mache dabei einen Schritt beim Einatmen, und einen Schritt beim Ausatmen. Während du gehst, lenkst du deine Aufmerksamkeit in deine Fußsohlen hinein. Achte darauf, wo es sich warm anfühlt, wo es nass ist, wo es schmerzt, wo es leicht ist. Beobachte deine Umgebung. Nimm bewusst wahr, was dich umgibt. Du bleibst aber mit deiner Aufmerksamkeit den ganzen Weg lang bei deinen Fußsohlen.«

»Aber ich werde denken müssen«, warf ich ein.

Er nickte anerkennend. »Nimm jeden Gedanken, der aufkommt, als einen solchen wahr, lasse ihn ohne zu bewerten sein und schiebe ihn, ohne näher auf ihn einzugehen, aus deinem gedanklichen Sichtfeld. Lenke deinen Fokus wieder auf deinen Atem, die Schrittfolge und deine Fußsohlen. Du kannst nichts falsch und nichts richtigmachen«, erklärte er und klopfte mir angenehm auf die Schultern, als Zeichen dafür, dass ich verstehen würde, sobald ich damit begonnen hätte. Ferdinand kehrte ins Haus zurück.

Ich atmete tief ein und machte meinen ersten Schritt. Ich atmete aus und machte einen weiteren. Meine Wahrnehmung galt meinen Fußsohlen. Nach ein paar Schritten verließ ich die weiche Wiese und meine feuchten Füße bedeckten sich mit Sand und kleinen Steinen, was ich erst als unangenehm empfand, ein paar Schritte später aber als Wohltat schätzte.

Es raschelte im Gras zu meiner Rechten, eine Eidechse kroch den Stamm eines Rebstocks hinauf. »Wenn es hier Eidechsen gibt, dann sicher auch Schlangen«, dachte ich. »Sollte ich nicht besser reingehen und den anderen helfen?«, suchte ich nach Ausreden. »Mir geht es eh schon viel besser«, fügte ich gedanklich hinzu.

Ich realisierte nicht, dass sich das Gedankenkarussell wieder in Bewegung gesetzt hatte, bis ein spitzer Stein, auf den ich trat, meine Aufmerksamkeit einforderte. Ich atmete tief ein, machte einen Schritt, atmete aus, machte einen weiteren.

Mit jedem Schritt fiel es mir leichter, meine Gedanken als solche zu erkennen, diese aber nicht weiter zu denken. Ich verlangsamte meine Schrittgeschwindigkeit, weil mir danach war. Und gleichzeitig wirkte auch alles um mich herum langsamer. Erst dann wurde mir bewusst, wie unruhig und gestresst ich davor gewesen sein musste.

Nach etwa hundert Metern blieb ich stehen und schloss meine Augen. Meine leicht angewinkelten Knie stabilisierten meinen Körper. Meine Fußsohlen, die mittlerweile trocken waren, fühlten sich näher an als sonst. Als wären sie zuvor außerhalb meines Körpers gelegen, nun aber ein fester Bestandteil davon. Selten stand ich mit solcher Stabilität. Vom Schwindel war nichts mehr zu spüren. Ich hörte die Vögel. Aber ich hörte sie nicht wie sonst – durcheinander und als Ganzes – ich hörte, wie verschieden ihre Stimmen waren. Konnte mit geschlossenen Augen wahrnehmen, wie weit sie von mir entfernt waren. Die Sonnenstrahlen, die mit jeder Minute kräftiger wurden, wärmten die Haut meines Gesichts. Meine Sinne schienen sich zu schärfen. Ich bildete mir sogar kurzzeitig ein, den Geruch nasser Erde zu riechen.

Ich öffnete die Augen, und alles um mich gewann an Intensität, ohne mich zu überfordern. Im gleichen Tempo wie zuvor lief ich den Hang hinunter bis zum Ende und beschritt ihn wieder in die aufsteigende Richtung. Oben angekommen fühlte ich mich wach und energiegeladen wie lange nicht mehr.

»Wie einfach es doch sein könnte«, sagte ich laut wie eine Notiz an mich selbst und entschied mich, mit dieser Erkenntnis ins Haus zurückzukehren.

Carlo

Mit breitem Grinsen schlenderte ich durch den dunklen Verbindungsgang zwischen Garten und Küche und richtete mich darauf ein, Ferdinand meinen Dank zu übermitteln. Entgegen der Erwartung, auf das rege Treiben der Vorbereitungen zu treffen, fand ich die in mir eingekehrte Ruhe ebenso in der Küche wieder.

Einzig und allein ein mir unbekannter Mann lehnte sich an den Rahmen des kleinen Fensters und blickte, ohne mich zu bemerken, in die Ferne. In der einen Hand eine Espressotasse, in der anderen die dazugehörige Untertasse.

Er sah aus, wie ich mir einen Herrenausstatter in Mailand vorstellte. Volles, dunkles Haar, lange genug, um es mithilfe von Kosmetikprodukten nach hinten kämmen zu können. Jede Strähne sauber sortiert, ohne aneinanderzukleben. Die frisch rasierte Gesichtshaut empfing unverkennbar die Feuchtigkeitspflege, derer sie bedurfte. Das strahlend weiße Hemd hob den sanften Stoff des indigoblauen Sakkos im Schottenkaro hervor, das wie maßgeschneidert über ihm saß. Die cremefarbene Chino endete kurz vor den braungebrannten Knöcheln, die eine symbiotische Beziehung mit den Sandalen eingingen, die, so schien es zumindest, aus dem gleichen Leder gefertigt waren wie das Armband an seiner Uhr und der cognacbraune Gürtel, den er trug. Nichts an seinem Erscheinungsbild wirkte aufgesetzt oder unnatürlich. Im Gegenteil. Ich konnte mir nicht vorstellen, dass dieser Mann jemals kurze Hosen getragen hatte, noch dass er jemals welche tragen würde.

In derselben Situation stand ich mit hochgekrempelter Hose, ausgewaschenem T-Shirt, barfuß und mit ausgelatschten Sneakern in der Hand im Gang und wartete, bis der mailändische Modemacher auf mich aufmerksam wurde. Ein unaufdringliches Räuspern meinerseits verhalf dem Stein, ins Rollen zu kommen.

Als hätte ich ihn aus einem Traum entrissen, schreckte er auf, stellte das Geschirr ruckartig beiseite und kam mir mit ausgestreckter Hand entgegen, als wäre das ein Bewerbungsgespräch und ich der Chef, auf den er gewartet hatte.

Überrascht ließ ich die Schuhe fallen und streckte ihm auch meine Hand entgegen, die er aufgeregt und für meinen Geschmack etwas zu lange schüttelte.

Er sprach irrsinnig schnell, als hätte er es eilig. »Buongiorno signore, mi chiamo Carlo. Carlo Moretti«, verstand ich. Die zwei bis drei weiteren Sätze aufgrund mangelnder Sprachkenntnis aber nicht.

Ein verlegenes Lächeln samt nervösem Nicken sollte mich retten, so war es doch das internationale Zeichen für »Ich verstehe Ihre Sprache nicht, möchte aber nicht unhöflich sein und sie unterbrechen«. Spätestens mein Versuch, italienisch zu sprechen, würde die Wahrheit sowieso ans Licht führen.

»Ciao Carlo, mi chiamo Semih«, sagte ich, legte eine Hand aufs Herz und verbeugte mich ein wenig. Diese Geste sollte überall auf der Welt verstanden werden, dachte ich.

»Piacere«, erwiderte Carlo, indem er meine Geste imitierte. Seine Nervosität verriet ihn. Niemand konnte so nervös sein, es sei denn, er war der Bräutigam einer

Hochzeit, die in wenigen Stunden beginnen würde. Selten sah ich einen Menschen, der so neben der Spur war wie er. Seine Bewegungen wirkten im Vergleich zu seinem Aussehen geradezu tollpatschig. Sein Gesicht wusste das Emotionschaos im Inneren nicht zu deuten, weshalb jeder Ausdruck flüchtig war. Er tat mir leid. Meine eigene Unsicherheit, mit dem Moment umzugehen, wich dem Gefühl, Carlo helfen zu müssen.

»Wollen wir uns vielleicht setzen?«, fragte ich auf Deutsch, im Bewusstsein, dass er mich nicht verstehen würde und zeigte deshalb deutlich auf die Stühle neben uns.

Eifriges Nicken. Er schnappte sich einen Stuhl, »gute Idee, Semih, meine Knie werden immer weicher«, sagte er und ließ sich fallen.

Wie eine erschrockene Schildkröte zog ich den Kopf zurück, als ich ihn Deutsch sprechen hörte. Er schmunzelte. Später erfuhr ich, dass Carlo in Südtirol geboren und aufgewachsen war und dort viele Einwohner Deutsch sprechen. Ich setzte mich ihm gegenüber.

»Du bist ganz schön aufgeregt, was?«, war das Beste, das mir einfiel.

»Erst seit ich aus dem Fenster gesehen habe.« Er musste die lange Tafel gesehen haben, die für das Fest bereitstand. Seine Schultern sackten nach vorne wie bei jemandem, der daran zweifelte, für etwas gut genug zu sein. »Ich weiß nicht, ob ich sie verdient habe«, artikulierte er den Satz, den sein Körper bereits mitteilte. »Sie ist die Frau meiner Träume, weißt du.«

Ich sah ihm in die Augen und erinnerte mich plötzlich an die Worte des Taxifahrers, der mich zuhause zum Flughafen gebracht hatte. Dass man wahrhaftige Liebe im Strahlen der Augen erkennen kann. Und wie Carlos Augen strahlten, als er an Hannah dachte, gab es keinen Zweifel daran, dass auch er der Mann ihrer Träume war.

»Sie liebt dich sehr«, platzte es aus mir heraus, ohne darüber nachgedacht zu haben. Es war, als wäre es das Richtigste, was man einem Mann in seiner Situation sagen konnte. Es kam so spontan, so unbedacht, dass es sich beinahe anfühlte, als hätte nicht ich gesprochen, sondern jemand anderes. Oder jemand durch mich hindurch. Jedenfalls war es untypisch für mich, so direkt zu sein.

Seine Augen wurden sofort feucht. Er war genau so überrascht über diese Worte, wie ich es war, als ich im Taxi saß. Ich stand auf, legte im Vorbeigehen meine Hand auf seine Schulter und widmete mich der Kaffeemaschine, um Carlo die Zeit zu geben, die man bräuchte, wenn man an seiner Stelle wäre.

»Grazie, Semih«, meldete sich Carlo mit vorsichtiger Stimme, die beinahe von der Kaffeemühle übertönt wurde. Sie klang eine Oktave tiefer und ihr wohnte eine Ruhe inne, die ich sonst nur bei Ferdinand wahrnahm. Er drehte sich in meine Richtung. »Das habe ich gebraucht«, sprach er leise.

»Nichts zu danken«, erwiderte ich und leitete den Dank geistig an meinen Taxifahrer weiter. Die Kaffeemaschine erfüllte ihren Auftrag und ich nahm wieder neben ihm Platz. Erst dann bemerkte ich, wie sehr sich die Energie, die ihn umgab, verändert hatte. Er strahlte nun genau so, wie es sein Äußeres vermuten ließ. Alles an ihm lud zur Freundschaft ein.

»Hannah hat mir von dir erzählt«, sagte er. Ich zuckte innerlich zurück, weil ich nicht wusste, ob das etwas Gutes oder Schlechtes war. »Sie sagte, wir zwei wären uns sehr ähnlich«. In diesem Moment stellte ich mir vor, wie eine dritte Person uns beide beobachtete, sein Aussehen mit meinem verglich, und anschließend laut anfing zu lachen.

»Mhm, ähnlich.«

»Was bringt ein schönes Cover, wenn der Inhalt schlecht ist?«, witzelte er und klopfte mir kumpelhaft aufs Knie. »Sie sagte, du würdest dir das Leben manchmal schwerer machen, als es sein müsste.«

»Outch«, dachte ich, doch sagte nichts.

»Dass du so damit beschäftigt wärst, einen Lebenssinn zu finden, dass du den Sinn des Moments nicht sehen könntest«. Er erwähnte das, was sich anfühlte wie die Klinge eines Freundes im Rücken, so beiläufig, als könnte es keinen Schaden anrichten. Ich lehnte mich instinktiv weiter nach hinten, als könnte ich seinen Worten so ausweichen. Was er sagte, passte nicht zum Leuchten in seinem Gesicht. Konnte er wirklich nicht wahrnehmen, dass das alles gerade ein Angriff war?

»Ich war ja so gestresst die ganze Zeit.« Er legte die Hände in sein Gesicht und zog es hinunter, als würde es gerade schmelzen. »Dauernd musste ich etwas zu tun haben. Und tat ich nichts, hatte ich ein schlechtes Gewissen.« Seine Schultern fielen in sich zusammen. »Jede Minute war verplant und immer hatte ich das Gefühl, zu wenig Zeit zu haben für all das, was ich noch in meinem Leben vorhatte.« Ging es noch um mich? »Die Bücher stapelten sich auf dem Nachttisch. Ich las die aber nie aus Spaß, weißt du, es ging mir darum, mehr zu wissen.« Carlos Stimme wurde matter, sein Gesicht, angestrengter. »Da musste doch etwas Bedeutsames auf mich warten. Die Welt hat mich gerufen, weil ich einen Auftrag habe. Warum wäre ich sonst hier? Das Ganze musste doch einen Sinn ergeben.« Er sah mir in die Augen, doch sah mich nicht. Er wirkte plötzlich so verloren. Die Lässigkeit entwich seinem Körper und hinterließ eine Art Krampf, der sich ausbreitete. Ich bemerkte, dass ich mit beiden Händen eine Faust ballte. Flach atmete. »Irgendetwas fehlte. Immer fehlte irgendetwas. Ich redete mir ein, dass ich nur noch ein klein wenig Geduld haben musste. Dass ich nur noch eine Spur mehr Wissen brauchte. Meine Fähigkeiten nur noch ein bisschen erweitern sollte. Ein kleines bisschen mehr Geld verdienen. Dann würde ich anfangen. Mit dem Leben. Dann würde ich mich nicht mehr sinnlos fühlen. Ja, erst dann ergäbe alles einen Sinn.«

»Carlo?«, unterbrach ich seinen tranceartigen Zustand, bevor er erneut ansetzen konnte.

Er schüttelte den Kopf, als wäre er gerade aus einem Tagtraum erwacht. »Sì?«

»Unterschiedliche Cover, ähnlicher Inhalt, du kannst damit aufhören, ich habe es verstanden«, sagte ich, als mir bewusst wurde, dass dieses Schauspiel mir galt. Er lächelte zufrieden, schüttelte seinen Körper aus und nahm wieder die Gestalt an, die ihm am besten stand.

»Du hast diese lähmenden Glaubenssätze also hinter dir gelassen? Darf ich dich fragen, wie du dieser Selbstgeißelung entkommen bist?«, fragte ich ihn.

Er nickte und lächelte dabei, als würde er nichts lieber tun. »Ich glaube, wir sollten viel öfter über die Sachen sprechen, die uns bedrücken.« Er stand auf und stellte sich hinter den Stuhl. »Nicht nur mit Menschen, die wir gut kennen, auch mit vermeintlich Fremden.« Er zeigte auf mich. »Versteh mich nicht falsch. Man sollte keinesfalls seine Probleme bei anderen abladen, aber meine Erfahrung ist, dass es häufiger, als man glaubt, eine andere Person im Umfeld gibt, die eine ähnliche Herausforderung zu meistern versucht oder bereits gemeistert hat wie man selbst.

Tabus machen einsam. Ist es vorhanden, ist es menschlich, und wir sollten darüber sprechen.« Er zog sein Sakko aus, hing es säuberlich über die Stuhllehne und begann, seine Ärmel hochzukrempeln. »Wieso sollten wir uns alleine durch den dunklen Wald der Möglichkeiten kämpfen, wenn jemand den Ausweg kennt.« Er setzte sich wieder. »Heiß hier drinnen«, kommentierte er seine Handlung. »Manchmal findet man den Weg selbst, manchmal muss man nach der Richtung fragen und manchmal muss man eben gerettet werden. Nicht wahr?«

Ich war mir nicht sicher, ob das richtig war. Die Vorstellung, wildfremden Menschen von meinen Darmproblemen oder meinen Ängsten zu erzählen, traf auf wenig Begeisterung in meinem Schamkontrollzentrum.

»Ich habe Krebs«, sagte er beiläufig, als würde er das morgige Wetter angekündigen. Ich dachte, ich hätte mich verhört, runzelte die Stirn und drehte ein Ohr in seine Richtung. »Hat mein Vater damals gesagt«, fuhr Carlo fort. »Er setzte sich eines Tages an den Tisch, der bereits fürs Abendessen eingedeckt war. Er nahm einen Bissen und sagte in die Runde, die aus meinen zwei Schwestern, wir waren alle noch keine zwanzig Jahre alt, meiner Mutter und mir bestand: ›Ich habe Krebs und vielleicht werde ich daran sterben‹. Ohne ein weiteres Wort aß er auf und sprach nie wieder darüber.«

Ich schluckte den Kloß hinunter, der sich in Carlos Kehle formte.

»Und ja, er starb daran. Ich glaube, er wollte sterben. Vielleicht nicht so. Aber er war müde. Seine Rechnung ging nicht mehr auf. Er dachte immer, irgendwann würde sich all das Abmühen lohnen. Irgendwann hätte er es geschafft und würde glücklich und zufrieden sein.

Irgendwann kam aber nie. Irgendwo, irgendwann und irgendwie sind sowieso Worte, die ihren Ursprung in der Poesie haben, im realen Leben aber nicht existieren.«

Carlo erzählte mir all das mit einer Lockerheit, als würde er von einem Film erzählen, den er gestern Abend gesehen hat.

»Doch auch ich verfiel der Poesie. Auch ich suchte den Sinn in der Ferne statt an dem Ort, wo jeglicher Sinn entspringt.«

»Und der wäre?«, fragte ich ungläubig.

»Ganz einfach. Überall.« Carlo war mit seiner Beschreibung der Quelle jedes Sinns zufrieden, ich hingegen enttäuscht, was er mir ansah und seine Aussage ergänzte. »Das verlernen die meisten von uns, ich glaube aber, du gehörst zu denen, die sich daran erinnern werden. Manchmal braucht es den richtigen Moment und das richtige Ereignis dazu.«

»Dein Ereignis war der Tod deines Vaters, nicht wahr? Danach hast du den Sinn gefunden?«, fragte ich selbstsicher.

Carlo lachte auf. »Ha! Nein, nein. Ich habe die Jahre nach dem Tod meines Vaters damit verbracht, dem Sinn hinterherzujagen. Mir war eines klar – ich wollte nicht enden wie er. Ich würde meinen Sinn finden. Ich würde etwas aus meinem Leben machen und mein Geld mit etwas Wichtigem verdienen. Doch ganz egal, was ich versuchte, egal welcher Arbeit ich nachging, das Gefühl von Zufriedenheit und Glück stellte sich nie nachhaltig ein. Ich redete mir ein, dass ich nur weitersuchen musste, um meinen Sinn zu finden.«

»Wie gut ich das kenne.« Meine Augen verdrehten sich als Zeichen meiner Selbsterkenntnis. »Und dann, wie hast du den Sinn gefunden?«

Carlo schmunzelte.

»Ein paar Jahre, nachdem mein Vater starb, war dann ich dran.«

»Warst du dran?«

Er rieb sich den Bauch. »Mit Krebs.«

Wieder dachte ich an eine Fehlleistung meines Hörsinns und brachte kein Wort heraus.

»Keine Sorge, ich bin ihn wieder los.«

Ich nickte zaghaft. »Darf ich fragen, was passiert ist?«

»Natürlich darfst du fragen, das ist ja der Sinn einer Unterhaltung«, konterte er lachend. »Also ... zuerst wurde alles ganz schnell und hektisch. Dann wurde alles ganz langsam und ruhig. Zuerst wurde alles völlig sinnlos und dann bekam alles einen Sinn. Rund um die Uhr fragte ich mich ›Warum ich? Reichte es nicht, dass der Krebs meinen Vater geholt hatte? Was habe ich getan?‹. Ich machte mich zum Opfer des Krebses. Ich fühlte mich ihm ausgeliefert. Eine Strafe. Vergeltung für vermutlich vergessene Taten.« Er zog die Schultern und Augenbrauen hoch und die Mundwinkel nach unten und ließ die Geste nach einer Sekunde wieder fallen. »Alle sagten, ich könne den Krebs besiegen, ich müsse nur dagegen ankämpfen.

Schuldgefühle waren omnipräsent. Ich dachte an all die anderen Menschen, die leiden müssten, wenn ich stürbe. Ich fühlte mich verpflichtet, leben zu müssen. Also erklärte ich dem Krebs den Krieg. Ohne zu wissen, gegen was oder wen ich überhaupt kämpfte.«

Er schüttelte den Kopf, als ärgere er sich über sich selbst.

»Und wenige Tage nach meiner Diagnose wurde ich müde. Müde, wie es mein Vater war. Erst dann bemerkte ich, dass sich diese Müdigkeit längst in mir breitgemacht hatte, ich sie durch meine Rastlosigkeit aber nicht wahrnehmen konnte.

Ich war müde davon, nach einem Sinn suchen zu müssen. Müde von dem, was ich Leben nannte.«

Leider erkannte ich mich selbst in Carlos Erzählung besser, als mir lieb war. »Was passierte dann?«

Carlo richtete seinen Blick nach oben, als müsste er nach der Antwort suchen. Er lächelte, als er sie gefunden hatte.

»Dann passierte Marianna.« Ich ignorierte das Gefühl, wieder etwas falsch verstanden zu haben. »Bevor ich mit der Behandlung zuhause anfing, wollte ich Verwandte hier in Umbrien besuchen. Ich wusste nicht, ob ich überleben würde, und so nutzte ich die Chance, solange ich noch konnte. Meine Tante Cecilia, eine Frau mit Temperament für zehn, befahl als erste Handlung, direkt zu Marianna zu fahren und ihren Kräutertrunk zu holen. Ein übelschmeckendes Gebräu aus Kräutern und Wurzeln der Region. Ich glaubte nicht daran, dass ein solches Elixier meine Krankheit heilen konnte, aber Tante Cecilia zu widersprechen, schien mir weitaus gefährlicher als der Krebs.« Dass er eine solche Geschichte mit Humor beschrieb, vergnügte und rührte mich gleichermaßen. »Als mir Marianna damals die braune Flasche mit zähflüssigem Inhalt überreichte, sagte sie ›Carlo, glaube, was immer du willst, aber niemals, dass irgendetwas auf der Welt ohne Sinn wäre‹ und tätschelte meine Hand als Zeichen, dass alles gut war, wie es war.«

»Passt zu ihr«, sagte ich. Ein langsamer Lidschlag folgte seinem Nicken.

»Sie sagte diese Worte, als würde sie ein Gebet sprechen und im selben Moment fielen mir die Schuppen von den Augen. Bis zu diesem Zeitpunkt sah ich den Krebs als einen in mir wachsenden Feind, der keinen weiteren Sinn kannte, als mich zu zerstören. Meine Krankheit bekam von Anfang an das Prädikat sinnlos. Doch wenn ich Mariannas Worten

Glauben schenken wollte, und das wollte ich, dann musste ich mir eine Frage stellen, die alles veränderte.«

»Wenn alles einen Sinn hat, welchen Sinn hat der Krebs?«, fragte ich unerwartet in den Raum, als gelte die Frage nicht uns, sondern der ganzen Welt.

Carlo nickte zufrieden mit mir. »Ganz genau. Ich trank jeden Morgen einen Löffel von Mariannas Medizin und stellte mir eben diese Frage. Doch sie entfaltete nicht die Wirkung, die ich erhofft hatte. Im Gegenteil. Die Behandlung im Krankenhaus nahm mir jede Lust, an einen Sinn zu glauben. Ich war müder, als ich es je zuvor war. Müder, als mein Vater es gewesen sein konnte. Ich war beinahe bereit, das Leben zu verlassen, das nichts kannte außer Leid und Qual. Und dann kam die Erlösung.«

»Du wurdest geheilt«, warf ich ein.

»Nein. Die behandelnden Ärzte sagten, dass ich mich darauf einstellen sollte zu sterben. Mein Leben bekam ein Ablaufdatum.« Während Carlo mir von seiner Todesbotschaft erzählte, strahlte er über beide Ohren. »Die Sicherheit, dass es für mich keine Zukunft mehr gab, befreite mich von allem Druck. Es gab nichts mehr, worüber ich nachdenken musste. Keine Scham, keine Schuld, keine Angst. Ich musste es niemandem mehr recht machen, keine Erwartungen erfüllen, nicht einmal mehr etwas im Leben erreichen. Ich durfte die Tage, die ich noch hatte, einfach leben. Alle paar Stunden musste ich ein Schläfchen halten, aber durch die Medikamente war ich schmerzfrei.

Ich wusste nicht, wie viele Tage mir noch bleiben würden, also entschloss ich, jeden einzelnen Moment auszukosten. Jeden Morgen machte ich einen kleinen Spaziergang im Wald. Und wenn du glaubst, du würdest zum letzten Mal die Vögel zwitschern hören, das letzte Mal die Fichtennadeln riechen, dann kommst du aus dem Staunen nicht mehr raus. Ich sah die Morgensonne über den Dolomiten aufgehen, und wenn du glaubst, es wäre dein letzter Sonnenaufgang, widmest du dich ihm, als gelte er ausschließlich dir. Ich verbrachte viele Stunden mit meiner Familie und Freunden. Und wenn du glaubst, du würdest all die Menschen, die du liebst, zum letzten Mal sehen, dann hörst du ihnen zu und verstehst dabei jede Silbe, spürst jedes Gefühl, nimmst ihre Bedürfnisse wahr, als wären sie deine. Ich hörte all meine Lieblingsalben durch, und wenn du Musik hörst und weißt, dass du sie niemals wieder hören kannst, dann hörst du sie, als wäre sie für dich geschrieben worden. Und jeden Tag habe ich gegessen, was mir am liebsten war. Und wenn du weißt, dass du niemals mehr die Spinatknödel deiner Mutter essen wirst, dann lässt du dir Zeit und genießt jeden Bissen. Ich habe in den wenigen Tagen, die ich laut Aussage der Ärzte noch hatte, intensiver gelebt als all die Jahre zuvor.«

»Du fandest Sinn im Moment«, vermutete ich mit einem Kloß im Hals.

»Du sagst es, mein Freund.«

Carlo wurde vom Läuten seines Handys unterbrochen. »Merda!«, schimpfte er lautstark. »Sie wird mich umbringen!«

Plötzlich verwandelte sich der eloquente Modemacher wieder in den tollpatschigen Tölpel mit Schweißperlen auf der Stirn. Er sprang auf, schnappte sich seine Autoschlüssel vom Tisch und schüttelte mir abermals aufgeregt die Hand. »Ich komme zu spät zum Mittagessen mit meinen Schwiegereltern. Wir sehen uns später, Semih. Hat mich gefreut, dich kennenzulernen«, erklärte er mir und ging schon durch die Küchentür.

»Aber wie ging es weiter, Carlo?«, rief ich ihm panisch hinterher.

»Es ging weiter. Das ist die Hauptsache!«, rief er durch den Gang und lachte dabei schallend, ehe das Eingangstor hinter ihm ins Schloss fiel.

Zufrieden ließ ich mich in die Stuhllehne fallen, die nachgab, und reflektierte das soeben Erlebte.

»Glaube, was du willst, doch niemals, dass etwas im Leben ohne Sinn wäre«, wiederholte ich Mariannas Worte. »Krankheit ist keine Strafe, sondern eine Aufgabe«, kam mir Ferdinand in den Sinn. »Ist das die Aufgabe hinter dem Verlust meiner Sinne? Den Sinn des Moments erkennen?«

Gerade als ich aufstand, um unsere Kaffeetassen abzuräumen, bemerkte ich, dass Carlos Sakko noch über dem Stuhl hing. Ich packte es, rannte den Gang entlang und hoffte, ihn noch zu erwischen – vergeblich.

Nur die Staubschwaden über dem Vorplatzkies zeugten von Carlos Anwesenheit. Das Sakko warf ich über die Schulter und folgte dem Steinweg, der seitlich am Haus und an den Rosengewächsen vorbeiführte, ehe mir vor Überraschung der Atem stockte. Der Garten, der vor knapp einer Stunde noch so gut wie leer war, sah aus, als sei er verzaubert worden. Ich lief vorbei an einem langen Band von weiß gedeckten Tischen, auf denen unzählige kleine Köstlichkeiten, durch Glashauben abgeschirmt, zu finden waren. Auf der anderen Seite des Gartens war eine weitere Reihe Tische, die leer stand. Dort würden später die Hauptspeisen stehen. Die Musiker stellten die Instrumente auf und die Sängerin testete das Mikrofon. In der Mitte des Gartens war ein großer Scheiterhaufen aufgebaut. Weiße Stoffe hingen zwischen den Weinreben, die dadurch noch majestätischer anmuteten.

»Schön geworden, nicht wahr?« Ferdinand stand plötzlich hinter mir. Seine angenehme Stimme, sie klang stets so natürlich, ohne Druck, vermied, mich zu erschrecken.

»Schön ist nicht der richtige Ausdruck«, antwortete ich.

»Was ist denn der richtige Ausdruck?«, wollte er wissen. Ich vergaß, dass eine rhetorische Antwort bei Ferdinand nicht als solche akzeptiert wurde und musste deshalb etwas über seine Frage nachdenken.

»Wundervoll, würde ich sagen«.

Er nickte zustimmend. »Ein gutes Wort. So beschreibt es doch in diesem Fall einen Ort voller Wunder.« Ferdinands Stimme gab seinen gut sortierten Worten wie immer zusätzliches Gewicht.

»Wunder...voll. Voller Wunder. Darüber hatte ich noch nie genau nachgedacht«, stammelte ich vor mich hin.

»Oft verwenden wir Worte ganz selbstverständlich, ohne zu wissen, was wir gerade sagen. Doch geben wir unseren Worten etwas mehr Wertschätzung, so können wir viel von ihnen lernen.«

»Wir können von unseren eigenen Worten lernen? Das klingt paradox. Hast du ein weiteres Beispiel dafür?«

»Sei achtsam und du wirst selbst welche finden«, antwortete Ferdinand und klopfte mir auf die Schulter. »Komm, wir müssen uns fertigmachen, die Gäste werden bald da sein.«

Im selben Moment wie Ferdinand das sagte, hörte ich das Klopfen meines Herzens deutlich und spürte, wie ich mit jedem weiteren Takt angespannter wurde. Auf einen Schlag fühlte ich mich fehl am Platz. Ich, auf einer Hochzeit in Italien, mit Menschen, die ich keine 24 Stunden kannte. Alles an dieser Reise lag weit außerhalb meiner Komfortzone. Ferdinand musste meinen innerlichen Konflikt bemerkt haben.

»Semih, immer dann, wenn wir am stärksten vom Leben herausgefordert werden, dürfen wir uns entscheiden, ob wir alles beim Alten belassen und somit den gemütlichen Weg beibehalten, oder ob wir die Grenzen unserer Angst durchbrechen und das Neue begrüßen wollen. Das Neue ist stets ungewiss. Und doch ist es der einzige Weg, zu wachsen.«

»Ferdinand, warum bin ich hier?« Es brannte in mir, ich brauchte Antworten. Ferdinand sah mich mit weichen Augen an.

»Du bist hier, weil du hier sein wolltest.«

»Das reicht mir nicht, Ferdinand, warum immer diese rätselhaften Aussagen? Kannst du mir nicht endlich sagen, warum ich dich getroffen habe, meine Sinne verlor, all diese Bekanntschaften mache?«

Ferdinand schien wegen meines Frusts nicht überrascht zu sein. Er nickte und gab mir zu verstehen, dass er meine Bedenken sah und mitfühlte.

»Alles, was ich tun kann, ist, dich dazu einladen, deinem Weg zu vertrauen, Semih.« Als Ferdinand von Vertrauen sprach, hörte ich instinktiv das Wort *trauen* heraus, so als ob er es ein wenig lauter gesagt hätte als den Rest des Wortes, obwohl dem nicht so war. Ich hörte es gleichzeitig im Sinne von Trauung und trauen im Sinne von Mut haben. Um Vertrauen zu haben, muss man sich also etwas trauen. Man muss Mut beweisen. Und diesen Mut musste ich heute beweisen. Heute bei dieser Hochzeitsfeier. Ferdinand hatte recht damit, dass manche Worte mehr sagen, als man auf Anhieb verstehen kann. Stolz auf mich selbst, verflüchtigte sich jegliche Wut. Mehr noch, es breitete sich eine Kraft in mir aus, die bereit dazu war, aus meiner Komfortzone zu treten und zu wachsen.

ja

In meinem Zimmer angekommen, fiel die breite Brust von eben noch, wie ein undichter Luftballon, langsam und beständig in sich zusammen. Das neue Gefühl, mutig sein zu können, wich dem altbekannten Empfinden der Machtlosigkeit. Obwohl ich wusste, dass die Bilder, die ich mir gleich ausmalen würde, mich lähmen würden, ließ ich sie zu. Ich stellte mir vor, wie ich das Essen nicht vertragen würde. Wie ich deshalb ständig aufs Klo rennen müsste. Dass ich alleine am Tisch sitzen würde, weil ich niemanden kannte. Dass man mich fragen würde, was ich beruflich machte, und ich meine Unsicherheit über die wahre Antwort, nämlich dass ich das nicht genau sagen konnte, nicht verstecken könnte.

Mit jedem weiteren Bild über eine fiktive Zukunft wurden meine Atmung flacher und meine Knie weicher. Mein Nacken zog sich zu und der Schwindel von heute Morgen kündigte ein Comeback an. Bis plötzlich ein neuer Gedanke uneingeschränkte Aufmerksamkeit einforderte.

»Ich habe überhaupt nichts, das ich heute anziehen kann«, dachte ich und ließ mich von dieser Tatsache entkräftet aufs Bett fallen. Erst als ich darauf lag, bemerkte ich Carlos Sakko. Es hing immer noch über meiner Schulter. Ein Blick aufs Etikett verriet mir, dass es mir sogar passen könnte.

»Ich kann doch nicht …«, brummelte ich kopfschüttelnd vor mich hin. Beim Gedanken, ungefragt die Kleidung des

Bräutigams zu tragen, stellten sich meine Nackenhaare auf.

Ich legte es behutsam zur Seite.

Als der gesamte Inhalt meiner Reisetasche auf dem Bett ausgebreitet war und keine Kombination im Ansatz einer Abendgarderobe glich, probierte ich Carlos Sakko. Es passte. Die Schulterpartie füllte ich zwar nicht aus, doch die Ärmel endeten vor dem Daumenansatz. Das war mehr, als ich erhofft hatte. Das weiße Leinenhemd, das ich dabei hatte, passte ideal zur Jacke, und solange ich diese nicht auszog, fiel auch nicht auf, dass es kurzärmlig war. Das Spiegelbild zeigte außen, wie ich mich innerlich fühlte. Wie jemand, der etwas versucht, es aber nicht ganz hinbekommt.

Und dann kam, was immer kommt, wenn ich an die unsichtbare Grenze meiner Komfortzone gelange. Ich suchte nach Ausreden. Nach guten Gründen, die eine Flucht legitimierten. Eine Verhaltensweise, die ich an mir hasste, weil ich durch und durch verstanden habe, warum ich tat, was ich tat und dennoch nichts daran ändern konnte.

Ich frisierte mich. Sprühte Parfüm auf. Und die einzigen beiden Rechtfertigungen, die ein nachhaltiges Fernbleiben der Hochzeit ermöglicht hätten, wären eine vorgetäuschte Krankheit oder ein Notfall zu Hause gewesen. Beide kamen keinesfalls in Frage. Das Schicksal zum Duell herauszufordern, schien mir keine gute Idee zu sein. Als ich mein Gesicht eincremte und mir mit den Fingern über die Stirn strich, fielen mir Ferdinands Worte ein.

»Wenn du dich in Gedanken verlierst, musst du gut geerdet sein.« Und dann tat ich, was ich schon am Morgen getan hatte. Dieses Mal lief ich durchs Zimmer statt durch den Weinberg. Jeder Schritt ein Atemzug. Mit den Fußsohlen verbunden. Und schon wurde alles, was schnell war, ganz langsam, und alles, was wichtig schien, unwichtiger.

Ich versuchte, diese Verbindung in mir zu halten, und ging durch die Zimmertür hinaus.

»Seeeemih, die Gäste kommen!« Nandos Bärenstimme hatte das Ziel, die Tür zu durchdringen, und traf mich deshalb mit voller Wucht, als ich bereits mitten auf der Treppe stand.

»Ich bin doch schon da, du musst doch nicht so schreien«, erwiderte ich ganz leise, um ihn auf den Arm zu nehmen.

Nando brach in schallendes Gelächter aus. Was sonst. Noch nie zuvor hatte ich jemanden getroffen, der so oft, so herzhaft lachte wie er. Es schien, als ob er keine Gelegenheit ausließ, um seinen großen Brustkorb mit Luft zu füllen und diese in verschiedensten Tönen stoßweise wieder herauszulassen.

»Gut siehst du aus«, lobte mich Nando und besiegelte seine Aussage mit einem Klaps auf meinen Rücken, der mich einen Schritt vorwärtsmachen ließ.

»Danke, du aber auch«, sagte ich und meinte es auch so. Vor allem, weil er sich sichtlich wohl fühlte mit dem, was er trug. Nando hatte ein einfaches weißes Hemd an, das in seiner schwarzen Hose steckte. Einen Gürtel trug er nicht, diese Aufgabe erledigten die ebenso schwarzen Hosenträger. Um sein mächtiges Handgelenk lag eine silberne Uhr mit schwarzem Lederband.

»Nicht wahr?«, antwortete er und klopfte sich mit beiden Händen auf seinen Bauch, um dann wieder laut zu lachen. Ich konnte nicht anders und lachte mit.

»Was gibt es denn hier zu lachen. Los, los, wir müssen die Gäste begrüßen«, kam Ferdinand aus der Küche geeilt und scheuchte uns in Richtung Vorplatz. Auch er musste lachen, denn das Herrische war so gar nicht seine Art. Am Vorplatz brannten nicht nur die Feuer dutzender Fackeln, es stiegen auch bereits die ersten Gäste aus ihren Autos und wurden vom Personal mit Sekt empfangen. Nando, Marianna, Ferdinand und ich standen unter dem Vordach, direkt beim Eingang. Alle angekommenen Gäste winkten uns fröhlich zu und freuten sich sichtlich über den festlich dekorierten Platz.

»Komm, Semih, uns zwei braucht es nicht bei der Begrüßung, lass uns als Teil der Gäste verstehen«, richtete Ferdinand flüsternd an mich. Dem mulmigen Gefühl, als Gastgeber missverstanden zu werden, zu entkommen, kam mir äußerst gelegen. Nach und nach trafen immer mehr Menschen ein. Ein Musiker mit Gitarre untermalte das Geschehen mit italienischen Klassikern.

»Als Hannah und Carlo verkündeten, dass sie nicht kirchlich heiraten werden, wurde dies von einem Teil der Familie nicht gut aufgenommen. Ich freue mich sehr, dass dennoch die meisten von ihnen heute gekommen sind«, erklärte Ferdinand und zählte die Gäste. Wir beobachteten das Treiben. Große Augen, lange Gesichter.

»Das Brautpaar kommt«, sagte er, und zeigte mit seiner Hand den Zypressenweg hinunter.

Ein schwarzer Oldtimer mit Weißwandreifen und üppigem Blumenschmuck fuhr wild hupend den Hügel herauf. Nando rief etwas auf Italienisch in die Runde und alle machten Platz, während sie anfingen zu klatschen. Als sich der aufgewirbelte Staub legte, öffnete die Fahrerin des Oldtimers eine der hinteren Türen. Die Gäste applaudierten und begrüßten so Carlo, der ausstieg, um die Tür für seine Braut zu öffnen. Die Menge klatschte lauter und begann etwas im Chor zu rufen. Hannah stieg aus dem Auto und ein unüberhörbares Raunen ging über den Platz. Es war eine Huldigung ihrer Schönheit. Carlos Augen leuchteten heller, als die Fackeln es konnten. Sie trug ein schneeweißes Kleid. Es war modern geschnitten und traditionell bestickt. Es passte ihr perfekt.

»Eine wundervolle Braut«, sagte ich vor mich hin, während ich applaudierte.

»Stimmt, eine Braut voller Wunder«, bestätigte Ferdinand. Ich sah ihn an, lächelte und verstand, dass ich noch viel zu lernen hatte.

Es dauerte eine Zeit lang, bis alle Gäste begrüßt waren. Ich selbst kam nicht dazu, Hannah und Carlo willkommen zu heißen. Zu viele andere Personen umzingelten das Brautpaar. Es würde noch genügend Gelegenheiten geben, dachte ich mir. Natürlich dachte ich auch daran, dass, wenn es erst einmal dunkel werden würde, Carlo übersehen könnte, dass ich seine Kleidung trug. Es war mir wie befürchtet peinlich, auch wenn es vermutlich keinen Grund dafür gab.

Nando durchbrach die Gespräche der Anwesenden mit der Einladung, ihm in den Garten zu folgen.

»Die Trauung beginnt, wir sollten uns nun alle im Garten vor dem großen Bogen versammeln«, übersetzte Ferdinand die italienischen Worte Nandos für mich.

»Vor dem großen Bogen? Ich habe keinen Bogen gesehen?«, fragte ich überrascht. Ferdinand zuckte nur mit den Schultern und gab mir ein Zeichen, den anderen Gästen in den Garten zu folgen und keine weiteren Fragen zu stellen.

Im Garten angekommen stellte ich überraschend fest, dass da wirklich ein großer Bogen aufgestellt und gänzlich mit roten Rosen geschmückt war. Die Ölfackeln lotsten die Menge zwischen das üppig bestückte Buffet und die Weinreben. Es waren keine Stühle aufgestellt, alle versammelten sich im Stehen vor dem blühenden Bogen. Nur den Ältesten wurde ein Stuhl gereicht.

Kurze Zeit später fand sich Nando auf dem Podest unter dem Bogen wieder und nahm das Mikrofon in die Hand, das er mit seiner Stimme keinesfalls benötigt hätte. Neben ihm stand eine Frau, die ich nicht kannte.

Ein paar Sekunden lang sah er nervös in die Menge, schlug dann aber seine Arme auf, als wollte er alle Gäste auf einmal umarmen und sprach auf Italienisch zu den Versammelten. Nachdem Nando ein bis zwei Sätze gesprochen hatte, übersetzte die Frau neben ihm ins Deutsche.

»Liebe Gäste, ich freue mich sehr, dass ihr alle auf unserem Hof erschienen seid, um zwei meiner liebsten Freunde zu feiern. Zu meiner Linken seht ihr meine bezaubernde Unterstützung. Nando meint wohl mich damit«, die Dame zeigte auf sich selbst und musste wegen Fernandos Kompliment verlegen lächeln, »die für die nicht Italienisch sprechenden Gäste übersetzt.«

Nando sprach weiter, die Dame übersetzte.

»Ich wurde von Hannah und Carlo gebeten, die Trauung durchzuführen. Es gibt keine größere Ehre für mich als diese. Ich weiß, manche von euch glauben, dass dies so nicht sein darf. Ich bitte euch heute, nur mit dem Herzen zu denken, zu hören und zu sprechen. Denn heute geht es ausschließlich um das Brautpaar, nicht um mich und nicht um euch.« Ich verstand zwar ausschließlich die deutschen Worte, Gänsehaut bekam ich jedoch allein von den italienischen meines Freundes Nando. Vermutlich hat er genau das gemeint. Mit dem Herzen denken, mit dem Herzen verstehen.

»Nun, begrüßt mit mir gemeinsam das Brautpaar, Hannah und Carlo«, rief er in die Menge, riss seine Arme hoch und strahlte. Die Violinistin der Band spielte ein ruhiges Solo. Hannah und Carlo schritten Hand in Hand heran.

Die zwei himmelten sich den ganzen Weg entlang an. Noch nie habe ich zwei Menschen in solch authentischer Verbundenheit gesehen. Ich war gerührt und damit nicht alleine.

»Hannah. Carlo. Meine Freunde. Heute sind wir hier, um euch über die Grenze zu begleiten. Die Grenze zwischen dem Alten und dem Neuen. Die Grenze zwischen Angst und Liebe. Ihr habt euch entschieden, Ja zueinander zu sagen. Ja mag nur ein einziges, kleines Wort sein. Und doch ist es eines der stärksten Worte, die wir Menschen besitzen. So ist es doch ein Ja, das vor allem Guten steht. Heute sind wir zusammengekommen, um euch bei eurem Ja zu dem jeweils anderen Menschen zu begleiten. Heute haben wir uns versammelt, um unser aller Ja in euer Ja fließen zu lassen.« Nando machte eine Pause, er wusste, dass manche Worte Zeit benötigen, um die Tore der Herzen zu passieren.

»Carlo, möchtest du Hannah, deiner zukünftigen Frau, dein persönliches Ja geben?«

Carlo nahm Hannahs Hände und sah ihr durchdringend in die Augen. Es folgten viele Worte, die nicht übersetzt wurden. Alle hatten eines gemeinsam: Sie trafen den Ort, an dem meine Sehnsucht entsprang. Es war mir egal, nichts zu verstehen – den Titel dieses Gelübdes verstand ich deutlich.

Die Menschen um mich herum waren nicht weiter Individuen, wir wurden eine homogene Masse. Ferdinand, der links neben mir stand, lächelte zufrieden und genoss seine feuchten Augen.

»Hannah, möchtest du Carlo, deinem zukünftigen Ehemann, dein persönliches Ja geben?« Hannah sprach in Deutsch, was wiederum nicht für die anderen übersetzt wurde.

»Carlo, du hast in mir gesehen, was mir lange Zeit verborgen blieb. Durch deine Augen lernte ich mich erst wirklich kennen. Ich sehe mich in dir und dich in mir. Du hast mich gelehrt, dass jeder Moment voller Sinn sein kann. Ich sage Ja zu dir und sage deshalb auch Ja zu mir.«

Es waren nicht die Worte an sich, die die Menschen berührten, es war die tiefgehende Liebe zwischen den beiden.

»So erkläre ich euch, Hannah und Carlo«, er machte eine dramatische Pause »zu Frau und Mann. Und jetzt küsst euch endlich!«

Während die Übersetzerin dies mitteilte, küssten sich die beiden bereits innig und die Menge applaudierte. In Anbetracht der zu Materie gewordenen Liebe wollte niemand aufhören zu klatschen. Zu Recht.

Die Band eröffnete die Feier mit einer italienischen Ballade, die ich nicht kannte, die aber eine lange Nacht ankündigte.

Nando entfachte ein großes Feuer inmitten des Gartens.

Alle Gäste reihten sich auf, um dem Brautpaar zu gratulieren, weswegen auch ich mich anstellte. Das Personal deckte die noch leeren Buffettische mit den warmen Hauptgerichten. In Hinblick auf die vielen Leckereien und dem Bewusstsein über meinen fehlenden Geschmackssinn wurde ich schwermütig. Gleichzeitig machte ich mir Sorgen darüber, nichts davon vertragen zu können.

Beim Brautpaar angekommen, umarmte ich Hannah und gab ihr einen Kuss auf die Wange. »Nur das Allerbeste für euch, Hannah.« Es fühlte sich an, als würde ich sie schon ewig kennen. Sie nickte gerührt. Ich ging einen Schritt weiter.

»Du hast mir den Tag gerettet, mein Lieber«, kam mir Carlo zuvor und riss die Arme auf. Überrumpelt, fehlte es mir an Schlagfertigkeit, ich blieb still und umarmte auch ihn.

»Nicht der Rede wert, ich freue mich für euch, Carlo.« Er nahm meinen Glückwunsch mit einer angedeuteten Verbeugung und einer auf dem Herz ruhenden Hand an.

»Es scheint, als wäre die Freude für dich nur noch ein Wort, mein Lieber. In deinem Körper lässt du ihr doch zu selten Platz«, erwähnte er beiläufig, als wäre es eine gängige Floskel. Noch ehe ich reagieren konnte, gab er mir einen Klaps auf den Oberarm. »Ich kenne das, Semih, das wird schon, ganz sicher«, fügte er hinzu und deutete mit seinem Blick auf den Stau, den wir verursachten.

Meine Verlegenheit hielt vom ersten bis zum letzten Augenblick an. Ich grinste unbeholfen und wandte mich von ihm ab. Carlos Feststellung traf mich sehr, denn sie sprach deutlich aus, was ich längst schon spürte.

»Semih?«, rief Carlo mir hinterher.

»Ja?« Ich drehte mich um, in der Erwartung, er würde mir nun erklären, warum es mir so schwerfiel, nachhaltig Freude zu empfinden.

Er zeigte mit dem Finger auf meinen Oberkörper. »Das Sakko steht dir ausgezeichnet!«, sagte er augenzwinkernd und wechselte den Finger zu einem nach oben zeigenden Daumen. Und anders als erwartet war mir das Sakko des Bräutigams zu tragen nicht mehr peinlich, sondern erfüllte mich mit Stolz. Dieses Mal war ich es, der sich dankend verbeugte. Für das Sakko und auch für den Wink mit dem Zaunpfahl.

Es dauerte noch ein paar Minuten, bis alle Gäste gratuliert hatten. Ich sah mir gemeinsam mit Ferdinand das Geschehen an und genoss das lodernde Feuer mitten im Garten.

»Entschuldigt bitte die Störung«, klang es in einer mir

bekannten, zarten Stimme hinter uns. Ich drehte mich um und obwohl ich bereits wusste, wer hinter mir stehen würde, platzte ich vor Freude heraus: »Willy!«. Ich griff seine Hand und schüttelte sie eifrig, als hätten wir uns erwartet. Er schien meine Freude zu teilen. »Darf ich vorstellen? Das ist mein guter Freund Ferdinand.« Ferdinand zollte seinen Respekt vor dem Alter mit einer leichten Verbeugung.

Willy trug einen beigefarbenen Dreiteiler, statt Einstecktuch weißen Blumenschmuck und natürlich einen dazu passenden Hut, welchen er kurz anhob, um Ferdinands Freude zu erwidern.

»Ich hätte nicht gedacht, Sie wiederzusehen, Semih, aber als ich hier angekommen bin und Sie sah, war ich zutiefst erfreut über diese Tatsache. Deshalb nutzte ich auch gleich die Gunst des Moments, um Sie zu begrüßen.«

»Wie klein die Welt doch ist«, fügte ich schmunzelnd hinzu.

Er schüttelte den Kopf. »Nun, allzu oft ist mir so etwas noch nicht passiert. Und mich gibt's eindeutig schon länger auf dieser Welt. Vermutlich haben wir zwei eine gemeinsame Geschichte. Eine in der Vergangenheit oder in der Zukunft. Man weiß das nie so genau«, erklärte Willy und fügte hinzu, »ich habe in den Jahren, die ich nun mit diesem Leben verbringen durfte, eines ganz sicher gelernt. Jede Begegnung findet ihren Sinn im Lernen oder im Lehren. Im besten Fall aber in beidem. Egal in welchem Auftrag Sie in mein oder ich in Ihr Leben gekommen bin, ich freue mich darüber.«

Wenn Willy sprach, mochte man ihn nicht unterbrechen, man hoffte insgeheim darauf, dass sein Monolog nicht enden würde. Ich wüsste nicht, in welchem Universum ich Willys Lehrer sein könnte, doch ich wagte nicht, ihm zu widersprechen. Gerne nahm ich einen Platz in der Schulbank ein, solange Willy mein Lehrer war. Ehe ich ihm eine Antwort schenken konnte, stieg Ferdinand ein.

»Willy, ich hörte, Sie sind ein exzellenter Geschichtenerzähler. Werden wir heute etwas von Ihnen hören?«

Willy war sichtlich erfreut, dass sein Ruf ihm vorauseilte.

»Befragen Sie dazu nicht mich, mein Lieber. Befragen Sie dazu den richtigen Moment«, antwortete er spitzbübisch. »Schön, Sie beide getroffen zu haben. Ich werde nun Lisbeth suchen, ehe sie mich heute Abend als ihren Tanzpartner ersetzen wird. Es wäre nicht das erste Mal«, scherzte er und machte sich mit seinem Gehstock langsam davon.

»Es dämmert bereits, würdest du bitte die Lichterketten einschalten? Ich lege Holz nach«, wollte Ferdinand wissen.

Ich nickte und machte mich auf den Weg zum alten Schuppen. Als ich den Hauptschalter, der alle Lichterketten gleichzeitig erleuchtete, umlegte, hörte ich langgezogene Laute von den Gästen, als würde ein Feuerwerk stattfinden. Obwohl ich vom Schuppen aus nicht sah, was passierte, fühlte sich das Geräusch befriedigend an. Wie eine Art Applaus an mich, den Lichterkettenverleger. Ich schloss die Tür hinter mir und genoss für einen Moment die Stimmung.

Ich musste an Schatz denken und daran, dass ich mir unsere Hochzeit genau so vorstellen könnte. Mittlerweile hatten alle Gäste dem Brautpaar gratuliert und die meisten davon hatten an der langen Tafel zwischen den Weinreben Platz genommen. Das große Feuer in der Mitte des Gartens, die vielen Fackeln und die märchenhafte Beleuchtung der Lichterketten erhellten das Buffet so, wie es die vielen Speisen verdient hatten. Es schien alles angerichtet zu sein.

Ich hielt Ausschau nach Ferdinand, um mit ihm gemeinsam einen Platz am Tisch zu ergattern, doch ich konnte ihn nicht finden. Als alle Gäste saßen und ich immer noch alleine herumstand, entschloss ich mich, mir selbst einen Platz zu suchen. Ich war angespannt und fühlte mich überfordert. Mit jedem Schritt in Richtung der langen Tafel stieg meine Unsicherheit. Ich wusste nicht, wovor ich Angst hatte. Eigentlich konnte ich recht gut reden und es ist mir nur selten passiert, dass ich mich mit fremden Menschen gar nicht verstanden hatte. Und dennoch wohnte in mir eine kleine Angst, nicht dazuzugehören.

Am Tisch angekommen, konnte ich keinen einzigen freien Platz ausmachen. Jeder saß wie geplant vor dem eigenen Namenskärtchen. Die Reihe war lang und ich hoffte, weiter hinten einen freien Platz übersehen zu haben. Aber auch da, nichts frei. Mir wurde warm und ich spürte, wie mir die Schweißperlen den Rücken hinunterliefen.

Ich lächelte vor mich hin und tat so, als ob ich mich gar nicht setzen, sondern nur nach dem Rechten sehen wollte. Das war mir immer noch lieber, als derjenige zu sein, der keinen Platz mehr an einer riesigen Tafel bekam. Derjenige, der nicht wichtig genug war. Der Aussätzige. Gerade als ich umdrehen und zurück zum Haus laufen wollte, stand Ferdinand mit zwei Stühlen in der Hand hinter mir.

»Die Lichter sehen phänomenal aus. Ich habe bemerkt, dass wir uns verzählt haben, deshalb rannte ich schnell nach oben in die Küche, um uns Stühle zu holen. Aber das hast du dir bestimmt eh schon gedacht, als du gesehen hast, dass nichts frei ist, nicht wahr? Schau mal da hinten«, Ferdinand zeigte mit dem Stuhl in der Hand ein paar Plätze weiter, »da sind unsere Namenskärtchen.«

»Ich bin einfach froh, dass du da bist«, erwiderte ich

sichtlich erleichtert und nahm ihm einen der Stühle ab. In diesem Fall hatte ich mich meinen lähmenden Glaubenssätzen wohl gänzlich ergeben, dachte ich mir, während die Gäste vor uns Platz machten. Genau zum richtigen Zeitpunkt, denn im selben Moment erklang ein Weinglas.

Carlo erhob sich am Tischende.

»Liebe Familie, liebe Freunde …«, begann er seine Ansprache auf Italienisch, übersetzte dann aber selbst auch auf Deutsch, »wir«, er sah zu Hannah »sind überwältigt, dass ihr alle erschienen seid, um gemeinsam unsere Hochzeit zu feiern. Wie viele von euch wissen,« Carlo machte sichtlich gerührt eine Pause »ist dieses Ereignis für mich alles andere als selbstverständlich. Umso dankbarer bin ich, dass ich diesen Tag an der Seite meiner bezaubernden Frau Hannah erleben darf. Nando, mio fratello« er sah zu Fernando, der nur drei Plätze von ihm entfernt saß, und verbeugte sich tief vor ihm, »ich danke dir von ganzem Herzen. Für alles.«

Nando stand auf und erwiderte seine Verbeugung, ehe er sich wieder setzte. Dann sah Carlo zu Marianna und schickte ihr einen Kuss zu. Diese tat so, als ob sie ihn aus der Luft fangen würde und lächelte wie ein Schulmädchen, das zum ersten Mal verliebt war.

»Hannah meinte eben zu mir, ich soll nicht zu lange sprechen, die Gäste haben bestimmt Hunger«, fuhr Carlo fort und alle Gäste lachten, denn Hannah hatte recht. »Als Kind habe ich immer von solchen Festen geträumt. Dass diese Träume aber eines Tages wahr werden würden, hätte ich nicht für möglich gehalten.« Carlos Stimme brach bei jeder dritten Silbe und er musste sich zusammenreißen, damit überhaupt ein Ton aus seinem Mund kam. Hannah zupfte unauffällig an seiner Hose. Er sah sie zustimmend an. »Doch nun genug geredet, genießt den Abend, das Buffet ist eröffnet!«, schloss er und unterstützte seine Aussage mit zum Buffet weisenden Armbewegungen. Hannah ergriff Carlos Hand und strich ihm über die Wange, als er sich setzte. Die Gäste, so auch ich, applaudierten. Die einen länger, die anderen mit einem Fuß schon in Richtung des Buffets.

Intuition

Ferdinand und ich waren die Letzten am Buffet. Die Platten, Schüsseln und Körbe waren aber alle noch gut gefüllt.

»Wenn in Italien das Essen oder der Wein ausgeht, dann solltest du dir Sorgen machen«, scherzte er, als er meinen ungläubigen Blick deutete.

»Ich kann mich nicht entscheiden«, sagte ich, während ich auf die vielen Leckereien vor mir blickte.

»Wovor hast du Angst?« Er schöpfte sich Tomatensalat auf seinen Teller.

»Ehrlich gesagt, habe ich Angst davor, ich könnte manches davon nicht vertragen.« Ich entschied mich schon mal für die Brotsorte, da konnte nicht viel schiefgehen.

»Davor hast du keine Angst. Wovor fürchtest du dich wirklich?«, hakte er nach und legte sich ein paar Oliven auf den Teller. Ich wollte der Situation entkommen, gleichzeitig aber keine Chance verpassen, Antworten zu erhalten.

»So lange ich mich nicht entscheide, behalte ich die Kontrolle«, gab ich zu.

»Ah, ein Perfektionist«, kommentierte er trocken.

»Das höre ich öfters.«

»Das Paradoxe am Perfektionismus ist, dass es eigentlich gar nicht um das Erstreben eines perfekten Zustandes geht. Der Perfektionist sehnt sich nicht nach Vollkommenheit. Er hat Angst, zu versagen«, fügte er nüchtern hinzu.

Einen kurzen Moment lang wollte ich mich über seine Aussage echauffieren. Doch er hatte Recht.

»Ich versuche nicht, der Beste zu sein, um zu gewinnen. Ich versuche, der Beste zu sein, um auf keinen Fall zu verlieren«, gestand ich ein.

»Und was genau macht dich zum Verlierer, wenn du jetzt einfach die Sachen auf deinen Teller schöpfst, die dich ansprechen?«

»Der Einzige zu sein, der alle dreißig Minuten aufs Klo muss, weil sein Körper wieder mal irgendwas nicht vertragen hat, vielleicht?«, antwortete ich energisch.

»Und das macht dich zum Verlierer?«

»Zumindest verliere ich die Kontrolle«, bestätigte ich.

»Die, mein Freund, hast du nie besessen. Aber sag mal, kennst du den besten Freund des Perfektionisten?« Ich zuckte mit den Schultern. »Die Gedanken«, löste er auf. »Und was ist sein größter Feind?«, wollte er wissen. Wieder hatte ich keine Antwort. »Das, was du unter Bauchgefühl verstehst.« Er freute sich über seine Erklärung. »Semih. Wie wäre es, wenn du aufhörst zu denken und nur auf dein Bauchgefühl hörst. Wenn du nur die Speisen auf deinen Teller schöpfst, die dir in der ersten Sekunde zusagen. Und auch über die Menge nicht nachdenkst, oder über die Zusammenstellung auf deinem Teller. Gönne dir heute mal, einen Fehler zu machen«, schlug Ferdinand vor und deutete mit einer Kopfbewegung auf das Ende des Buffets hin, dem wir immer näherkamen.

Ich nickte zögerlich und wandte meinen Blick von Ferdinand in Richtung meines Tellers, der bis auf zwei Brotscheiben immer noch leer war.

»Vertraue deinem Körper, er weiß, was er braucht«, durchbrach Ferdinand meine aufkommenden Sorgen.

Ich nickte, obwohl ich den Kopf schütteln wollte. Im ersten Moment verspürte ich keinerlei Impuls meines Körpers. Auch meine Gedanken wollten mir immer wieder einreden, dass das Ganze schiefgehen würde.

»Nicht denken, Semih, machen«, forderte Ferdinand mich heraus. Wieder nickte ich, griff dieses Mal zur Salatgabel und schöpfte mir etwas Gurkensalat auf meinen Teller. Plötzlich sah es so aus, als ob sich mir gewisse Speisen regelrecht aufzwangen. Sie sahen besser und einladender aus als die anderen. Ferdinand sah mir wie ein Fahrprüfer über die Schulter, als ich gereiften Käse, der für mich normalerweise unbekömmlich war, auf den mittlerweile gut gefüllten Teller legte. Zweifel, die in mir auftauchten, schob ich gekonnt bei Seite. Zu gut fühlte es sich an, sich entscheiden zu können.

»So ähnlich war es, als ich mich entschieden habe, nach Italien zu reisen«, richtete ich an Ferdinand, der am Ende des Buffets angekommen war. »Ich habe nicht nachgedacht. Es war wie ein Sog, der mich nicht losließ. Ich spürte in jeder Zelle meines Körpers, dass es richtig wäre, zu gehen, und tat es einfach«, fügte ich hinzu.

Ferdinand schien sich über meine Erkenntnis zu freuen.

»Das, mein Lieber, nennt sich Intuition, der Kompass deiner Seele.« Er legte seine Hand auf meinen oberen Rücken und gab mir so das Signal, zu unseren Plätzen zurückzukehren.

»Der Kompass meiner Seele?«, hakte ich nach und blickte auf meinen prall gefüllten Teller, damit mir nichts runterkullerte.

»Wir glauben, Entscheidungen ausschließlich mit unserem Verstand treffen zu müssen. So nutzt du aber nicht das volle Potenzial deiner vorhandenen Erfahrung.«

»Nicht das volle Potenzial?« Ich verlangsamte meine Schrittfolge.

»Genau. Du lässt die Erfahrung deines Körpers, deines Geistes und deiner Seele außen vor.«

»Wir können also Körper, Geist und Seele nutzen, um Entscheidungen zu treffen?«, versuchte ich zu verstehen.

»Wenn du alle drei Seinszustände befragst, dann nutzt du die Kraft der wahren Intuition.« Ich hielt Ferdinand am Arm, um ihn am Weitergehen zu hindern.

»Wahre Intuition, Ferdinand? Du kannst mir so etwas doch nicht einfach so nebenbei erzählen. Wie gelingt sie?«

Er nahm mir den vollbeladenen Teller aus der Hand und ging zum Tisch, um nicht nur seinen, sondern auch meinen dort abzulegen. Als er zurückkehrte, hatte er ein Stück Tischdekoration mitgebracht.

»Schau mal«, sagte er und deutete mit seinen Augen auf die gläserne Vase, die er in beiden Händen hielt. In dieser stand eine erloschene weiße Kerze. »Die Kerze symbolisiert deinen Körper. Sie trägt all die Eigenschaften, Erfahrungen und das Wissen, die es benötigt, eine Kerze zu sein, in sich. Sie weiß, was sie ist, und was sie nicht ist. Doch sie alleine ist nutzlos. Sie erfüllt zwar ihren Zweck, nämlich eine Kerze zu sein. Doch sie stiftet keinen Sinn.«

»Ist klar, du musst sie ja auch anzünden«, überkam es mich besserwisserisch.

»Du hast Recht«, begegnete er meiner Naivität mit gewohntem Feingefühl und überreichte mir die Vase. »Damit die Kerze brennen kann«, er zückte ein Feuerzeug, »braucht es eine Idee von etwas. Ein Zukunftsbild einer neuen Realität. In unserem Fall die Idee davon, dass die Kerze brennen soll.« Er steckte seine Hand in die Vase, entnahm die Kerze, zündete sie an und stellte sie behutsam wieder in das Glas. »Für diese Idee ist unser Geist zuständig. Er ist pure Kreativität. Wir brauchen ihn, um das Neue zu erschaffen«, erklärte er mir, ohne sich vom Gelächter am Tisch hinter uns aus der Ruhe bringen zu lassen.

»Der Körper braucht also eine Idee, damit er funktioniert, der Geist einen Körper, damit er Wirklichkeit wird?« Das flackernde Licht erhellte unsere beiden Gesichter.

»Schön formuliert, Semih. Ein Körper ohne eine Idee der Zukunft ist im Stillstand. Ihm wohnt keinerlei Bewegung inne. Damit beispielsweise dein Herz in deiner Brust schlagen kann, braucht es die Idee von Leben. Doch auch der Geist alleine ist unnütz, denn er könnte seine Idee nicht in die Welt setzen ohne einen Körper.«

Ich beobachtete die Kerze, wie sie bei jedem Hauch von Wind kurz davor war auszugehen, sich dann aber doch fing, um wieder in voller Strahlkraft zu scheinen.

»Eine brennende Kerze – also ein Körper mit einem Geist – erfüllt immer noch nur einen Zweck. Sinn stiftet sie nicht«, führte Ferdinand fort.

»Wie kann das sein?«, fragte ich skeptisch.

Er lächelte. »Es fehlt die Verbundenheit zu etwas.«

Immer noch konnte ich nicht verstehen, was er meinte.

»Verbundenheit?«

»Was hat sich verändert, seitdem die Kerze brennt?«

Ich senkte meinen Kopf. Erst in diesem Moment spürte ich, wie angenehm warm das Glas in meinen Händen geworden war. »Die Wärme?«, fragte ich unsicher.

Er nickte. »Nicht nur die Wärme. Die Kerze findet ihren Sinn, wenn sie mit dir in Verbindung geht. Erst wenn sie deine Hände erwärmt, deine Umgebung erhellt und dich mit ihrer Schönheit faszinieren kann, dann erst erfüllt sie einen Sinn. Davor ist sie nur ein Körper mit einer Idee.

Sinnlos. Erst die Verbindung mit dir macht sie zu etwas für dich Sinnvollem. Und somit zu etwas voller Sinn.«

»Ist das die Seele?«, richtete ich leise in Richtung der Kerze, obwohl meine Frage Ferdinand galt.

»Ja, mein Freund, das ist die Seele«, wiederholte er so leise, dass ich es kaum wahrnehmen konnte. »Sie ist der Inbegriff von Verbundenheit. Denn sie besteht aus derselben Kraft, aus der auch alle anderen Seelen bestehen. Sie ist mit allem und jedem verbunden. Egal ob Stein oder Stern. Ob Käfer oder Mensch.«

Ich betrachtete die lodernde Flamme und verstand sofort, was Ferdinand mit Verbindung meinte. Diese Kerze hatte nur Bedeutung, wenn sie für jemand anderen Bedeutung hatte. Diese Kerze fand ihren Sinn im Für-mich-sinnvoll-Sein.

»Bin ich ausreichend mit der Welt verbunden?«, fragte ich mich in Gedanken. Das klirrende Besteck am Tisch mahnte unsere Abwesenheit.

»Und die wahre Intuition, Ferdinand?« Er nahm mir die Vase aus den Händen und streckte beide Arme aus, sodass das Glas samt Kerze genau zwischen uns war.

»Sie ist ganz einfach. Verbundenheit. Idee. Aktion.«

Genau in diesem Moment lässt Ferdinand die Vase los und sie flog in Richtung Boden. Ohne eine Sekunde zu zögern, ging ich in die Knie, streckte meine Arme aus und fing sie, kurz bevor sie aufschlug, ohne dass die Kerze erlosch.

»Geht's noch?«, rief ich aufgrund meines Schrecks etwas zu laut. Ferdinand konnte sich das Lachen gerade noch verkneifen.

»Du warst mit der Kerze verbunden. Du hattest eine Idee von der Zukunft, die entstehen wollte. Nämlich einer Vase, die nicht am Boden zerschellt. Und ehe der Verstand an deiner Entscheidung Zweifeln konnte, hast du deinen Körper in Aktion gebracht.«

Dass sein Unterricht ein Praxismodul hatte, zauberte ein Lächeln in mein Gesicht. »Verbundenheit. Idee. Aktion«, wiederholte ich seine Worte.

»Je besser wir mit unserer Natur, den Menschen, Tieren und Pflanzen, die uns umgeben, verbunden sind, desto intuitiver und gedankenloser können wir leben«, erklärte er mir. Ferdinand tippte sich auf die Stirn. »Ein freier Geist beschäftigt sich mit der Zukunft, die entstehen möchte. Angst, Wut, Trauer, Neid, Scham und Schuld verleiten unseren Geist meist jedoch dazu, Zukunftsbilder zu erschaffen, die weder der Welt noch einem selbst dienlich sind.« Dann bewegte er seine Hand auf seine Brust und tippte auf sein Herz. »Je stärker unsere Intuition, desto weniger oft verführt der verschmutzte Geist den Verstand zum Denken«, erklärte er mir.

»Wir sollten also mehr auf unsere Instinkte hören?«, versuchte ich zu verstehen.

»Nein, Semih. Instinkt und Intuition sind nicht das Gleiche. Der Instinkt handelt primär egoistisch. Er kümmert sich um dein Überleben und deine Fortpflanzung. Anders als die Intuition. Sie entspringt aus der Verbundenheit von allem und handelt deshalb stets im Sinne des großen Ganzen.« Eine ausladende Armbewegung in Richtung all der feiernden Menschen verdeutlichte den Unterschied von Instinkt und Intuition.

Wenn Intuition das Ende meiner nie enden wollenden Gedanken, Zweifel und Sorgen bedeuten würde, dann war ich mir sicher, dass ich lernen sollte, sie einzusetzen.

»Wie lerne ich …«, ich suchte nach den richtigen Worten, »Intuition?«, war das Klügste, das mir einfiel.

Er lachte. Nicht um seine Überlegenheit auszudrücken, sondern weil manche Dinge eben lustig sind. So auch mein unbeholfener Versuch, meine Gefühle in Worte zu fassen.

»Gar nicht«, antwortete er bestimmt. »Du bist durch und durch ein intuitives Wesen«, fügte er hinzu.

Ich schüttelte ungläubig den Kopf. »Kann ich kaum glauben.«

»Glaube es ruhig«, konterte er lächelnd. »Ein Radio empfängt mittels elektromagnetischen Wellen, die von einem Sendemast gesendet werden, Signale, die über eine Antenne empfangen und im Inneren zu Schallwellen moduliert werden. Diese werden an einen Lautsprecher übergeben und in für uns hörbare Töne übersetzt.«

»Ein Radio, Ferdinand? Was willst du mir damit sagen?«, fragte ich schnippisch.

Zum ersten Mal, seit ich ihn kannte, schien Ferdinand die Augen zu verdrehen. Obwohl es so subtil war, dass es mir bei jemand anderem nicht einmal aufgefallen wäre, sprach er mit seiner Mimik Bände und ich verstand jedes Wort davon. »Semih, ein zu frühes Urteil ist nichts außer ein zu frühes Urteil.« Ich hörte in Gedanken seine Stimme und schmunzelte anerkennend.

»Was musst du tun, damit dein Radio statt Rauschen den gewünschten Sender ausgibt?«, fragte er mich herausfordernd.

»Die richtige Frequenz einstellen«, war mir klar.

»Haargenau«, bestätigte er mit erwartungsvollem Blick.

Schulterzuckend stand ich vor ihm.

»Wie mit dem Radio verhält es sich auch mit deiner Intuition. Überall um dich herum herrscht Leben, das Wellen sendet. Jeder Mensch, jedes Tier, jede Pflanze, aber auch das Universum selbst sendet permanent Signale. Dein ganzer Körper dient als Antenne. Du nimmst diese Signale also ständig auf. Doch solange du nicht die richtige Frequenz einstellst, nimmst du nichts wahr außer einheitliches Rauschen.«

»Aber wie soll ich denn die richtige Frequenz einstellen, Drehregler habe ich an meinem Körper noch keine gefunden«, scherzte ich.

Er ignorierte meinen Humor und blieb ernst. »Achtsamkeit.«

»Achtsamkeit?« Mein Blick wandte sich auf die Kerze in meinen Händen und der Wärme, die sie ausstrahlte.

»Wenn du gehst, dann geh. Wenn du liest, dann lese. Wenn du isst, dann esse. Wenn du sprichst, dann spreche. Wenn du zuhörst, dann höre zu.« Ferdinand gab mir den Eindruck, er könnte die Liste ewig erweitern, wenn er wollte. Doch ich hatte verstanden, was er damit meinte.

»Du sagst, ich soll alles, was ich tue, bewusst tun? Dass ich …«, ich überlegte, »verbunden sein soll?«

Ferdinand strahlte. »Ganz genau. Wenn du dich auf eine Sache konzentrierst, dann gehst du eine Verbindung mit dieser ein. Und je öfters du dich mit einer Sache verbindest, desto leichter wird es dir fallen, ihre Frequenz zu erkennen.«

Ich war mir nicht sicher ob ich es genau verstanden hatte. Ferdinand legte mir seine linke Hand auf die Schulter.

»Semih, umso achtsamer du bist, desto mehr Verbindungen schaffen sich. Diese Verbindungen sind Grundlage deiner Intuition. Du wirst sensibler werden. Du wirst kohärente und inkohärente Zustände, also Gleichgewicht und Ungleichgewicht, erkennen können, bevor sie dir bewusstwerden. Für vieles wirst du weiterhin deine rationalen Fähigkeiten benötigen, und das ist gut so. Du wirst es bewusster tun. Doch für mindestens genauso vieles wird Denken überflüssig werden. Die Intuition übernimmt.«

Ich hatte absolut keinen Beweis dafür, dass das, was Ferdinand da erzählte, auch nur annähernd stimmte.

Doch falls es das tat, und bislang gab mir Ferdinand keinen Grund, ihm nicht zu glauben, dann könnte dies die wichtigste Erkenntnis meines Lebens sein.

Er legte seinen Arm um mich und leitete uns so in Richtung der anderen Gäste, um mir so zu sagen, dass die Lektion hier enden sollte.

Ich akzeptierte – ohne Widerrede.

Masken

Wir kamen gerade zurück an die Tafel, als alle Gäste ihre Weingläser in der Hand hielten, um auf das Brautpaar anzustoßen. »Salute!«, klang es im Chor, ehe alle, Glas an Glas, ein Liedchen anstimmten.

Ich mochte, was ich auf meinem Teller sah. Manches davon Dinge, die ich normalerweise nicht essen würde. Zu groß das Risiko. Da ich nichts davon schmecken konnte, genoss ich den Anblick. Die Angst davor, mit Durchfall auf das Essen zu reagieren, war präsent, doch vertraute ich Ferdinand. Gerade als ich eine Gabel Penne in die Richtung meines Mundes bewegte, klopfte es aufgeregt auf meine linke Schulter. Vor Schreck ließ ich die Nudeln fallen. Es war Nando. Er beugte sich zu mir herunter.

»Tut mir leid, mein Freund, wenn ich dich beim Essen störe, aber es ist wichtig, dass du mit mir kommst.«

Sofort pochte das Blut in meinen Ohren. Mein Herz sprang. Es klang, als ob etwas Schlimmes passiert war. Hilfesuchend sah ich zu Ferdinand. Er nickte mir nur zu. Ich zögerte nicht und folgte Nando den Hügel hinauf. Am großen Feuer angekommen, blieb er stehen und drehte sich in Richtung der festlich beleuchteten Tafel mit all seinen Gästen hin.

»Weißt du, warum du hier bist?«, wollte er wissen.

Ich wurde hysterisch.

»Nein, du hast gesagt, ich soll mit dir kommen. Nun sag schon! Was ist los, Nando?« Ich schwitzte am ganzen Körper.

Er blieb seltsam ruhig. »Schau doch mal genauer hin.« Er deutete auf Hannah und Carlo. Die beiden konnten ihr Glück immer noch nicht fassen. Noch nie hatte ich Menschen gesehen, die so voller Freude und Liebe steckten wie diese zwei. Nicht einmal Willy und Lisbeth. Ich sah, wie Hannah jedem einzelnen Gast in die Augen schauen wollte, um mit allen gemeinsam zu feiern. Ich sah, wie Carlo lachte, als ob er morgen für immer seine Stimme verlieren würde. Es gab keinen Zweifel daran, dass sie füreinander bestimmt waren. Doch ich verstand nicht, was das mit mir zu tun hatte. Langsam realisierte ich jedoch, dass es sich um keinen Notfall handeln konnte.

»Sieh genauer hin«, ermutigte mich Nando. Ich sah mir jeden einzelnen der Gäste an und erkannte nichts.

»Was soll ich denn so Wichtiges erkennen?«, wurde ich ungeduldig.

»Warum bist du hier, Semih?«, fragte er nochmals.

Ich erinnerte mich daran, dass auch Ferdinand mir diese Frage einst auf der Parkbank am See gestellt hatte. Nando gab mir mit diesem einzigen Satz zu verstehen, dass es nicht um den jetzigen Moment ging, sondern um mein Leben.

»Die Tafel mit all den feiernden Menschen …«, sagte ich vor mich hin, ohne den Blick abzuwenden, »sie steht stellvertretend für das Leben, das ich leben könnte, nicht wahr, Nando?«

»So ist es, Semih.«

Wie in Trance sprach ich vor mich hin. »Hannah und Carlo stehen stellvertretend für meine Beziehung mit Schatz. Der Spaß, die guten Gespräche, das authentische

Sein steht für die Freundschaften in meinem Leben. Das verzaubernde Ambiente und die allgegenwärtige, lebensbejahende Stimmung stehen für die Leichtigkeit und Freude in meinem Alltag. Das liebevoll zubereitete Essen, der köstliche Wein stehen für die Süße des Lebens. Und die Art, wie du und deine Mamma Gastgeber seid, steht für meine Berufung.«

»Semih«, begann er zu erzählen, »jeder von den Menschen am Tisch trägt Geschichten im Herzen, schöne, aber auch sehr traurige. Jeder von ihnen kennt den Frieden und den Krieg mit sich selbst. Die Scham der Vergangenheit und die Sorgen der Zukunft. Trotz alledem sind sie heute hier, um die Liebe zu zelebrieren. Das Leben zu feiern. Sie haben sich für diesen einzigen Moment entschieden, all ihre Sorgen, Ängste und Zweifel zu vergessen. Sie erinnern sich gerade nicht an die vermeintlichen Gründe, die sie unglücklich machen. Sie lieben das Leben, jetzt gerade in diesem Moment. Alles andere ist gewesen oder wird niemals sein.« Er machte eine Pause, ehe er mit einem Lächeln in der Stimme fortfuhr. »Das hier, mein Freund, ist das Leben. Alles andere nur der Versuch, das hier zu erreichen.«

Ich starrte auf das rege Treiben. Die Gespräche eines Pärchens, das sich an den Lippen hing; die Kinder, die um den Tisch herum fangen spielten; Willy, der Geschichten erzählte, und das Brautpaar, das sich glücklich in den Armen lag. Es wurde gelacht und getanzt.

Plötzlich entdeckte ich einen Mann in schwarzem Anzug, der sein Gesicht mit einer venezianischen Maske verdeckte. Ich hatte ihn unter den vielen Menschen kaum bemerkt, doch seit ich es tat, ließ ich ihn nicht mehr aus den Augen.

»Wer ist das?«, wollte ich von Nando wissen. Doch dieser ignorierte meine Frage. Die Menschen um den Maskierten herum schienen ihn nicht wahrzunehmen. Sie feierten an seiner Seite, sie berührten ihn, schubsten ihn sogar unabsichtlich. Es schien, als wollte er mitfeiern, doch jede seiner Bemühungen, Aufmerksamkeit zu erlangen, verliefen ins Leere. Manchmal schien es, als würde ihn doch jemand sehen können, doch es wollte keine Kommunikation gelingen. Ich konnte kaum hinsehen, es zerriss mir mein Herz. Ich konnte erkennen, wie sehr dieser Mann eigentlich Teil dieses Geschehens sein wollte.

»Warum legt er nicht einfach seine Maske ab? Wovor hat er denn nur Angst?«, wurden meine Gedanken laut. Ich wollte ihm zurufen, doch er hätte mich nicht gehört.

Auf einmal sah ich Ferdinand, der auf den maskierten Mann zulief. Ich freute mich, denn dies musste eine Lösung bedeuten. Der Maskierte erschrak, als Ferdinand ihn ansprach. So als hätte er nicht damit gerechnet, dass jemand mit ihm sprechen wollte. Ferdinand legte dem Mann seine Hand auf die Schulter und sprach zu ihm. Ich konnte ihn vom Hügel aus nur die Lippen bewegen sehen. Der Mann hielt mit eifrigem Kopfschütteln dagegen.

Ferdinand bewegte sich hinter den Mann und legte seine Hände auf beide seiner Schultern, so als würde er ihm Rückendeckung geben wollen. Sofort erkannte ich die Verbundenheit der beiden. Auch der Mann musste sie spüren, denn nach kurzem Zögern legte er seine Hände an die Maske und schob sie langsam über sein Gesicht, bis es gänzlich zu sehen war. Mein Herz setzte einen Takt aus. Schlug und setzte erneut aus. Und dann nochmal. Und nochmal.

»Wie kann das sein?!«, wandte ich mich erschrocken an Nando. Ohne eine Antwort legte er seine Hand auf meinen Rücken, womöglich sein Zeichen, dass auch er mir Rückendeckung gewährte. Der maskierte Mann – der war ich selbst.

Sobald die Maske gelichtet war, konnten ihn alle Gäste gleichzeitig erkennen. Ein dicker Kloß wuchs in meinem Hals. Ich sah, wie mein anderes Selbst unter den Blicken litt. Es fühlte sich fehl am Platz. In ihm kam das Gefühl auf, sich rechtfertigen zu müssen. Rechtfertigen für seine reine Existenz.

»Er hätte doch wissen müssen, dass das passiert, wenn man seine Maske ablegt«, klagte ich über mich selbst.

Doch was mir unten am Tisch verwehrt blieb, war die Sicht auf das Ganze vom Hügel herab. Von da oben nahm ich nicht nur mich selbst wahr, sondern auch all die anderen Gäste. All die Menschen, die ihn ansahen, sahen ihn auf verschiedene Weise an. Die meisten freuten sich einfach über seine Anwesenheit, dachten gleichzeitig aber auch nicht weiter über ihn nach. Manche von ihnen fanden ihn sofort sympathisch und würden am liebsten direkt zu ihm hingehen. Einer der Gäste fühlte sich regelrecht hingezogen zu ihm. Manche von Ihnen fühlten sich tatsächlich etwas überrumpelt von der neuen Situation und waren selbst noch unsicher. Für einen Gast wurde es sogar zu viel, denn er brauchte immer eine Weile, sich an neue Gegebenheiten anzupassen. Manche von ihnen flüsterten sich gegenseitig etwas ins Ohr. Andere wandten sich von der Situation ab. Was ich mit meinem Abstand erkennen konnte, war, dass das alles genau so sein durfte. Und viel wichtiger noch – nichts von all dem hatte etwas mit ihm zu tun.

»Von hier oben kann ich beide Seiten wahrnehmen. Da unten treffen mich alle Blicke. Ich höre das Nuscheln. Ich sehe die Menschen, die sich von mir abwenden. Alles beziehe ich auf mich. Doch von hier oben habe ich den Überblick. Ich kann erkennen, dass diese Situation nicht nur in mir etwas auslöst, sondern in allen anderen Gästen genauso. Jeder Einzelne von ihnen bezieht die Situation auf sich selbst«, reflektierte ich das Gesehene.

»Metaperspektive«, kommentierte Nando.

Ich erkannte, dass ich mit meiner Maske für niemanden greifbar war. »So lange ich mein wahres Gesicht verberge, kann sich niemand mit mir verbinden, richtig?«

Nando tätschelte meinen Rücken und löste dann seine Hand. »Unsere Gesellschaft möchte uns weismachen, dass wir in manchen Situationen nur geduldet werden, wenn wir uns anpassen. Das wird uns bereits vor unserem ersten Wort beigebracht. Wir lernen, dass unser wahres Gesicht nicht immer das ist, was unsere Mitmenschen von uns sehen wollen. Das energiegeladene, neugierige Mädchen mit tausenden Fragen im Kopf wird zum Stillsitzen und Beantworten von Fragen gezwungen, weil es sonst nicht in die Vorstellung der Schule passt. Der Junge, der am liebsten auf Bäume klettert und im Dreck spielt, bekommt Klavierstunden und Mathenachhilfe. Was man denkt, sagt man nur, wenn es andere nicht verärgern könnte. Einmischen darf man sich bloß dann, wenn man gefragt wird. Und gegessen wird, was immer schon gegessen wurde«, Fernandos Stimme wurde mit jedem Satz vorwurfsvoller. »Was tun wir also, wenn die Gesellschaft von uns verlangt, etwas zu sein, das wir in Wahrheit gar nicht sind?«, wollte er von mir wissen.

»Wir ziehen Masken an«, stellte ich fest.

»Genau. Und nicht nur eine Maske. Manche von uns haben ganze Schränke voll damit. Eine Maske für die Erziehung der Kinder, eine weitere für heikle Gespräche mit Verwandten und noch eine für die Liebesbeziehung.« Nando zählte mit seinen Fingern mit und neigte seinen Kopf, während er aufzählte, abwechselnd von einer auf die andere Seite. »Eine Sexualmaske, eine für Freizeitaktivitäten, eine spezielle Maske, die man nur anzieht, wenn man mit seiner Familie unterwegs ist, und eine wenn man Menschen trifft, vor denen man gut dastehen möchte. Eine für die Arbeit, eine Maßanfertigung für das Gespräch mit dem Chef, eine weitere für Gespräche mit dem Team. Eine für …« Nando gingen die Finger aus, doch er hätte bestimmt lange damit weitermachen können.

Ich richtete meinen Blick nochmals auf die feiernden Gäste und mich selbst als demaskierten Mann, der sich langsam öffnen konnte. Er schien Anschluss zu finden.

»Die Masken dienen uns als Schutzschild, oder? Ich meine …«, ich versuchte, mir meine Frage selbst zu beantworten, »… die Masken schützen uns davor, verletzt zu werden. Sie schützen mich davor, abgewiesen, als Mensch aberkannt und verachtet zu werden. Ich erbaue mir einfach die Identität, die ich brauche, um in gewissen Situationen akzeptiert, anerkannt und geachtet zu werden. Ich ziehe die Maske an, die am ehesten dazugehört.«

Nando unterbrach meinen Monolog und zeigte auf mein anderes Ich unten am Tisch. Irgendetwas musste mich verunsichert haben, denn ich zog mir wieder die Maske vor das Gesicht. Die anderen Menschen schienen mich zwar noch zu sehen, doch sie gingen keine Verbindung mehr mit mir ein.

»Menschen können spüren, wenn jemand authentisch ist oder sich hinter einer Maske versteckt«, erklärte Nando. Daran zweifelte ich nicht. Denn ich hatte schon oft das Gefühl, mit jemandem zu sprechen, der etwas verbarg.

»Mit einer Maske vor meinem Gesicht kann ich niemals wahrhaftig ich selbst sein. Und wenn ich nicht ich selbst sein kann, bin ich bloß eine Illusion, die sich mit nichts und niemandem verbinden kann«, fasste ich leise zusammen. Die Erkenntnis glich einem zweischneidigen Schwert. Tatsächliches Leben findet nur statt, wenn ich gänzlich ich selbst bin. Doch diese Einsicht offenbarte mir auch, wie sehr ich ein Leben voller Masken lebte. Wie sehr ich die Sicherheit gegen die Freude eingetauscht hatte. Im selben Moment verschwand der Mann, der ich selbst war, und alles war, als wäre nichts gewesen.

»Ich habe vergessen, wie es geht, Nando. Ich habe vergessen, wie man lebt.« Die Traurigkeit trübte meine Sicht. »Ich habe vergessen, wie man liebt. Ich habe vergessen, wie man genießt.« Tropfen für Tropfen flossen die Schuppen vor meinen Augen dahin. »Und das alles, weil ich Angst davor habe, zu sein, wer ich wirklich bin.« Jedes Wort fühlte sich wahr an. »Das alles nur, weil ich Angst davor habe, dass mein tatsächliches Ich nicht gut genug ist.« Die aufkommende Energie in meinem Körper zwang mich in die Hocke. Nando griff mir unter die Arme, zog mich hoch und strich mir sanft über den Rücken.

»Wenn du doch nur sehen könntest, was ich sehe, mein Freund.« Ohne ein Wort zu sagen, bat ich ihn um Antworten. »Du würdest sehen, dass du der Mittelpunkt des Universums bist. Dass auch ich der Mittelpunkt des Universums bin. Dass jeder einzelne Mensch da unten an der Tafel der Mittelpunkt des Universums ist.« Nichts davon konnte ich wirklich verstehen. »All das«, seine Hand präsentierte alles, was uns umgab, »gibt es nur, weil es dich gibt.«

Kopfschüttelnd intervenierte ich: »Das kann nicht sein.«

»Semih, der einzige Beweis, dass es eine Welt gibt, bist du selbst. Alles in deinem Leben existiert nur deshalb, weil du glaubst, dass es existiert. Glaubst du nicht an Gott, dann gibt es keinen. Glaubst du nicht an die Liebe, dann gibt es sie nicht. Glaubst du nicht an Heilung, dann findest du sie nicht. Glaubst du nicht, dass du ein Leben in Freude und Glück leben kannst, wirst du es nicht.« Nando war sich seiner Sache sicher. Mit jeder Faser seines Körpers unterstrich er, woran er glaubte.

»Das würde bedeuten«, begann ich zusammenzufassen, »dass ich der Schöpfer meines eigenen Lebens bin und es deshalb keinen Grund gibt, eine Maske zu tragen.« Noch einmal wollte ich bewusst wahrnehmen, was unten passierte. »Wie lerne ich, ein Leben ohne Masken zu leben. Niemals ist es so einfach, wie du es mir weismachen willst, Nando.«

»Ab dem heutigen Tag weißt du, dass diese Frage eigentlich nicht existiert. Wahrhaftiges Leben existiert ausschließlich ohne Masken. Ab heute wirst du dich immer daran erinnern. Bis zu dem Tag, an dem es gänzlich in dir angekommen ist. Die Masken, die du trägst, werden unbequem werden bis zu dem Zeitpunkt, an dem du nicht mehr bereit bist, welche zu tragen. Vertraue dem Prozess, Semih.« Er klopfte sanft auf meinen Rücken als Zeichen, dass dies alles war, das ich brauchte, ehe er in Richtung Tafel zurücklief, ohne ein weiteres Wort zu sagen.

Ich hielt inne, sah den Hügel hinunter und genoss für ein paar Momente das rege Treiben aus der Entfernung. Ich hatte keine Ahnung, was gerade geschehen war. Nichts davon deckte sich mit meiner Vorstellung des Möglichen. Und doch war es so geschehen.

»Vertraue dem Prozess«, wiederholte ich. Und weil mein Verstand nicht bereit war zu verstehen, versuchte ich es mit meinem Herzen.

Liebe

»Zurück im Leben?«, fragte Ferdinand, als ich wieder am Tisch ankam. Ich nickte. Dann lächelte ich. Ich hätte so viele Fragen gehabt. Er so viele Antworten. Doch für den Moment war es gut, wie es war.

Ich griff zur Gabel, auf der immer noch Penne aufgestochen waren. Natürlich war ich der einzige am Tisch, der noch einen vollen Teller vor sich hatte, doch in Anbetracht meines Hungers war mir das mittlerweile egal.

Bewusst führte ich die Nudeln in meinen Mund. Wie zu erwarten war, schmeckten sie wie alles andere, das ich kaute. Beim reifen Käse zögerte ich einen Moment und aß ihn dann doch. Ohne weiter darüber nachzudenken, aß ich den Teller mit all den Speisen, die ich so lange vermieden hatte, leer. Es tat so unglaublich gut. Wie ich später feststellen durfte, löste keines der vielen Nahrungsmittel ein Verdauungsproblem aus. Zum ersten Mal seit Jahren.

Wieder wurde an ein Weinglas geschlagen.

Es war Willy, der nun aufstand.

»Na endlich«, kommentierte Ferdinand das Geschehen.

Willys Stimme war mir bisher immer zart und gebrechlich vorgekommen. Doch als er, bereit zur Rede, an der Tafel stand, strahlte seine Stimme eine melodische Theatralik aus. Voller Kraft reichte sie über die gedeckten Tische.

»Darf ich euch eine Geschichte aus meinem Leben erzählen?«, fragte er und wartete tatsächlich eine Antwort ab. Die Gäste nickten, einige waren voller Vorfreude und bejahten laut. Willy nickte und stellte sein Glas ab, um beide Hände frei zu haben. Eine Übersetzung gab es dieses Mal nicht. Zugehört haben jedoch alle. Die einen eben nur mit dem Herzen.

»Ich kannte vor langer Zeit einen alten Bauern. Ich begegnete ihm über viele Jahre jeden Morgen. Die ersten Jahre auf dem Weg zur Schule. Dann täglich auf dem Weg zu meiner Arbeit, den ich, ob Wind oder Regen, mit dem Fahrrad bestritt. Ein anderes Fortbewegungsmittel gab es nicht. Zu einer anderen Tageszeit als am Morgen erspähte ich den Bauern nie, vermutlich weil er dann die Felder bestellte oder das Vieh hütete. Jeden Morgen saß er vor seiner Scheune, unter einem kleinen Dächlein, und trank eine Tasse Kaffee, aß sein Brot und las die Zeitung. Ein kleiner grüner Tisch und zwei rote Holzstühle, deren Farbe blätterte, waren alles, was unter dem Dächlein stand. Er machte wohl seine erste Pause des Tages, als ich noch nicht einmal mit meinem Arbeitstag begonnen hatte. Ich grüßte ihn mit einem kurzen doch freundlichen ›Guten Morgen‹, mehr an Worten lies mein Tempo, mit dem ich an ihm vorbeifuhr, nicht zu. Der Bauer hat mir nie geantwortet. Auch war ich ihm keinen müden Blick wert. Meine Mutter sagte immer, er sei einsam und mochte deshalb keine Menschen mehr sehen. Dies stelle aber keinen Grund dar, unhöflich zu sein, und er hätte dennoch meinen Gruß verdient. Die Menschen im Dorf sagten jedoch, er sei ein alter Spinner, den man meiden sollte. Es waren nur zwei einfache Worte und meine Erziehung lies ein anderes Verhalten nicht zu, also grüßte ich ihn weiterhin täglich. So vergingen die Jahre. Es wurde zur Routine und ich dachte längst nicht mehr darüber nach.

Eines Tages, ich hatte verschlafen und befürchtete, zu spät zu meiner Arbeit zu kommen, eilte ich am Haus des Bauern vorbei und ließ meinen Morgengruß aus. Das Ausbleiben meiner Freundlichkeit änderte jedoch nichts an meinem Alltag, schließlich regte sich nie etwas bei dem Empfänger meines Grußes. Und so entschloss ich mich, auch am nächsten Tag nicht zu grüßen. Was sich all die Jahre lang richtig anfühlte, war unwichtig geworden. Seit jenem Tag habe ich den Mann ignoriert, so wie er es mit mir tat und starrte nur stur vor meinen Fahrradreifen.

Die meisten Tage hatte ich den Bauern fast vergessen, an anderen Tagen war ich enttäuscht von mir selbst. Dies war nicht meine Art. Doch das Verhalten des Bauern ließ mir keine andere Wahl. Es vergingen Monate, ohne dass sich dieses Verhältnis zwischen uns änderte. Ich fuhr mit dem Fahrrad an seinem Hof vorbei, ich grüßte nicht, er grüßte nicht. Eines Tages, als ich wieder einmal zu spät für die Arbeit war und besonders schnell in die Pedale trat, fuhr ich über einen etwas zu großen Stein und stürzte. Da sich das Vorderrad verkeilte, schoss ich mit voller Wucht über die Lenkstange hinaus. Zu meinem Glück landete ich seitlich des Weges im hohen Gras und nach kurzer Kontrolle war ich mir sicher, dass nichts gebrochen sein konnte. Das Aufstehen war trotzdem schmerzhaft, ich stützte mich am Zaunpfahl, neben dem ich aufgeschlagen war, ab und rappelte mich zusammen. Als ich mich umdrehte, um nach meinem Fahrrad zu sehen, stand der alte Bauer vor mir, mit meinem Fahrrad in der Hand. Ohne etwas zu sagen oder nur eine Miene zu verziehen, schob er es in meine Richtung, musterte mich von oben bis unten und ging, sobald er sich sicher war, dass mir nichts fehlte, zurück an seinen Platz.

Ich war verunsichert. Auf der einen Seite war ich dankbar, dass er mir geholfen hat, auf der anderen Seite war ich verwundert, dass er mir immer noch nicht wohl gesonnen begegnen konnte. Ich fragte mich, was er wohl gegen mich haben könnte, was sein Problem mit mir war. Mir fehlte die Zeit, um länger darüber nachzudenken, und so schwang ich mich auf den Sattel meines etwas ramponierten Fahrrads und machte mich auf den Weg in Richtung Arbeit.

Mein Rücken quälte mich all die Stunden sehr; ich musste mir doch ein paar Wirbel geprellt haben. Etwa zwei Stunden vor Arbeitsende entschloss ich mich, nach Hause zu gehen. Die Schmerzen waren nicht mehr auszuhalten. Ich schob mein Rad den langen Weg nach Hause. Am Hof des Bauern angekommen, war ich verwundert, dass er unter seinem Dächlein saß und eine Pfeife rauchte. Ich rechnete nicht damit, ihn zu sehen, ich sah ihn wie gesagt noch nie zu einer anderen Tageszeit als am Morgen. Ich wusste nicht, ob ich ihn grüßen sollte oder nicht, doch angesichts der Tatsache, dass er mir am Morgen geholfen hatte, überredete ich mich dazu, ihn anzusprechen. So weit kam es aber nicht. Der Bauer kam mir zuvor.

›Guten Tag, Willy, du bist heute früh zurück, hat der Unfall von heute Morgen doch Spuren hinterlassen? Komm doch zu mir auf den Hof und trink mit mir eine Tasse Kaffee‹, rief mir der Bauer entgegen. Vor Schreck ließ ich beinahe mein Fahrrad fallen. Noch nie hatte ich seine Stimme, die ganz tief und rau klang, gehört. Das hätte schon gereicht, um mich zu verwirren. Doch anstatt eines einfachen Grußes lud er mich zu sich auf den Hof ein. Ich verstand nicht, was ihn zu einem solchen Sinneswandel veranlasste, aber ich hatte keinen Zweifel daran, dass es eine gute Idee war, ihm Folge zu leisten.

Ich schob mein Rad auf den Hof, stellte es an der Scheune ab und setzte mich auf den leeren roten Stuhl, während mir der Bauer den versprochenen Kaffee holte.

›Ich genoss deine netten Grüße am Morgen immer sehr, Willy, warum hast du nur damit aufgehört?‹, wollte der Bauer mit der dampfenden Kanne in der Hand wissen.

Ich konnte nicht konfuser sein und erklärte ihm, dass er nie zurückgegrüßt hatte und ich deshalb die Lust an der einseitigen Höflichkeit verlor. Der Bauer musste schmunzeln, goss mir den Kaffee in eine weiß emaillierte Tasse und begann zu erklären.

Seine Augen wurden ganz weich und glasig, als er von seiner Frau Waltraud erzählte, die vor mehr als zwanzig Jahren starb. Er erklärte mir, dass er, seit er diesen Hof von seinem Vater übernahm, jeden Tag um fünf Uhr aufstand und nach den Kühen sah, sie melkte, sie fütterte. Wenn er um halb acht damit fertig war, wartete Waltraud mit Kaffee, Brot und der Zeitung unter dem kleinen Dächlein. Die darauf folgende Stunde verbrachten sie gemeinsam am kleinen grünen Metalltisch, tranken Kaffee, die Bäuerin las ein Buch, der Bauer las die Zeitung. Er machte immer wieder eine kurze Pause zwischen den Sätzen, es fiel ihm nach all den Jahren ohne seine Frau immer noch schwer, über ihren Tod zu sprechen. In all den Jahren, ohne seine Frau war er immer noch um fünf Uhr morgens aufgestanden, in den Stall gegangen, hatte sich zur Pause Kaffee gemacht, sich Brot und die Zeitung geholt und sich eine Stunde schweigend und in Gedanken an seine Frau an den kleinen grünen Tisch gesetzt, auf einen der roten Holzstühle unter dem kleinen Dächlein an der Scheune.

Er erklärte mir weiterhin: ›Ich freute mich jeden Morgen,

wenn du am Hof vorbeigezogen bist und Guten Morgen gerufen hast, denn ich hörte nicht deine Stimme, sondern die meiner Frau, so als ob sie bei mir gewesen wäre. Das klingt verrückt, ich weiß. Ist es vielleicht auch. Doch für einen kurzen Moment war sie bei mir. Eines Tages hast du damit aufgehört und ich hörte auch sie nicht mehr.‹

Ich musste mir in die Schenkel kneifen, um meine Tränen zu unterdrücken. Ich entschuldigte mich bei ihm, er tat mir sehr leid. Doch er schüttelte den Kopf und gab mir zu verstehen, dass dies nicht nötig sei. Ihm selbst wurde klar, wie frustrierend es sein musste, ihn zu grüßen, ohne eine Antwort zu bekommen. Er erzählte mir noch eine Stunde lang von seiner Frau und der innigen Liebe, die sie selbst nach ihrem Tod genossen. Ich fragte ihn, wie er all die Jahre in Trauer überlebt hatte; ich konnte mir das einfach nicht vorstellen. Doch er lehrte mich eines Besseren.

›Weißt du, Willy, Freude und Trauer sind zwei Seiten derselben Medaille. Sie sind nicht, wie man vermuten mag, etwas Gegensätzliches, nein, sie sind in Wahrheit eins. Ohne Freude keine Trauer und ohne Trauer keine Freude.‹

Ich musste ein fragendes Gesicht gemacht haben, denn er fuhr fort. ›Jeden Tag erinnere ich mich eine Stunde lang an die Liebe zu Waltraud und ihren körperlichen Tod. Und ja, oft begleitet mich in dieser Stunde die Trauer. Doch all die anderen Stunden, die mir bleiben, verbringe ich Tag für Tag in der Freude, am Leben zu sein.‹

Vermutlich fehlte mir damals die Erfahrung, um tatsächlich zu verstehen, was der Bauer gemeint hat, doch ich wusste seit diesem Tag, dass ich von dem sturen Bauern noch viel zu lernen hatte. Wir vereinbarten, dass ich weiterhin am Morgen grüßen würde und der Bauer wei terhin still seine Zeitung lesen wird. Wir machten aber auch aus, dass ich am Abend nach meiner Arbeit in die Scheune kommen würde und wir uns von unserem Tag erzählen. Gemeinsam verbrachten wir noch weitere acht Jahre in diesem Rhythmus. Selten gab es einen Tag, den wir ausgelassen haben. Manchmal sprachen wir nur ein paar Minuten über das Wetter oder die Ernte, doch manchmal auch Stunden über die Menschen, die Sehnsucht und die Liebe. Es war eine Freundschaft geworden, die ich niemals missen wollte, ehe er friedlich starb, um seine Frau Waltraud wiederzusehen. Ich lernte von ihm, dass das Offensichtliche oft am wenigsten der Wahrheit entsprach.«

Willy machte eine kurze Pause, um seinem alten Freund die Ehre zu erweisen.

»Ein Satz, welcher der Bauer bei jeder Gelegenheit wiederholte und den ich gerne mit Hannah und Carlo teilen möchte, schließt auch meine Rede ab:

Lebe die Liebe und liebe das Leben …
… alles andere ist vergeudete Zeit.«

Es waren nicht nur die Worte von Willy, sondern die spürbar aufrichtige Energie in jeder Silbe, die alle Gäste in einen Moment der Stille bewegten – selbst die, die kein Wort verstehen konnten –, bevor jeder Einzelne, auch ich, fleißig applaudierte.

Hannah drehte sich zu Willy, küsste ihn auf die Wange und flüsterte ihm etwas ins Ohr, woraufhin er nur zart lächelte und nickte. Ich wusste nicht, was sie zu ihm gesagt hatte, aber wenn Respekt einen Ausdruck kannte, dann diesen.

Angst

Das Personal räumte den Tisch ab. Die Band stimmte schnellere Lieder an und die ersten Gäste begannen zu tanzen. Es gab keine Tanzfläche, und so tanzte jeder dort, wo es ihm lieb war.

Ferdinand und ich begaben uns an einen der Stehtische nah am Feuer und beobachteten das Geschehen. Durch meine letzten Erkenntnisse war es mir nicht mehr möglich, die tanzenden Gäste als solche zu sehen. Sie blieben Stellvertreter meines eigenen Lebens.

Die Stimmung änderte sich plötzlich, als die Band eine ruhige Ballade anstimmte. Die Gäste, die soeben noch freudig das Tanzbein schwangen, sahen sich verwundert an. Auch Ferdinand und ich konnten mit dem ruppigen Genrewechsel wenig anfangen.

Doch dann sahen wir Hannah, mit Mikrofon in der Hand. Die Violinistin und der Pianist der Band untermalten Hannahs Stimme, die einzig und alleine Carlo galt. Sie sang auf Italienisch. Es bildete sich ein Kreis rings um das Brautpaar. Jede Silbe, die ihre Lippen verließ, berührte mich. Und nicht nur mich. Auch alle anderen Anwesenden um uns herum rangen mit den Tränen.

Ich musste an mein Zuhause denken. An Schatz, die nicht wusste, was ich gerade machte, und die Tatsache, dass ich sie furchtbar vermisste. Nicht nur, weil sie nicht bei mir war, sondern weil ich ihr für immer nah sein wollte, aber etwas zwischen uns stand, das dies nicht erlauben würde.

Meine Gedanken übertönten Hannahs Gesang.

»Wie kann es bloß sein, dass ich diese innige Liebe zu ihr verspüre und dennoch nicht daran glaube, dass wir glücklich sein könnten? Warum stoßen wir uns an all den kleinen Steinen in unserem Weg immer wieder den Zeh? Warum glaube ich immer noch, dass sie sich ändern müsste, damit eine Hochzeit wie diese jemals unsere sein könnte?«

Mein Magen drehte sich und mir wurde übel. Ich gab dem Essen die Schuld. Ich entschuldigte mich bei Ferdinand und ging in Richtung des Hauses, um die Toilette aufzusuchen, ehe es zu spät war.

Mit jedem Schritt ging es mir schlechter und die Angst, es nicht mehr rechtzeitig zu schaffen, machte es noch schlimmer. Ich passierte das große Feuer, lief an den Rosenhecken vorbei und bewegte mich Richtung Hauseingang. Mein Sichtfeld verengte sich. Ich würde es nicht mehr auf die Toilette schaffen und so torkelte ich an der Hauswand vorbei und begab mich zur abgewandten Hausseite außerhalb der Sichtweite jeglichen Gastes.

Eine kleine hölzerne Bank bot mir Rast.

Mein Herz pulsierte immer schneller, viel schneller, als ich es gewohnt war. Ich atmete, doch es fühlte sich an, als würde zu wenig Luft in meiner Lunge ankommen. Ich öffnete die oberen Knöpfe des Hemdkragens, doch es wurde nicht besser.

Die Angst, dass nun etwas ganz Schlimmes passieren würde, breitete sich mit jedem weiteren Atemzug in meinem Körper aus.

»Ein Herzinfarkt, einfach so, ohne Vorwarnung? Bin ich nicht viel zu jung dafür?«, schoss es mir durch den Kopf.

Ich achtete auf meinen linken Arm, ob er anfing, zu kribbeln oder zu schmerzen. Ich hatte gehört, dass dies ein klares Indiz für einen Infarkt war. Das Fehlen eines solchen Symptoms konnte mich dennoch nicht beruhigen.

Mein Herz ratterte wie ein alter Rasenmäher mit Fehlzündungen, mein ganzer Körper vibrierte. Ich hatte Angst, mich zu bewegen, ich wusste nicht, ob ich dadurch alles schlimmer machen würde. Schweiß bedeckte jeden Quadratzentimeter meiner Haut. Mir war äußerlich heiß und innerlich bitterkalt.

Ich hätte schreien können und dennoch traute ich mich nicht, um Hilfe zu rufen. Minuten vergingen. Gefühlte Stunden. Ich legte mich auf die Holzbank. Meine Beine ragten hinaus. Carlos Sakko musste als Kissen dienen. Ich hoffte, mein Körper würde sich so endlich beruhigen.

Das Gelächter der tanzenden Gäste klang, als ob es mir galt. Als lachten sie mich aus. Die Tränen flossen mein Gesicht hinunter. Noch nie im Leben hatte ich eine solche Angst.

»Lieber Gott, lass mich jetzt nicht sterben«, flehte ich in Gedanken, ohne genau zu wissen, an welchen Gott ich mich gerade wandte. Mir war jeder recht.

Ich versuchte, ruhiger zu atmen. Es gelang mir nicht. Meine Gedanken kreisten um Schatz und meine Tochter.

»Es gibt nicht einmal ein Testament. Ich bin nicht bereit für den Tod!«, schrie ich innerlich, bewegte dabei aber nicht einen einzigen Finger. »Ich würde sowieso nichts hinterlassen, wofür es sich zu leben gelohnt hätte«, machte ich mir selbst Vorwürfe. Ich wurde wütend. Wütend auf mich, das Leben, diesen sinnlos wirkenden Umstand. »Ist das wirklich alles gewesen? Jetzt ist einfach alles vorbei?«, ich wusste nicht, an wen ich meine Fragen richtete. »Wozu dann diese Reise? Hätte ich nicht auch zuhause, bei meiner Familie, sterben können?«, pochte es in meinem Kopf.

Die Angst, die mit jedem unregelmäßigen Herzschlag größer wurde, lähmte mich. Ich war mir sicher, dass dies nun mein Ende sein würde. Nicht zu wissen, wann ich meinen letzten Atemzug nehmen würde, brachte mich um den Verstand. Ich wollte für mein Leben kämpfen, doch wusste ich nicht, wer mein Feind war.

»Wie konnte ich nur die Kontrolle verlieren«, quälte ich mich selbst. Ein lautes Pfeifen durchdrang beide meiner Ohren. »Ich habe keine Schuld«, winselte ich. »Bis zu meinem heutigen Tag habe ich mein Bestes gegeben. Ich wusste es nicht besser.« Es klang wie eine Entschuldigung an mein eigenes Leben. »Hätte ich doch gewusst, dass es so enden würde.«

Mein Körper stand unter Hochspannung. Als würde er einen Schock erleiden. Doch irgendwie schien er sich von mir zu entfernen.

Mein Geist wurde ruhiger. Für einen kurzen Moment vergaß ich sogar, wo ich war. Ich hörte weder die Musik noch spürte ich die Holzlatten der Bank unter meinem Rücken. Mein Körper pulsierte noch kurz, dann aber spürte ich nicht einmal mehr mein Herz schlagen. Es wurde alles weich, langsam und entspannt.

»Wenn das das Ende ist, dann muss ich das akzeptieren«, dachte ich, doch hörte ich dabei meine eigene Stimme nicht mehr im Kopf. Ich spürte meinen Gedanken nur noch. Es gab keinen Kampf mehr. Je mehr ich mich dieser Situation hingab, desto friedlicher wurde es in mir.

Ich gab auf. Vielleicht zum ersten Mal in meinem Leben. Ich wusste nicht, was ich aufgab, aber es fühlte sich an, als ob ich von etwas erlöst wurde. Ich akzeptierte, was ich nicht ändern konnte. Auch wenn es der Tod war, den ich akzeptieren musste. Es gab keinen Grund mehr, an etwas zu zweifeln. Keine Sorgen mehr. Machtlosigkeit. Es gab nur noch Vertrauen, denn ich konnte nichts mehr kontrollieren. Es geschah, was geschehen musste.

Meine volle Konzentration galt meinem Atem, der immer langsamer wurde, bis er kaum noch wahrnehmbar war und dann ganz verschwand. Ein letztes Mal umarmte ich meine Liebsten vor meinem inneren Auge.

»Ich liebe euch. Und ich werde euch immer lieben.« Ich wusste, dass dies meine einzige Aufgabe war. Für all den Schmerz, den sie durch meinen Tod erleben müssten, war ich nicht zuständig.

Um mich herum wurde alles ganz hell. Es war nicht weiß, sondern einfach nur hell. Die Art, wie ich sehen konnte, unterschied sich von dem, was ich kannte. Es war, als könnte ich von innen heraus sehen. Es war auch nicht still. Ich hörte eindeutig etwas, doch konnte ich es nicht erklären. Auch das Hören unterschied sich von dem, was ich kannte.

Übergangslos von einem zum anderen Moment sah ich mich selbst vor mir stehend. Ich sah mich ganz klar, doch es war nicht das ICH, das ich kannte, es war ein anderes ICH. Es sah aus wie ein ICH, welches ich gerne gewesen wäre. Das ICH, das ich aus Scham, Angst und Schuld nie sein konnte.

»Es ist so weit, Semih«, sprach das andere ICH zu mir. Ich nickte und wandte mich ihm zu. In diesem Zustand schien mir alles ganz klar zu sein. Ich musste nicht über das, was ich sagen wollte, nachdenken. Es war nichts da außer der Wahrheit.

»Es tut mir leid, dass ich mich nie getraut habe, dich zu

zeigen. Nun, wo mein Ende da ist, ist mir klar, dass es nie einen Grund gab, dich zurückzuhalten. Bitte vergib mir.«

Mein anderes ICH kam einen Schritt auf mich zu und nahm meine Hand.

»Das ist jetzt nicht mehr wichtig«, antwortete es mir mit einem Lächeln und ich spürte, dass es Recht hatte. »Wichtig ist nur, wie du dich nun entscheidest.«

Verständnislos sah ich in mein Gesicht.

»Wie ich mich entscheide?«

»Von nun an kannst du ICH sein oder weiter du. Wählst du MICH, so wird dies die einzige Erfahrung dieser Art für dich sein. Wählst du dich, dann werden wir uns bald wiedersehen«, erklärte mir mein anderes ICH wohlwollend.

»Aber ich sterbe, warum sollte ich mich noch für irgendetwas entscheiden müssen?«

Mein anderes ICH schüttelte ungläubig den Kopf.

»Sterben, Semih? Das hier ist doch nicht der Tod.«

»Ist es nicht?«

»Sieh dich doch einmal um.« Das andere ICH öffnete seine Arme, sah nach oben und drehte sich langsam im Kreis, um mir zu offenbaren, was ich nicht wahrnehmen konnte.

Erst dann erkannte ich die vielen Fotos, die um mich herum schwebten. Auf jedem Foto war ich selbst zu sehen. Auf keinem war ich älter als sieben Jahre alt.

»Warum sieht das Kind auf den Fotos mehr nach DIR als nach mir aus?« Ich sah zufrieden aus. Ich strahlte. Auf den Fotos sah ich einen kleinen Jungen, der das Leben liebte.

Das andere ICH lenkte meinen Fokus auf eine weitere Reihe Bilder. Sie zeigten eine Art Zeitstrahl. Und mit jedem weiteren Bild, das ich mir ansah, mit jedem weiteren Jahr, das verstrich, glich das Kind auf den Fotos mehr dem ich, das ich heute bin.

»Ich war einmal DU«, stellte ich fest. »Frei von Scham, Angst und Schuld.«

Das andere ICH lächelte sanftmütig. In mir wurde es friedlich, als ich erkannte, dass ich bereits einmal all das war, was ich versuchte, zu werden. Es musste bedeuten, dass ich es wieder werden konnte.

»Und du bist dir ganz sicher, dass das hier nicht der Tod ist?«

Mein vor mir stehendes ICH nickte, fing von innen an zu leuchten, dann nach außen zu strahlen, bis ich nichts mehr sehen konnte. Ich hörte nur seine Stimme, die laut und allgegenwärtig war.

»Semih, das hier ist nicht der Tod, das hier ist eine Geburt.«

Im selben Moment wurde es so hell, dass ich es als Dunkelheit empfand. Ich spürte meinen Atem, der langsam und gleichmäßig war. Und hörte den rasenden Puls in meinen Ohren, der sich plötzlich und schlagartig normalisierte. Kurzzeitig fühlte es sich so an, als würde ich in warmem Wasser schweben. Dann aber überkam mich die brachiale Empfindungsflut eines irdischen Körpers und ich riss die Augen auf. Erst als ich mir diese rieb, erkannte ich, dass Ferdinand neben mir saß.

»Willkommen zurück«, flüsterte er einfühlsam.

Benommen suchte ich nach Antworten. »Wie hast du mich gefunden?«

Ferdinand legte seine Hand auf meine Brust, die sich sofort warm anfühlte. »Ich war die ganze Zeit bei dir, Semih, das war ich immer schon.«

Zu denken, fiel mir schwer. »Was ist mit mir passiert?«

»Deine Seele hat deinen Körper, dich zum Zuhören zu bringen.«

Meine Stimme war schwach. »Was sollte ich denn hören?«

»Die Botschaft an deinen Geist, dass er die Idee loslassen muss, das Leben kontrollieren zu müssen. Dass er die Idee vergessen muss, die dich glauben lässt, verlassen zu werden, wenn du gänzlich du selbst bist. Dass er die Idee vergessen muss, die dich glauben lässt, verstoßen zu werden, wenn du aussprichst, was dein Herz dir sagt. Dass er die Idee hinter sich lassen muss, die dich glauben lässt, nicht geliebt zu werden, wenn du dich nicht an die Erwartungen anderer anpasst.«

Seine Worte hallten in mir nach. Ordnen musste ich sie nicht, die Wahrheit erkennt man daran, dass sie unmissverständlich ist.

»Meine Seele benutzt meinen Körper, um meinem Geist Botschaften zu senden?«, versuchte ich zu verstehen.

»Deine Seele, welche genauso ein Teil deines ICHs ist, muss nicht kontrollieren. Sie vertraut, denn sie weiß, weil sie mit allem verbunden ist, dass es keine Kontrolle gibt. Jedoch hast du deinen Geist trainiert, lauter und bestimmter zu sein als deine Seele«, erklärte er mir.

Noch vor ein paar Tagen hätte ich eine solche Unterhaltung geduldet, aber kaum ernst genommen. Heute aber, nach dem was ich hier erleben durfte, ergab alles, was Ferdinand sagte, einen Sinn. Denn ich musste nicht seinen Worten glauben, sondern nur meinen eigenen Erfahrungen. Dem, was sich stimmig für mich anfühlte.

»Doch warum diese drastischen Maßnahmen. Warum schickt meine Seele keine subtileren Zeichen? Warum raubt sie mir den Atem und jagt mein Herz?«

Ferdinand rieb meine Brust an der Stelle, an der mein Herz war.

»Du hast die anderen Zeichen doch alle überhört, mein Lieber. Wenn dein Körper dein Blut und deine Luft kontrolliert, dann musst du hinhören. Es wird dir nicht möglich sein, diese Zeichen außer Acht zu lassen. Ich werde dir später mehr darüber erzählen, sobald du ausgeruht bist«, schloss Ferdinand ab und nahm seine Hand wieder von meiner Brust. Die Stelle, die er berührt hatte, wurde ganz warm und kribbelte angenehm.

Ich rieb mir noch einmal die Augen, atmete tief ein, streckte mich und kam endlich wieder bei mir an. Erst in diesem Moment bemerkte ich, dass ich nicht mehr auf der hölzernen Bank hinter dem Haus lag, sondern in meinem Bett im Gästezimmer und die Sonne bereits aufging.

»Habe ich etwa die ganze Feier verpasst?«, fragte ich erschrocken.

Ferdinand zog ein weiches Lächeln auf und schüttelte behutsam den Kopf. »Nein, Semih, du hast nichts verpasst. Du hast genau das getan, wofür du gekommen bist«, beruhigte er mich. »Wenn ich dich heute so ansehe, sehe ich einen anderen Semih, als ich gestern noch gesehen habe. Gönne dir nun die Zeit, die du brauchst, um wieder gänzlich hier anzukommen. Nando und ich fangen an, den Garten aufzuräumen. Wenn du dich fit genug fühlst, kannst du uns nach dem Frühstück helfen.«

Ich fand keine Worte für meine Gefühle, die versuchten, sich zwischen unbändiger Angst und maßloser Freude einzupendeln. Ich nickte, ohne zu wissen, wem mein Einverständnis galt. Ferdinand nahm meine Hand, als wollte er nochmal untermauern, dass alles gut sei, bevor er ging.

Ich schloss noch einmal meine Augen und schlief ein.

Kerbe

Ich stand vor dem Badezimmerspiegel und wusch mein Gesicht mit kaltem Wasser. Einen Augenblick lang ertappte ich mich, meine geistige Verfassung zu hinterfragen. Noch immer konnte ich mir nicht erklären, was in der letzten Nacht geschehen war. Es kam alles so plötzlich, ohne jegliche Vorwarnung. Dachte ich zu diesem Zeitpunkt zumindest.

Meine Knie konnten meinen Körper kaum gerade halten. Ich fühlte mich, als ob ich einen Marathon absolviert hätte. Mein Magen knurrte. Obwohl meine Beine ohne eine bewusste Entscheidung in Richtung Bett steuerten, leistete ich Gegenwehr und begab mich in die Küche.

Dort angekommen, fiel mir zuerst der üppig beladene Tisch auf. Jede Menge Teller, Schüsseln und Schalen voller übrig gebliebener Speisen. Panzerotti, Arancini, Involtini, Tiramisu. Erst als sie auf mich zukam, bemerkte ich Marianna. Sie legte ihre beiden Hände an meine Wangen und drückte mein Gesicht wie einen Enkel, der lange nicht mehr zu Besuch war. Mit hochgestellter Stimme sprach sie auf mich ein. Meine unübersehbare Scham war ihr schlichtweg egal. Sie wusste ganz genau, was sie da tat, auch wenn ich das nicht von mir behaupten konnte.

Sie bat mich zu Tisch. Ich folgte ihrer Aufforderung. Der frisch gebrühte Kaffee stieg mir in die Nase und erinnerte mich an eine Führung durch eine Kaffeerösterei in Mailand vor einigen Jahren. Sie reichte mir einen frischen Teller. Mir lief das Wasser im Mund zusammen. Ich brach ein Stück Olivenbrot ab. Marianna sah mich erwartungsvoll an, als hätte sie ein neues Rezept ausprobiert. Ich steckte mir das Brot in den Mund, kaute und griff zu den Arancini, den gefüllten Reisbällchen.

Es vergingen sicher fünf Sekunden, ehe mein ganzes Gesicht rot anlief. Meine Zunge fing an zu kribbeln, meine Ohren wurden heiß. Ich kaute schneller, schluckte hinunter und stopfte mir das Reisbällchen in den Mund. Ich wollte ganz sicher sein. Eine Welle Glücksgefühle stieg durch meinen Körper.

»Ich kann schmecken!«, rief ich mit noch vollem Mund lauter, als ich es wollte, während ich vom Stuhl aufsprang. »Ich kann schmecken, Marianna!«

Marianna nickte in schneller Abfolge und lächelte über beide Ohren. Sie musste gewusst haben, was passieren würde. Erst jetzt nahm ich all die Gerüche in der Küche bewusst wahr. Roch die Salami, die Schalen der Orangen, den Balsamico im Salat. Ich hob die Tasse unter meine Nase und nahm einen tiefen Zug der aufsteigenden Kaffeedämpfe.

Ich packte Marianna an beiden Händen und tanzte mit ihr durch die Küche.

»Ferdinand?«, fragte ich sie wortkarg.

Sie wies mit der Hand auf das kleine Fenster, das in den Garten zeigte. Ein dicker Kuss auf ihre Wange besiegelte meinen Dank, bevor ich hinausrannte.

»Ich kann schmecken! Und riechen kann ich auch!«, rief ich, sobald sich die Tür in den Garten öffnete. Nando verstaute gerade die Lichterkette im Schuppen.

»Ich kann schmecken, Nando!« Beinahe wäre ich gestürzt, während ich auf ihn zurannte. »Kannst du das glauben?« Eine Antwort wartete ich nicht ab. Ich war nicht zu bremsen. Wie ein kleines Kind, das gerade Fahrradfahren gelernt hat, wollte ich allen meine neu errungene Fähigkeit mitteilen. Es ging mir dabei weniger darum, dass ich wieder schmecken und riechen konnte. Vielmehr war es die Botschaft, die den verlorenen Sinnen mitgeliefert wurde. Es musste bedeuten, dass ich die Aufgabe gelöst hatte, auch ohne sie gänzlich verstanden zu haben.

Noch nie habe ich mich gefühlt wie an diesem Tag. Es war, als hätte ich einen kindlichen Geist im erwachsenen Körper. All die Zweifel und Sorgen waren zu bloßer Erinnerung geworden. Am liebsten hätte ich Schatz angerufen und ihr einen Heiratsantrag gemacht. All die Gründe, die diesen für mich bislang unmöglich machten, waren einfach verschwunden. Ich begriff Dinge, die ich bereits als begriffen geglaubt hatte. Doch ich begriff sie nun mit meinem Herz statt mit meinem Verstand. Es mit Worten zu erklären, würde nicht gelingen. Das kann ein jeder Mensch nur selbst erfahren. Ich selbst hätte es nicht geglaubt, wenn ich nicht gefühlt hätte, was ich fühlte. Meine Augen suchten die Reben ab, während ich durch den Garten sauste.

»Ferdinand!« Er zog gerade die Tischdecken ab. »Ich kann wieder schmecken!«, schallte es aus den tiefsten Tiefen meiner Brust. Ich rannte auf ihn zu und umarmte ihn so stark, dass wir beinahe umgefallen wären. Total außer Atem musste ich mich setzen. Ferdinand legte die Tischdecke, welche er zum Knäuel gebunden hatte, beiseite, setzte sich zu mir und legte mir seine Hand auf die linke Schulter.

»Das freut mich sehr, Semih.« Meine ungezügelte Darbietung schien ihm nicht zu imponieren. Ein ernstgemeintes, gönnendes Lächeln war sein Ausdruck geteilter Freude.

»Du bist nun wohl bereit für dein eigenes Leben.«

Ich sah ihn an, strahlte im ganzen Gesicht und wusste, dass es keine Worte mehr benötigte. Ein paar tiefe Atemzüge später, mein Herzschlag normalisierte sich, kam Nando vom Garten herunter und legte mir von hinten die Hand auf die rechte Schulter. Sie war so viel schwerer und kräftiger als die von Ferdinand.

»Gut gemacht, Semih«, sprach er in väterlichem Ton und legte ein Messer auf den Tisch. Anfangs ignorierte ich es, verstand nicht, was ich damit sollte, doch Ferdinand deutete auf die Stelle auf dem alten Holztisch mit den vielen Kerben, die mir am Vortag aufgefallen waren.

»Es ist Zeit für eine weitere Kerbe, mein Freund«, meinte Nando und deutete mit einer Kopfbewegung auf das Messer.

Ich strich mit den Fingern über die vorhandenen Kerben. »Eine weitere Kerbe?«, versuchte ich zu verstehen. Nando gab mit einer einladenden Handgeste das Wort an Ferdinand weiter, als wir uns hinsetzten.

»Weißt du noch, als du im Restaurant Nandos Wein probiert hast?«

Ich verdrehte die Augen. »Glaub mir, diesen Wein werde ich niemals vergessen können.«

»Weißt du auch noch, was ich dir über den Wein erzählt habe?«, grub Ferdinand tiefer.

Ich überlegte kurz. »Dass Nando Feiern zwischen den Reben veranstaltet und die Energien der feiernden Menschen in die Trauben einfließen?«, erinnerte ich mich.

»Genau. Nando veranstaltet diese Feiern schon seit vielen Jahren, egal ob es Geburtstage, Hochzeiten oder Trauerfeiern sind. Und in all den Jahren zieht es immer wieder

Menschen hierher, die mit diesen Feiern eigentlich nichts am Hut haben.«

»So wie ich«, stellte ich ohne zu zögern fest.

»Du sagst es. So wie du«, bestätigte Ferdinand und fuhr fort. »Anfangs verstand Nando nicht, warum das so ist, und es war ihm unangenehm, dass fremde Menschen den Feiern beiwohnten. Doch nach und nach stellte er fest, dass die Fremden, die kommen, andere waren als die Fremden, die gingen. Er lernte, dass etwas passierte mit den Menschen, die hier feierten. Sag du ihm doch, wie du diese Menschen nennst«, übergab er das Wort an Nando.

Nando nickte. »Die Menschen, die aus ihrem Schlaf aufwachten, weil wir zu laut gefeiert haben«, gab er zu verstehen und legte sein berühmtes Lachen auf.

Ich musste es ihm gleichtun. Die Beschreibung passte.

Ferdinand fuhr fort. »Letztes Jahr besuchte uns eine schwerkranke junge Frau, keine dreißig Jahre alt, namens Miriam. Ihr wurde gesagt, sie hätte nur noch neun Monate zu leben. Einer ihrer innigsten Träume war es, noch vor ihrem Tod die Stadt Rom zu sehen. Ihr Traum sollte wahr werden und sie reiste trotz Schmerzen in die italienische Hauptstadt. Zur selben Zeit, wie das Leben es wollte, war auch ich in Rom, wir liefen uns zufällig über den Weg und kamen ins Gespräch.«

»Kommt mir bekannt vor«, bemerkte ich leise.

Ferdinand nickte lächelnd. »Ich erzählte ihr von Fernandos Hof und lud sie ein, mit mir zu kommen, worauf sie einwilligte. Sie wohnte hier einer Taufe eines kleinen Mädchens aus dem Nachbardorf bei. Als die Priesterin das Mädchen taufte, sah sie in die Menge und fragte, ob hier noch jemand sei, der die Taufe empfangen möchte. Niemand rührte sich, es war nicht üblich, dass das jemand tat und dennoch war es üblich, die Taufe jenen zu ermöglichen, die sie brauchten. Dann meldete sich plötzlich Miriam, obwohl sie erzählt hatte, nie gläubig gewesen zu sein. Sie empfing an diesem Nachmittag die Taufe. Später fragte ich sie, warum sie sich gemeldet hatte, und wir fanden gemeinsam heraus, dass es um viel mehr als darum ging, getauft zu werden.

Ihre Mutter konnte ihre Schwester damals nur tot gebären. Eine Taufe, die ihrer gläubigen Mutter immer wichtig war, blieb der toten Schwester verwehrt. Ein gutes Jahr später kam Miriam auf die Welt. Doch ihre Mutter trauerte immer noch um die verlorene Tochter. Miriam übernahm, so wie es Kinder immer tun, die ungelösten Themen ihrer Mutter und nahm so, ohne dass dies bewusst geschah, den Platz ihrer toten Schwester ein. Bei Miriams Taufe als Kind wurde so nicht Miriam getauft, sondern die Taufe der verstorbenen Schwester nachgeholt. Doch so hatte Miriam selbst nie ihr eigenes Leben leben können. Sie füllte bloß die Leere ihrer Mutter. Und ihre Mutter akzeptierte diesen Ausgleich. Nicht aus Selbstsucht oder gar Bösartigkeit. Nein. Sie tat es aus Schuld und Scham gegenüber ihrem toten Kind. Sie hat nicht wissen können, welche Auswirkungen dies auf Miriam haben würde. Miriam selbst konnte dies natürlich genauso wenig wissen.

Sie sagte, sie hätte sich noch nie so lebendig gefühlt wie nach der Taufe auf Fernandos Hof. Als sie getauft wurde, sprach die Priesterin ihren Namen und ließ reinigendes Wasser über ihren Kopf fließen. Sie durfte so die ihr auferlegte Bürde loslassen und zum ersten Mal in ihrem Leben ihren eigenen Namen tragen. Es ging nicht um die Taufe, es ging nicht um Religion, es hätte jede Glaubensgemeinschaft sein können. Es war das Willkommensritual, das sie auf dieser Welt begrüßte, das sie so dringend benötigt hatte. Ohne dass ihr an diesem Tag bewusst wurde, was geschehen war, veränderte sie sich schlagartig.

»Ich werde leben«, sagte sie mit so kräftigen Worten, dass es keinen Zweifel daran gab. Miriam verließ bereits am nächsten Tag Italien. Auch wenn sie vor ihrer Reise mit ihrem baldigen Ableben verabredet gewesen war, war sie es nach ihrem Aufenthalt in Umbrien nicht mehr. Zehn Monate später schrieb sie Nando einen Brief und erzählte darin, dass sie von ihrer Krankheit gänzlich geheilt war.«

Ich hatte Gänsehaut am ganzen Körper. Vor ein paar Tagen noch hätte ich Mühe gehabt, diese Geschichte zu glauben. Doch nicht mehr an diesem Tag, nach all den Ereignissen, die ich an Haut und Haaren miterleben durfte. Immer noch sichtlich gerührt von Ferdinands Erzählung strich ich über die Kerben.

»Sie stehen also für Menschen, die hier auf eurem Hof zurück ins Leben gefunden haben?«

Nando erklärte. »Sie stehen für die Menschen, die sich getraut haben, ihr Leben in die eigenen Hände zu nehmen. Die aufgehört haben, die Schuld im Außen zu suchen. Die nicht mehr gewillt waren, ein Leben als Opfer zu leben. Die Kerben stehen für die Menschen, die hier auf unserem Hof aus dem Tiefschlaf erwacht sind und bereit waren, ein selbstbestimmtes Leben zu führen«, schloss er ehrfürchtig ab.

Ich strich mit meinen Fingern immer wieder über die Kerben an der hölzernen Tischkante. Manche davon waren kaum noch zu sehen, so abgenutzt war das Holz um sie herum. Andere wirkten scharf und ausgefranst, als wären sie erst gerade eingeritzt worden. Bei jeder Kerbe musste jemand, genauso wie ich, an diesem Tisch gesessen sein. Jede Kerbe – eine Geschichte.

Eine der Kerben war tiefer als die anderen. Sie war auch breiter und splitterte an den Rändern. Sie sah nicht aus, als ob sie in das Holz geritzt, sondern geschlagen worden wäre. Ich verharrte mit dem Finger über ihr.

»Was ist mit dieser Kerbe, weshalb sieht sie anders aus als all die anderen?«

Ferdinand sah Nando an, als bräuchte er seine Zustimmung, mir davon zu erzählen. Nando zögerte und gab dann doch mit einem zurückhaltenden Nicken die Erlaubnis.

»Erinnerst du dich an den Wein, den du in der Pizzeria als erstes getrunken hast?«

»Du meinst den Jahrgang, der mir ganz und gar nicht schmeckte?«

»Genau. Es war das Jahr, in dem der Tisch die sechzehnte Kerbe verdiente.«

»Ich erinnere mich. Du sagtest damals, es sei ein besonders schwerer Jahrgang.«

Nando unterstrich meinen Satz mit einem tiefen Seufzer. Ich sah ihm an, dass er sich nicht sicher war, diese Geschichte hören zu wollen.

»Schon ok, ihr müsst mir diese Geschichte nicht erzählen«, lenkte ich ein, denn das bedrückende Gefühl, das aus Fernandos Richtung kam, war kaum auszuhalten.

»Doch, du musst sie hören«, beharrte Nando und rückte näher, um mir zu zeigen, dass er nun bereit war.

Ferdinand ließ jedem am Tisch die Zeit, die er brauchte.

»Vor genau acht Jahren«, fing er an, »als ich wie so oft zu Besuch in Umbrien war, begegnete ich einem jungen Mann auf dem Wochenmarkt. Unser erstes Zusammentreffen war genau ein solches – ein Zusammentreffen. Auf der Flucht vor einem Gemüsehändler, der dort einen Stand hatte, rannte er schnurstracks in meine Arme. Wie ich später erfahren durfte, war es der neunzehnjährige Claudio, der hier etwas ungeschickt mit zwei reifen Tomaten und einer Gurke in meinen Armen lag. ›Bitte, lassen Sie mich gehen‹, flehte mich der schlaksige Kerl mit ungepflegter, dunkelbrauner Mähne und ungewaschener Kleidung an. Ehe ich reagieren konnte, stand schon der Gemüsehändler vor uns und forderte, den angstgetriebenen Kerl, der ihn wohl gerade bestohlen hatte, der Polizei auszuliefern.

›Was ist er Ihnen schuldig?‹, wollte ich wissen, um die Situation zu schlichten. Doch der Händler war außer Rand und Band und wollte nichts von Versöhnung wissen.

›Es geht mir nicht ums Geld! Soll er an der Tomate ersticken! Immer wieder werde ich beklaut; ein Mensch mit Ehre macht so etwas nicht. Soll er arbeiten, wenn er Hunger hat‹, beklagte sich der Mann.

›Ich höre, dass Sie verärgert sind, dass Sie hart arbeiten und andere, die das nicht tun, bestehlen Sie. Es geht Ihnen nicht um das entgangene Geld – Sie wollen Gerechtigkeit. Habe ich das richtig verstanden?‹, entgegnete ich dem Bauern.

Der Mann zeigte sich zwar immer noch aufgebracht, doch stieg er auf das Dialogangebot ein. ›Ganz genau. Was wäre das für eine Welt, wenn man mit so einem Verhalten davonkommen würde?‹, teilte er sich lauter mit, als er eigentlich gemusst hätte. Doch seine Stimmbänder schienen sich etwas zu entspannen. Um uns herum wurden die Marktbesucher zu Zuschauern. Ich half dem Jungen auf die Beine und legte meinen Arm um seine Schultern als Zeichen, dass er keine Angst haben musste.

›Sie möchten, dass der Respekt, den Sie gegenüber anderen Menschen aufbringen, auch Ihnen gegenüber gezeigt wird. Richtig?‹

Der Händler nickte. ›Natürlich will ich das‹, antwortete er fast schon in einer Lautstärke, die ein normales Gespräch zuließ.

›Und Sie erwarten, dass Ungerechtigkeit bestraft wird. Weil schließlich auch Sie bestraft werden, wenn Sie etwas Unrechtes tun‹, versuchte ich sein Bedürfnis zu verstehen.

›Wohl wahr!‹, bestätigte er triumphierend.

›Darf ich Ihnen einen Vorschlag unterbreiten?‹

Der Händler willigte nickend ein.

›Ich fühle mich nicht wohl, einen jungen Mann, der vom Hunger getrieben Mitmenschen bestiehlt, zu bestrafen, ohne meine Hilfe anzubieten, ihn aus seiner misslichen Lage zu befreien. Mein Vorschlag an Sie ist, dass ich Ihr Gemüse bezahle und die gleiche Summe für ihren Dienstausfall.‹

Die Augen des Händlers verrieten, dass er zur Einsicht gewillt war, doch sein Verstand wollte dies nicht wahrhaben.

›Und was ist mit ihm, diesem Dieb? Soll er unbescholten davonkommen?‹, fragte er künstlich verärgert. Die Menge um uns herum stimmte ihm zu. Claudio, der immer noch das grünrote Gemüse in den Händen hielt, versuchte stark zu wirken, doch ich sah ihm seine Verunsicherung an.

›Vielleicht kann ich ihm helfen, sodass er keinen Grund mehr hat, einen anderen Menschen zu bestehlen. Oder aber ich gehe meinen Weg und Sie überlassen den Jungen der Justiz. Er erhält seine gerechte Strafe. Sie sind der Geschädigte, Sie alleine richten heute über das Leben dieses jungen Mannes.‹ Claudio starrte auf den Boden und wartete auf sein Schicksal.

Der Händler zögerte und haderte sichtlich mit sich. Die Menschen um uns murmelten, ohne dass man ihre Worte verstehen konnte. Ich sah dem Mann an, dass er kein Richter sein wollte. Es ging nie um Claudio. Claudio war bloß das Ventil für all den Frust und Kummer des Händlers.

›Nimm diesen Straßenköter doch mit! Das Gemüse soll er behalten! Dein Geld, das will ich auch nicht!‹, gab er lautstark von sich, damit niemand, der ihn hören konnte, an seiner Stärke zweifeln konnte. Ich hingegen spürte sein Mitgefühl für den Jungen und seinen innigen Wunsch, für seine Taten wertgeschätzt zu werden, und freute mich über seine Antwort.

›Danke sehr‹, gab ich ihm mit einer leichten Verbeugung mit. Der Bauer schüttelte den Kopf und zog davon. Ich meinte, sogar ein kleines Lächeln in seinem Gesicht ausfindig gemacht zu haben, als er sich umgedreht hatte. In derselben Sekunde, als Claudio und ich uns vom Markt bewegten, nahm der Trubel weiter seinen Lauf, so als ob nichts geschehen war.

Als ich den Arm von Claudios Schulter nahm, wollte er sofort losrennen. Bereits nach seinem zweiten Schritt blieb er jedoch stehen.

›Warum haben Sie das für mich getan?‹, fragte er, ohne sich umzudrehen.

›Warum denn nicht?‹

Er brauchte ein wenig, um seine Antwort auszusprechen.

›Weil ich wertlos bin. Ein Taugenichts. Sie haben es doch gehört, ich bin ein Straßenköter‹, redete er sich selbst ein.

›Ich mache mir gerne ein eigenes Bild von der Wahrheit‹, gab ich ihm zu verstehen. Es war allein seine Entscheidung, für welchen Weg er sich bereitfühlte. Den Weg von mir weg oder zu mir hin. Ein Sprichwort sagt, dass du das Pferd zur Tränke führen kannst, doch trinken muss es selbst.

›Sie haben dem Bauer gesagt, Sie gäben mir einen Grund,

nicht mehr stehlen zu müssen. Wie haben Sie das gemeint?‹, gab er kaum hörbar von sich.

Ich machte einen Schritt in seine Richtung und reichte ihm meine Hand, denn ich habe seine Frage als Hinzubewegung mit Blick auf die Tränke gedeutet.

›Alles, was du tun musst, ist, mir zu vertrauen. Dann zeigt sich dein weiterer Weg von selbst.‹ Es war nicht die Antwort, die er sich erhofft hatte, und so zögerte er mit seiner Hand.

›Wenn Sie so dumm sein möchten, um sich meiner anzunehmen, ist Ihnen nicht zu trauen‹, reagierte er wütend.

Natürlich spürte ich, dass der Zorn nicht an mich gerichtet war. Sein Kopf folgte seinem Blick auf den Boden, während ich immer noch mit ausgestreckter Hand vor ihm stand. Nach einem kurzen Zögern griff er meine Hand schwach und hilfefordernd, sah mir in die Augen und sagte:

›Mein Name ist Claudio.‹

Wir fuhren vom Markt direkt auf Fernandos Hof. Die ersten drei Tage hat Claudio nichts weiter getan als gegessen und geschlafen. Er hatte viel nachzuholen. Dann aber zeigte sich, dass Claudio bereit war, anzupacken und er half Nando mit den Arbeiten am Weingut. Seine Geschichte jedoch blieb lange verschlossen hinter den vernarbten Türen seines Herzens. Es vergingen Monate, ehe er das Vertrauen erlangte, hier Menschen um sich zu haben, die ihn nicht verurteilten. Er erzählte, dass er auf der Straße lebte, seit er ein vierzehnjähriger Junge war. Seinen Vater hat er nie kennengelernt und seine Mutter konnte sich aufgrund ihrer Drogensucht nicht um ihn kümmern. Er wusste nicht einmal, ob sie noch am Leben war. Auf seinen Schultern lastete mehr als ein Mensch, schon gar nicht ein Kind, ertragen konnte. Mehr als ein ganzes Jahr verbrachte er bereits auf dem Hof und aus Claudio wurde, in kürzester Zeit, ein hervorragender Winzer.

Immer wieder erlebte er Rückfälle, er bestahl Nando, er kaufte sich Drogen. Doch Nando sorgte sich um ihn, wie ein bedingungslos liebender Vater es tun würde. Er gab sich seiner neuen Rolle hin und lehrte den Jungen alles, was er über Wein wusste. Claudio ging in seiner Rolle ebenso auf, er war ein wissensdurstiger Schüler. Das Wissen wuchs an, bis ihm selbst Nando nichts mehr beibringen konnte.

Claudio liebte das Leben und war bereit für seine Kerbe. Er erwachte aus seiner Wertlosigkeit und zelebrierte sein neues Leben in vollen Zügen. Das Jahr endete und Nando teilte Claudio mit, dass das folgende Jahr das Jahr seines eigenen Weines werden sollte. Diese Nachricht schien das Feuer in Claudio zu entfachen. Den Winter über verbrachte er mehr oder weniger im Weinkeller, um seinen Geruchs- und Geschmackssinn für seine eigene Auslese zu verfeinern und vorzubereiten. Claudios Sensorik war die fein justierteste, die Nando je bei einem Menschen erlebt hatte. Nach diesem Winter konnte er jede noch so kleine Nuance an Unstimmigkeit aus den Weinen schmecken oder riechen.

Es verging ein Sommer mit bestem Weinklima und Claudio arbeitete härter als je zuvor.«

»Zu hart«, warf Nando seufzend ein.

Wieder traf mich seine Trauer ungefiltert.

Ferdinand fuhr fort. »Zu hart. Claudio verfiel in eine Art Rausch. Er nahm sich zum Ziel, den besten Wein zu keltern, der diesen Hof je verlassen hatte. Er kontrollierte jeden Tag die Trauben, lief nervös durch die Reben, er hatte Angst, den besten Erntetag zu verpassen. Er wurde nervöser und verfiel immer wieder in seine alten Muster des Zorns und der Wut. Selbst Nando konnte ihn nicht mehr beruhigen. Claudio schlief kaum noch, er testete täglich den Gärprozess und versuchte, ihn ständig zu optimieren. Selbst als der Wein in die großen Eichenfässer gefüllt wurde, um die Reifung anzutreten, konnte Claudio nicht akzeptieren, dass er alles getan hatte, was er tun konnte.

Nando bat mich damals um Hilfe, denn er wusste, dass er Claudio an die Vergangenheit verlieren würde. Doch Claudio hatte sich bereits dazu entschieden, diesen Weg zu gehen. Auch ich konnte ihn nicht mehr umstimmen.

Es war sein letzter Kampf gegen die Wertlosigkeit, die so lange Teil seines Lebens war. Er suchte seinen Wert in seinen Taten und nicht in seinem Sein. Er hat seinen eigenen Wert an der Qualität des Weines gemessen, nicht an der Qualität seines Lebens. Doch das wird niemals das Glück fördern. Seine Leidenschaft, seine Neugier, seine Hingabe. Das machte ihn wertvoll. Leider konnte er dies nicht erkennen, obwohl alles um ihn herum genau dies ausdrückte.«

Ferdinand unterbrach seine Geschichte, als Nando aufstand und in Richtung Garten lief.

»Er gibt sich manchmal immer noch die Schuld daran«, gab er mir in weichem, leisem Ton zu verstehen, als ich Nando nachsah. »Claudio verließ den Hof einen Monat später und verschwand spurlos. Jegliche Versuche, ihn wiederzufinden, scheiterten. Erst einige Monate später erhielt Nando einen Anruf. Claudio war gestorben.«

Ich konnte Fernandos Trauer fühlen, obwohl er außer Sichtweite war. Es muss furchtbar für ihn gewesen sein. Nochmal strich ich über die Kerbe. Dieses Mal fühlte sie sich noch tiefer und rauer an als die anderen.

»Sie war nicht immer so tief«, erklärte Ferdinand.

Ich sah ihn mit fragendem Blick an.

»Nando weiß, dass er alles getan hat, was er konnte und es nicht in seiner Verantwortung lag, was geschah. Doch für Nando ist es, als ob er seinen Sohn verloren hat. Und wie ein Vater, der immer nur das Beste für sein Kind will, ist er manchmal wütend darauf, dass das Beste manchmal nicht gut genug ist. Immer dann, wenn er all das, was er tut, hinterfragt, kommt er an den Tisch und sieht sich die Kerben an. All die guten Geschichten, die vielen nun glücklichen Leben. Um sich daran zu erinnern, dass auch Claudio eine Zeit lang glücklich war, vertieft er regelmäßig diese Kerbe.«

Ferdinand musste spüren, dass mir die Geschichte sehr naheging, denn ich war in Gedanken ganz bei meiner Tochter. Er legte seine Hand auf meine, öffnete sie und legte mir das Messer in die Hand als Zeichen dafür, dass ich nun bereit sei.

»Ferdinand, diese Geschichten – sie hatten ein viel härteres Leben als ich. Sie hatten diese Kerben viel mehr verdient, als ich es tue. Ich war doch einfach nur unzufrieden mit meinem Leben und hatte Angst davor«, gab ich deprimiert zu und legte das Messer zur Seite.

Er schien mit meiner Aussage gerechnet zu haben, denn wie immer hatte er ohne zu zögern die passende Antwort.

»Nein, Semih. Dein Leben unterscheidet sich nicht im Geringsten von den Leben all der anderen Kerben auf diesem Tisch. Es sind nicht die Umstände oder Geschehnisse, die das Gewicht deines Leids messen. Es ist das Leid selbst. Das Leid ist immer gleich schwer. Das Leben auf der Straße, ohne Eltern, war für Claudio gleich schwer, wie es für dich schwer ist, ein Leben ohne Bestimmung und Berufung zu führen. Das bedeutet nicht, dass Claudios Leben auf der Straße für dich nicht schwieriger gewesen wäre, das wäre es vermutlich. Oder dein Leben im ständigen Zweifel für Claudio leichter, das wäre es vermutlich. Doch das Leben eines anderen anzunehmen, ist nicht möglich, deshalb ist auch die Herausforderung eines anderen Menschen niemals deine.«

Ich schüttelte ungläubig den Kopf. »Das würde ja bedeuten, das Leben eines am Hunger leidenden Kindes wäre gleich schwer wie das Leben eines reichen Königs.«

Ferdinand nickte. »Genau, so ist es.«

Auch wenn ich es nicht glauben konnte, so hatte ich an ihm längst keinen Zweifel mehr. »Erkläre es mir bitte.«

»Woran misst du Leid, Semih?«

»Man muss nur die Augen aufmachen und schon sieht man das Leid der Welt. Misshandlungen, Gewalt, Hunger, Armut. Die Liste ist lang. Daran messe ich Leid«, gab ich selbstsicher von mir.

»Hast du einen dieser Begriffe denn schon einmal in dem Ausmaß erlebt, dass du tatsächlich gelitten hast?«

»Nein, zum Glück nicht.«

»Dann kannst du daran auch nicht dein eigenes Leid messen. Was du unter Leid verstehst, leitet sich immer von deinen eigenen Erfahrungen ab. Wenn es eine Skala mit 10 Punkten für Leid geben würde: 1 ist kein empfundenes Leid. 10 das furchtbarste Leid, das du je erfahren hast. Dann ist deine 10 immer das bisher Schlimmste, das dir selbst passiert ist. Es ist durchaus möglich, dass du mitleidest, also Mitleid empfindest mit Menschen, die leiden. Dennoch leidest du nicht am selben Leid, sondern eben am Mitleid. Verstehst du, was ich dir erklären möchte?«

Wären alle Lehrer, die ich in meinem Leben hatte, so bemüht gewesen, auf mich einzugehen wie Ferdinand, dann hätte ich wohl die Schule geliebt.

»Ich glaube, ich habe es verstanden. Nehmen wir Liebeskummer. Den schlimmsten Liebeskummer, den ich erlebt habe, würde ich als eine 10 bezeichnen. Ein anderer, der vielleicht viel länger und intensiver gelitten hat, würde seinen auch als eine 10 werten, da wir nur unsere eigene Erfahrung als Maßstab heranziehen können. Stimmt das so?«

Er nickte. »Dein schlimmstes Leid ist nicht schwerer oder leichter als das schlimmste Leid eines anderen Menschen«, fügte Ferdinand hinzu. »Deine stärkste Angst, auch sie ist nicht größer oder kleiner als die größte Angst eines anderen Menschen. Deine wahre Liebe ist nicht echter oder falscher als die wahre Liebe eines anderen Menschen. Deine Vorstellung von Hunger, Kälte, Schmerz und Unzufriedenheit entspringt allein aus deiner bisherigen Erfahrung.« Ferdinand gab mir einen Moment, um das alles einzuordnen.

Ich wagte einen Versuch, es mir zu erklären. »Das heißt, meine Unzufriedenheit mit meinem Leben, den sehnlichen Wunsch einer Bestimmung nachzugehen. Die Angst davor, ein Leben leben zu müssen, das mich nicht glücklich macht. All das ist für mich genauso schlimm, wie es für Claudio war, sich wertlos zu fühlen? Oder genauso schlimm, wie es für Miriam war, sich nicht als Kind ihrer eigenen Mutter zu verstehen? Das ist schwer vorstellbar.«

»Doch genau so ist es«, fügte Ferdinand ein. »Jeder trägt seine eigene Last mit sich herum. Doch jeder Mensch kann nur eine gewisse Last ertragen. Wie sich diese Last zusammensetzt, ist von Mensch zu Mensch verschieden, doch sie ist immer gleich schwer. Für Miriam war es ihre Familiengeschichte und die Krankheit, die daraus resultierte. Für Claudio das Leben auf der Straße und sein fehlender Selbstwert. Für dich ist es der immense Druck, immer alles richtig machen zu wollen, der dir ein Leben in Zufriedenheit und Glück verwehrte. Es ist für dich nur schwer vorzustellen, weil du deine Herausforderungen mit anderen vergleichst. Doch das ist unsinnig, weil du niemals dieselben Herausforderungen haben wirst wie ein anderer. Mag sein, dass Claudio mit seiner Erfahrung von Leid dein Leid als ein leichtes bezeichnet hätte. Und dass Miriam ihr Leid nur zu gerne mit deinem Leid getauscht hätte. Doch dies ist reine Theorie. Das selbsterlebte Leid wird immer das schlimmste sein, welches wir erfahren können. Und nur daran ist es zu messen.«

Jedes seiner Worte machte plötzlich Sinn. Tatsächlich verstand ich vollumfänglich, was er damit meinte, und ich ertappte mich, wie oft ich mich wohl schon mit anderen Menschen verglichen habe. Nicht nur das Leid, auch den Erfolg, Besitztümer, Freude. Alles hatte ich schon mal verglichen. Doch mit Ferdinands Erklärung machte keiner dieser Vergleiche mehr einen Sinn.

»Genauso verhält es sich natürlich auch mit allen anderen Herausforderungen im Leben«, führte Ferdinand weiter aus, als er meine Einsicht aus meinem Gesicht las. »Die schlimmste Angst, die du je empfunden hast, ist deine persönliche 10. Kannst du sie benennen?«

Für einen kurzen Moment dachte ich, die Frage sei rhetorisch gestellt und er würde mit seiner Erklärung bald fortfahren, doch Ferdinands lange Pause verriet mir, dass er eine Antwort erwartet hatte.

»Ich weiß es nicht«, gab ich zu.

Zehn

»Erinnere dich an einen Moment, an dem du Angst gespürt hast. Auch wenn es nicht die schlimmste Angst war«, half er mir.

Ich erinnerte mich an eine Situation, ich war etwa zwölf Jahre alt, als ich dachte, meine Schwester ohne Absicht schwer verletzt zu haben.

»Wie fühlte sich diese Angst an?«, wollte er wissen, nachdem ich meine Erfahrung mit ihm geteilt hatte. Ich erklärte ihm, dass ich kaum atmen konnte, bitterlich weinen musste und vor Schuldgefühlen beinahe ohnmächtig wurde.

»Wo in deinem Körper hast du diese Angst am meisten gefühlt, wo lag das Zentrum deiner Empfindung?«, wollte er wissen. Zaghaft legte ich eine Hand auf meine Brust.

»Hier.«

»Gehe eine gute Verbindung mit diesem Punkt ein und lass aufsteigen, welche Erfahrung du noch mit diesem Gefühl verbinden kannst.«

Ich schloss meine Augen und hatte sofort das Bild meiner Tochter bei Ihrer Geburt vor meinem innerlichen Auge.

»Meine Tochter«, beschrieb ich, was ich sah. »Ihre Sauerstoffsättigung nahm die letzten Minuten ihrer Geburt stark ab, sie hatte die Nabelschnur um ihren Hals gewickelt. Als sie den Weg aus dem Bauch geschafft hatte, war sie völlig blau und lag leblos auf dem Bett, ohne jegliche Regung. Ich sah die Blicke der Hebammen und des Arztes und wusste sofort, dass dies nicht so sein sollte. Ich hatte unglaubliche Angst, dass unsere Tochter gestorben war«, meine Stimme erstickte an dem Kloß in meinem Hals.

Nach all den Jahren habe ich immer noch Mühe, über diese Erfahrung zu sprechen. Nach einem tiefen Atemzug erzählte ich weiter. »Die Ärzte, sie wickelten die Nabelschnur von ihrem Hals, hielten Sie an ihren Beinen über Kopf, steckten ihr Schläuche in die Nase, um das Fruchtwasser abzusaugen, und wandten sich von uns ab. Meine Sicht verschwamm wegen der Tränen in meinen Augen. Ich schluchzte vor Schmerz. Als ich zu Schatz sah, strahlte sie vor Erleichterung, sie bekam das Ganze nicht mit und dachte, meine Tränen wären Freudentränen. Ich wollte stark sein, ihr sagen, dass alles gut sei, aber innerlich hoffte ich nur auf einen Schrei unserer Tochter«, wieder erstickte meine Stimme, dieses Mal wegen den Tränen, die den aufgestauten Druck in mir lösen mussten. »Ein paar Sekunden später füllte das kleine Geschöpf das erste Mal seine Lungen und gab uns mit einem lauten Schrei zu verstehen, dass es am Leben war«, es war nicht leicht, Ferdinand das alles zu erzählen. »Ab diesem Schrei wusste ich, alles wird gut werden«, meine Tränen vertrockneten und meine Stimme wurde wieder klarer. »Doch die kurze Phase zwischen Geburt und erstem Schrei würde ich als meine allergrößte empfundene Angst, meine 10, bezeichnen.«

Ferdinand lehnte sich über den Tisch, als wollte er mir etwas Wichtiges sagen, und legte seine Hand auf meine.

»Semih, ich bin froh, dass sie sich entschieden hat, zu bleiben, sie ist ein ganz besonderes Kind.«

In diesem Moment wollte sich mein Gesicht erneut in Tränen baden. Ferdinand hat meine Tochter noch nie gesehen, ich wusste nicht, woher er wusste, was er weiß, es war mir auch egal. Seine Worte drangen in die tiefsten Schichten meines Herzens ein. Dahin, wo es weh tat und sich gleichsam heilen wollte. Ich heulte, wie ich es zuletzt als kleines Kind getan hatte.

»Es war wichtig, Semih, sie tat es aus Liebe zu euch«, sagte er mit seiner gewohnt weichen Stimme.

Ich verstand nichts mehr, doch seine Worte waren unerklärlich wahr. Nur schleierhaft bemerkte ich, dass Ferdinand aufstand, um sich hinter mich zu stellen. Seine Hände ruhten auf meinen Schultern und wurden auf Anhieb warm, beinahe heiß. Meine Füße kribbelten an den Stellen, an denen sie den Boden berührten, während ich meine Tränen akzeptierte und sie laufen ließ.

»Gefühle sind geduldig, Semih. Sie wollen stets fließen. Dürfen sie dies nicht, manifestieren sie sich im Körper und warten, bis sie durchlebt werden wollen. Du trägst diese Tränen schon zu lange mit dir herum. Nun ist es Zeit, diese Erinnerung frei von ungelebter Emotion zu tragen, damit sie sich in etwas für dich Positives wandeln darf. Semih, die Zeit, in der du Angst hast, etwas dir Wichtiges zu verlieren, ist nun vorbei. Nun ist die Zeit gekommen, deinem Leben zu vertrauen«, sprach Ferdinand in einer Stimmlage, die er noch nie zuvor benutzt hatte. Sie war wärmer, durchdringender, kräftiger. »Gib deinen Schmerz durch deine Füße in die Erde, sie weiß ihn zu verwerten. Danach wirst du Platz haben für das Neue. Was immer es auch ist.«

Ohne darüber nachzudenken, tat ich, was er von mir verlangte. Es war, als ob sich eine klebrige, dunkle Masse von meinem Herzen löste und durch meinen Körper, dann durch meine Fußsohlen in die Erde floss. In derselben Sekunde, als die Masse meinen Körper verließ, fühlte ich mich leichter und die Trauer verschwand zu meiner Verwunderung gänzlich.

Ferdinand löste seine Hände, doch die Wärme, die sie ausstrahlten, blieb.

Ich traute mich nicht, meine Augen zu öffnen, ich wollte noch etwas in diesem Moment bleiben. Ganz kurz empfand ich etwas, das ich als Frieden bezeichnen würde. Doch dieses Gefühl verschwand, als ich weiter darüber nachdachte. Ich öffnete meine Augen. Wegen der vielen Tränen war alles noch undefiniert. Als sich meine Sicht klärte, saß Ferdinand wieder vor mir am Tisch und strahlte.

»Wie fühlst du dich, Semih?«

Ich wollte fragen, was gerade passiert war, doch es schien mir nicht passend. Ich wollte nicht, dass Erklärungen schmälerten, was ich soeben empfunden hatte. Ein Lächeln zog sich durch mein Gesicht.

»Es geht mir gut. Sehr, sehr gut, Ferdinand.«

Das tat es wirklich. Ich nahm das Messer, welches immer noch vor mir lag, und drehte den Griff in meiner Hand, bis sich die Klinge nach vorne ausrichtete. Alles in mir und um mich herum fühlte sich unwahr an. »Wer war Ferdinand? Was ist das für ein seltsamer Ort?«, hämmerten meine Gedanken. Plötzlich sah ich alles in einem anderen Licht.

»Warum bin ich hier, Ferdinand?«

Sein Lächeln verriet mir, dass es Zeit für Antworten war. »Semih, du hast in deinem Leben Erfahrungen gemacht, die du mit Machtlosigkeit beschreiben würdest. Die meisten Erfahrungen bereits, bevor du zehn Jahre alt wurdest.« Ich musste an die Scheidung meiner Eltern denken und an das Gefühl, nachdem mein Vater uns verlassen hatte.

»Du hast dir bereits als Kind geschworen, nie wieder machtlos zu sein und übernahmst die Kontrolle über dein

Leben. Du hattest deshalb große Mühe mit Autorität und Bevormundung. Kein Lehrer, kein Chef sollte seine Macht über deine Kontrolle legen können. Deshalb wurdest du selbständig. Je mehr du kontrollieren konntest, desto perfekter schien deine Welt zu sein. Bis zur Geburt deiner Tochter, in der du dich erneut so machtlos fühltest wie als kleines Kind. Du hast dich seither entschlossen, noch perfektionistischer zu werden, noch mehr zu können und zu wissen.«

Jedes Wort von Ferdinand schlug wie ein Hammer auf meine Brust. Alles, was er sagte, stimmte. Ich hatte Mühe zu atmen.

»Doch das Leben ist zu komplex, um es kontrollieren zu können, nicht wahr?« Ein müdes Nicken war alles, wozu ich im Stande war. »Es doch zu tun, gleicht dem Versuch, ein Loch in trockenen Sand zu graben. Die Mühen sind vergebens.« Die Analogie beschrieb gut, wie anstrengend es war, kontrollieren zu wollen, was sich nicht kontrollieren ließ. »Viele Verletzungen seelischer Natur geschehen im Kindesalter. Damit ein Kind den Verletzungen entkommt, entwickelt es Strategien. Dieses innere Kind begleitet uns auch ein ganzes Erwachsenenleben. Und obwohl wir unserer Pein längst entkommen sind, wenden wir immer noch dieselben Strategien an. Wir schützen uns vor einer Welt, die so nicht mehr existiert, indem wir nicht leben, wer wir wahrhaftig wären. Unsere Seele kam aber nicht auf die Welt, um mit Hilfe von Strategien das wahre Leben zu vermeiden, sie kam, um sich zu entfalten und zu verbinden.«

»Und deshalb schickt sie über den Körper Zeichen an den Geist?«, erinnerte ich mich an seine Worte.

Er nickte. »Es hat so manche Zeichen gebraucht, bis du die Aufgabe annahmst.«

»Aber welche Zeichen denn, Ferdinand?«

»Die eindeutigsten waren wohl deine schwitzenden Hände, permanenter Schwindel, deine Verdauungsprobleme, Herzrhythmusstörungen, Tinnitus und der Verlust deiner Sinne.«

»Das sollen alles Zeichen gewesen sein?«, reagierte ich schnippisch. Ferdinand stieg auf meine Herausforderung nicht ein und blieb wie immer der Sache verpflichtet.

»Was ist deine größte Angst, wenn dir schwindelig ist?«

Ich musste nicht lange überlegen.

»Dass ich plötzlich ohnmächtig werde und deswegen etwas Schlimmeres passiert. Ein Unfall oder so.«

»Und wovor fürchtest du dich am meisten, wenn deine Verdauung Probleme macht?«

Auch diese Thematik beherbergte mein Körper schon zu lange, um nicht spontan Antwort geben zu können.

»Davor, dass ich plötzlich ohne Vorzeichen dringend aufs Klo muss und dass dies immer zu den ungünstigsten Momenten geschieht.«

»Aha«, kommentierte er. »Und was macht dir Angst, wenn dein Herz wieder einmal springt?«

»Das ist einfach. Es ist das erdrückende Gefühl, nicht zu wissen, ob mein Herz den Takt wiederfindet, und diesem Umstand ausgeliefert zu sein. Ohne Vorwarnung zu sterben.«, erklärte ich. Und gerade als Ferdinand zur nächsten Frage ansetzen wollte, durchschaute ich sein Vorgehen.

»Man könnte wohl sagen ...«, begann ich, »dass ich Angst davor habe, die Kontrolle zu verlieren«, musste ich eingestehen.

Ferdinand machte sich nichts daraus, Recht zu haben und freute sich über meine selbsterlangte Einsicht.

»Und der Verlust meiner Sinne? Nichts riechen und

schmecken zu können, bringe ich nicht mit der Angst, die Kontrolle zu verlieren, zusammen?«

»Dein Wecker wurde abermals lauter«, griff er eine seiner alten Metaphern auf. »Wie bewusst hast du deinen Körper die letzten Jahre gelebt, Semih? Glaubst du, Seele, Körper und Geist waren ausgeglichen?«

Ich musste nicht lange überlegen, um dies verneinen zu können.

»Semih, im Gegensatz zu deinem Geist, der in der Vergangenheit schwelgen und sich in die Zukunft sehnen kann, und im Gegensatz zu deiner Seele, die weder Raum noch Zeit als Begrenzung kennt, lebt dein Körper immer nur in der Gegenwart. Im Hier und im Jetzt. Doch dein Körper will geachtet werden. Er braucht gesunde Nahrung, Schlaf, Bewegung, Wärme, Genuss und Leidenschaft.«

»Verstehe ich«, warf ich ein.

»Du hast dich allerdings entschieden, deinen Körper als Mittel zum Zweck zu sehen und die meiste Zeit deinem Geist zu widmen. Du hast deinen Körper schlichtweg außen vor gelassen«, erklärte Ferdinand. »Dein Geist war so sehr mit Kontrolle beschäftigt, dass du die körperlichen Aufgaben als lästige Verpflichtung begriffen hast. Und wie du bereits weißt: Wer die leisen Zeichen ignoriert, muss mit lauteren rechnen.«

Bilder von Essattacken, Schlafstörungen und unerschöpflicher Lust auf Sex kamen in mir hoch.

»Und deswegen verlor ich den Geruchs- und Geschmackssinn?«

»Wofür brauchst du denn Sinne, wenn du nicht gewillt bist, dein Leben mit allen Sinnen wahrzunehmen?«, stellte er mir eine Gegenfrage. Ich war bereit zu verstehen.

»Meine Seele will Erfahrungen machen, um sich zu entfalten und zu lernen. Mein Geist möchte kreativ sein, um das Leben zu gestalten. Mein Körper will wahrgenommen werden und aktiv sein. Komme ich vom Weg ab, lenkt meine Seele ein und schickt Zeichen, die mein Geist deuten kann. Verstehe ich das richtig, Ferdinand?«

Sein Lächeln verriet mir, dass ich nur die halbe Wahrheit kannte. »Es gibt viele Worte, um zu beschreiben, was wirklich ist. Wichtig ist, was du bereit bist zu glauben, nicht, was dir möglich ist zu wissen. Du wirst deine Worte vermutlich immer wieder einmal neu ausrichten und das ist völlig in Ordnung.«

Mir gefiel, was er sagte, denn es gab mir Gewissheit, dass Ungewissheit für den Moment in Ordnung war.

»Warum aber müssen die Zeichen so drastisch sein? Du musst zugeben, eine Bedienungsanleitung wäre einfacher«, versuchte ich die intensive Stimmung mit Humor aufzubrechen.

»Oft braucht es mehr als nur ein Zeichen, um die Weggabelung zu erkennen.« Ferdinand machte eine ausladende Geste mit beiden Händen, um meinen Blick auf den Weinberg zu lenken. »Es hat einige Zeichen benötigt, damit du heute hier bei mir sitzt, nicht wahr«, führte er lächelnd fort. »Die Menschen haben verlernt zuzuhören, Semih. Sie tun es nur noch oberflächlich. Sie hören nicht auf ihre Mitmenschen, nicht auf die Natur und auch nicht auf ihre innere Stimme. Lerne, achtzugeben, also achtsam zu sein, und du wirst die Zeichen erkennen, solange sie noch leise und klein sind«, gab er mir mit.

Ferdinand strahlte etwas aus, das ich noch nie zuvor an einem Menschen gesehen hatte. Er wirkte rein äußerlich unscheinbar und nichtssagend, doch von einem auf den anderen Moment ging eine Kraft von ihm aus, die einen durchdrang. Ich hatte keine Angst vor ihm, doch breitete sich eine immer größer werdende Demut in mir aus.

»Semih, sei dir bewusst, dass du alle Informationen, die du für ein bewusstes, selbstbestimmtes und zufriedenes Leben brauchst, auch bekommen kannst. Das ist der erste Schritt. Dann brauchst du nur noch den Mut, etwas zu verändern, und ich verspreche dir, du wirst an die richtigen Wegbegleiter gelangen, die dich auf deinem Weg dahin unterstützen können.«

Reise

Ferdinand nahm meine Hände in seine.

»Semih, du bist hier, weil du Bestätigung suchtest für etwas, das du längst wusstest.«

Ich nickte, obwohl ich noch nicht verstand, was er damit meinte.

Ferdinands Hände erwärmten meine. »Du hast durch den Versuch, dein Leben zu kontrollieren, gänzlich die Kontrolle über eben jenes verloren. Je mehr du versuchst, zu kontrollieren, desto mehr zeigt dir das Leben, dass dies nicht gelingen wird. Du glaubst, dem Leben machtlos ausgeliefert zu sein, und hast dir somit die Rolle des Opfers auferlegt.«

Ein weiteres, entkräftetes Nicken folgte meinerseits.

»Du bist hier, um dich bestätigt zu fühlen, dass es gut ist, machtlos zu sein«, Ferdinand machte eine Pause und atmete laut aus, als müsste etwas aus seinem Körper weichen. »Solange du versuchst, mit deiner Erfahrung und deinem erlernten Wissen dein Leben zu kontrollieren, so lange wirst du immer nur bis zu deinem jetzigen Horizont blicken. Das ist gut, wenn du gänzlich zufrieden bist. Doch wenn du etwas an deinem Leben verändern willst, sei es eine noch so kleine Änderung, dann musst du die Zügel loslassen. Erst wenn du deinem Leben vertraust, wirst du den Ruf hören können, der dich dahin lotst, wo du noch nicht gewesen bist. Das Leben ist eine Reise, Semih.« Die Wärme in meinen Händen strahlte langsam in andere Regionen meines Körpers aus.

»Eine Reise? Mit welchem Ziel?«, fragte ich leise. Kurzzeitig hatte ich das Gefühl, ohnmächtig zu werden. Obwohl ich Ferdinand scharf vor mir sah, verschwamm der Hintergrund so stark, dass ich nicht mehr sicher sagen konnte, ob wir noch am Tisch saßen.

Er verneinte mit sanftem Kopfschütteln meine Frage.

»Nein, Semih, keine Reise, um ans Ziel zu kommen. Sondern um zu reisen.« Ferdinand lächelte.

Das Lächeln zu erwidern, fiel mir schwer. In mir wandelte sich die Wärme allmählich in Hitze und diese schien sich in meinem Bauchraum auszudehnen.

»Was passiert hier gerade?«, gab ich ängstlich von mir.

»Bist du bereit zu vertrauen, Semih?«

In diesem Moment ließ ich die Zügel los und spürte, wie wohltuend Vertrauen war.

»Als Kind hörte ich eine Geschichte, die mich zeitlebens nicht mehr losließ. Willst du sie hören?«, fragte er mich. Vermutlich, um meinen Gedanken Halt zu geben.

»Ja«, klang es deutlich aus meinem Mund, während ich langsam meine Augen schloss.

Ferdinand drückte meine Hände kurz etwas fester und begann mit seiner Erzählung.

»Zwei Würmer, in meiner Geschichte heißen sie Nils und Susi, lebten im Erdreich eines kleinen Gartens. Eigentlich hatten sie alles, was sie für ein gutes Wurmleben brauchten. Es gab genug Erde und darin wurzelten genügend Pflanzen. Es wurde niemals zu kalt und auch nicht zu heiß. Es regnete nicht zu oft und war auch nicht zu trocken.

Doch die beiden hörten immer wieder Geschichten anderer Würmer, die in einem Garten mit den leckersten Pilzen, schönsten Blumen und lockerster Erde lebten. Und obwohl sie bereits alles hatten, war der Gedanke daran, etwas zu verpassen, unerträglich.

Eines Tages entschlossen sich die beiden, ihren alten Garten zu verlassen und nach dem neuen, besseren Garten zu suchen. Sie wussten nicht wirklich, wohin sie reisen sollten, doch Würmer, die angeblich schon einmal dort waren, gaben ihnen Ratschläge, wie sie das kleine Paradies finden konnten. Die einen Würmer sagten, sie sollten sich an die Blumen richten. Diese würden, je näher man dem Garten kommt, besser riechen und farbenfroher blühen. Andere Würmer meinten sogar, dass die Erde immer weicher und nahrhafter würde. Manche erzählten, dass sie ganz auf ihr Gefühl hören sollten, man spüre es förmlich, wie gut einem der Garten täte.

Für Susi und Nils waren dies genug Indizien dafür, dass dieser Garten tatsächlich existieren musste, und sie beseitigten jeden Zweifel daran, dass sie ihn finden könnten. Früh am Morgen krochen sie unterirdisch los und machten immer wieder kurz Halt an der Oberfläche, um festzustellen, ob sie dem paradiesischen Garten schon näherkamen. Die ersten Male sah alles wie gewohnt aus, und sie entschlossen sich dazu, rasch weiter zu kriechen. Nach und nach erfüllten sich jedoch die Prophezeiungen der anderen Würmer. Jedes Mal, wenn die beiden ihre Köpfe aus der Erde streckten, waren die Blumen noch schöner, die Pilze noch köstlicher und die Erde noch weicher. Für Susi war bereits der erste Platz, an dem sie ankamen, schon der schönste, den sie je gesehen hatte und sie wollte bleiben. Doch Nils glaubte, dass dies noch nicht der Garten sei, von dem alle immer sprachen. Auch er erkannte, dass diese Gärten schöner waren als alle zuvor, mehr zu bieten hatten als alles, was er kannte. Doch er beschäftigte sich lieber damit, Pläne zu schmieden, wie er schneller an sein Ziel kommen könnte.

Er versuchte Susi zu überreden, noch einen einzigen Garten weiterzuziehen. Und obwohl dies weitere Wochen der Reise mit sich brachte, willigte Susi ihres Freundes wegen ein. Eine Bedingung hatte sie jedoch. Sie wünschte sich, sie würden jeden Tag eine lange Pause an einem schönen Ort einlegen.«

Während Ferdinand mir seine Geschichte erzählte, arbeitete es in meiner Bauchgegend immer intensiver, sodass in mir schon das ungute Gefühl wuchs, plötzlich auf die Toilette zu müssen. Ferdinands Hände griffen kräftiger zu, als wollte er mir sagen, dass ich dem Hier und Jetzt ausgesetzt war, ob ich wollte oder nicht. Ich entschied mich, machtlos zu sein, und hörte weiter zu.

»Die beiden Würmer zogen weiter und entdeckten Plätze, einer schöner als der andere. Eine Stelle war dicht bedeckt von köstlichem Gemüse, Sorten, die sie gar nicht kannten. Susi schlemmte und genoss ihr Wurmdasein in vollen Zügen. Nils hingegen wollte sich den Bauch nicht vollschlagen, damit er besser vorankommen konnte.

Eine andere Stelle hatte wiederum besonders weichen und zarten Humus. Noch nie musste sich Susi so wenig anstrengen, durch die Erde zu gleiten wie hier. Sie schoss durch das Erdreich wie ein Kind im Bällebad und tobte vor Glück. Nils hingegen nutzte die gute Ausgangslage, um schnell ein paar Meter zu machen, ohne auch nur einen der Loopings von Susi nachzuahmen.

Exakt zwei Wochen, nachdem sie aufgebrochen waren, kamen sie im nächsten Garten an. Und wieder war er schöner, größer und reicher als jeder zuvor. Susi war sich sicher, dies war der Garten, in dem sie bleiben mochte. Und das tat sie auch.«

Plötzlich löste Ferdinand seine Hände von meinen, woraufhin alle Symptome meines Körpers schlagartig verstummten. Er hingegen fuhr nichtreagierend mit seinem Märchen fort. Ich folgte seinen Lippen.

»Doch Nils konnte sich mit der Vorstellung nicht begnügen, bereits glücklich und zufrieden zu sein. Die Vorstellung davon, dass er noch mehr bräuchte, um glücklich zu sein, trieb ihn an, weiter zu schuften. Susi wusste, es hätte keinen Sinn gehabt, Nils zu überreden, und obwohl sie Nils gerne bei sich gehabt hätte, ließ sie ihn ziehen. Es vergingen viele Wochen, in denen Nils seinen Körper geschunden hatte. Immer wieder redete er sich ein, nur noch ein bisschen durchhalten zu müssen, dann würde er an sein Ziel kommen und für immer glücklich sein. Er spürte, dass er all die Wochen älter und müder geworden war. Doch wenn er erst im Garten ankommen würde, dann müsste er nie wieder lange Strecken kriechen und sich abarbeiten.

Ein Wurm wie er lebte im Durchschnitt zwei Jahre. Er hätte also noch sein halbes Leben übrig, wenn er ankommen würde. Dann könnte er die Süße des Lebens endlich genießen.

Und wer hätte es gedacht. Nils kam wirklich in einem Würmerparadies an, das schöner war, als er es sich je hätte vorstellen können. Er schlug sich den Bauch voll, glitt durch den Humus, streckte seinen Kopf aus der Erde und fand sich im Schnabel eines Huhns, das neuerdings im Garten wohnte.«

Ferdinand stand ohne ein weiteres Wort zu sagen auf, lief zu einem verzinkten Eimer mit Wasser, der neben den Reben stand, und wusch sich seine Hände darin.

Natürlich verstand ich, was Ferdinand mir mit dieser Geschichte sagen wollte. Wenn wir das Leben als eine Reise sehen, die Reise selbst aber nicht genießen, weil wir nur das Ziel vor Augen haben, dann laufen wir Gefahr, das Leben verpasst zu haben, sollten wir aus irgendeinem Grund unser Ziel nicht erreichen können.

Ferdinand nahm den Eimer und goss ihn über die Wurzeln zweier Rebstöcke. Meine Bauchgegend arbeitete weiter, doch ich fühlte mich wieder lebendig und voller Energie. Deshalb suchte ich weiter nach Antworten. Zum Beispiel, was in mir geschehen war, als Ferdinand meine Hände hielt.

»Willst du mir nun erklären, was du mit mir gemacht hast, während du mir die Geschichte mit den Würmern erzählt hast?«

Ferdinand legte seine Hand auf seinen eigenen Bauch.

»Der viele Druck, Stress, die vielen Sorgen rund um die Kontrollsucht haben deinem Darm schwer zugesetzt. Und weil du die vielen Zeichen, die er dir gesendet hat, alle überhört hast, wurde er immer überempfindlicher. Dies ist auch der Grund, warum du einige Nahrungsmittel nicht mehr verträgst, speziell die, die deinem Körper ohnehin viel abverlangen.«

Mit jedem weiteren Satz von Ferdinand wurde mir klar, wie wenig ich über ihn wusste. »Mensch, Ferdinand, woher weißt du das alles?«

Er ließ sich nicht aus der Ruhe bringen. »Ein derart geschädigter Organismus kann allein durch das Lösen der Ursache, einer schonenden Ernährung und dem ein oder anderen Hilfsmittel aus der Natur gänzlich heilen. Jedoch benötigt dies viel Zeit. Wenn man sich aber öffnet und danach sucht, findet man zusätzliche Hilfe in den verschiedensten Formen. Von Menschen mit besonderen Fähigkeiten, über Bücher bis hin zu Träumen, die eine Lösung in sich tragen können.«

»Man muss nur achtsam sein und die Zeichen erkennen, nicht wahr?«, unterbrach ich ihn mit meinen laut ausgesprochenen Gedanken.

Er grinste und nickte langsam mit leicht zur Seite geneigtem Kopf als Zeichen seiner Wertschätzung für mein aufrichtiges Zuhören.

»Die Hitze, welche wir gemeinsam in deinem Bauch erzeugt haben, tötete viele schädliche Organismen ab, die sich in deinem Darm aufgrund seiner Überlastung vermehren konnten. Nun haben wir eine gute Grundlage für Heilung in deinem Körper geschaffen. Öffne dich und suche nach der für dich richtigen Ernährung, der passenden körperlichen Betätigung, den notwendigen Menschen mit besonderen Fähigkeiten. Du wirst sehen, du wirst alles finden, was du brauchst.«

Die Tatsache, dass er mit seinen Händen Hitze in meinem Bauch erzeugen konnte, schüchterte mich noch mehr ein, als er zugab, dass er das tat.

»Ferdinand«, stammelte ich zurückhaltend. »Ich bin dir dankbar für deine Ratschläge und deinen unbändigen Willen, mir zu helfen. Doch können wir bitte über die Tatsache sprechen, dass du Dinge weißt, die du nicht über mich wissen kannst, oder dass du mit deinen Händen unerklärbare Phänomene in mir auslösen kannst?«

»Was willst du denn genau wissen, Semih?«

»Na, wie du all das über mich, meinen Körper, gar meine Tochter, die du nicht kennst, wissen kannst.«

Ferdinand schien überlegen zu müssen, ob ich für die Antworten bereit war.

»Was haben dir unsere Unterhaltungen bisher gebracht?«

Da alle Gespräche mit ihm in solch kurzer Zeit geschehen waren, erinnerte ich mich ganz genau.

»Vermutlich habe ich in der kurzen Zeit, in der ich dich kenne, mehr über mich gelernt als im ganzen Leben zuvor.«

»Und ist das gut, Semih?«

»Das ist sogar mehr als gut, Ferdinand.«

Er lächelte. Ich tat es ihm gleich. »Reicht das denn nicht aus?«

»Wie meinst du das?«

»Warum brauchst du weitere Erklärungen, wenn du dir sicher bist, dass dich das, was wir hier haben, fördert und dir dienlich ist?«

Ich nahm mir einen Moment, um nachzudenken. Eigentlich konnte es mir egal sein, warum er wusste, was er wusste, und konnte, was er konnte. Er machte etwas mit mir, das mir guttat. Etwas, das ich gebraucht hatte.

»Ok, du hast Recht«, gab ich zu. »Am Geschehenen würde sich nichts ändern. Aber bitte sag mir doch wenigstens, was es mit deinen Händen auf sich hat«, forderte ich ein.

Ferdinand legte seine Hände vor mir auf den Tisch und richtete seine Handflächen nach oben.

»Wenn ich es dir erklären würde, hinge die Richtigkeit meiner Erklärung immer noch von deinem Glauben ab. Deshalb macht es keinen Unterschied, ob ich dir erzähle, was es damit auf sich hat oder nicht. Das Einzige, was du bestimmt weißt, ist, dass es etwas in deinem Körper gemacht hat. Alles andere ist reiner Glaube. Der Glaube, dass ich die Wahrheit spreche. Reicht dir denn die Tatsache, dass du etwas in deinem Körper gespürt hast, plus das, was du glaubst, dass es gewesen ist, nicht aus?« Immer wenn Ferdinand einem eine Frage stellte, tat er dies auf eine Art, die jegliche Antwort für angemessen hielt. Ich wusste, dass ich alles von ihm einfordern konnte.

Ich haderte mit mir. Klar war, dass ich mich mit Ferdinand immer wohl fühlte. Er war der beste Lehrer, den ich je hatte und mein Körper fühlt sich anders an, seit er diese Hitzebehandlung erhalten hatte. Daran würde sich durch seine Erklärung absolut nichts ändern.

Ein Lächeln schob sich in mein Gesicht mit der wahrhaftigen Erkenntnis, dass ich keine weiteren Darlegungen benötigen würde. Während ich mir eine Antwort überlegte, legte mir Ferdinand das Messer erneut vor meine Hände und kam mir zuvor.

»Semih, es ist nun Zeit zu entscheiden, ob du eine Kerbe setzen möchtest oder nicht.«

Meine Finger glitten abermals über die Stelle.

»War ich bereit, den sicheren Hafen hinter mir zu lassen und dem Abenteuer des Lebens zu vertrauen? War ich bereit, beide Beine auf das Schiff zu setzen, um einen neuen, sicheren Hafen zu finden? Nur um auch diesen wieder verlassen zu können?«

Ich suchte mir eine geeignete Stelle. Nahm das Messer in meine rechte Hand. Und setzte an.

»Ja, ich bin bereit«, machte ich mir Mut. »Wo auch immer mich dieses Schiff hinführen wird«, sagte ich leise.

Das Holz ließ sich leichter bearbeiten, als ich es vermutet hatte, und so schnitzte ich meine gewonnene Wachheit in die Ewigkeit dieses Moments. Es mag bloß eine Kerbe in einem Brett gewesen sein. Doch es war ein langer Weg bis zu dieser Kerbe und ein hoffentlich langer nach ihr.

Ferdinand nahm mir das Messer ab und legte es behutsam zur Seite. Ich zählte einundzwanzig Kerben. Demut stieg in mir auf.

Einundzwanzig Geschichten. Einundzwanzig einzigartige Leben, die sich wandeln durften.

»Ferdinand«, sagte ich mit wachsender Melancholie. »Auch Claudio erlangte eine Kerbe. Ich möchte nicht mehr zurück in ein Leben der Unzufriedenheit«, klagte ich.

Er verstand und nickte bestätigend. »Deine Befürchtung, der Alltag könnte dich zurück zu alten Mustern verführen, ist berechtigt. Semih, manche Gewohnheiten, die du dir jahrelang antrainiert hast, bewusst oder unbewusst, werden definitiv hartnäckiger sein, als es dir lieb ist. Die gute Nachricht ist aber, dass dies vollkommen in Ordnung ist.«

Obwohl ich nicht gewillt war, Ferdinands Aussagen zu hinterfragen, wollte ich nicht akzeptieren, dass es in Ordnung wäre, in mein altes Leben zurückzukehren. Doch Ferdinand wäre nicht Ferdinand gewesen, hätte er meine Zweifel nicht sofort erkannt.

»Semih. Die Erfahrungen, die du hier gemacht hast, haben sich in dir manifestiert. Du wirst, selbst wenn du es wolltest, nie wieder gänzlich der Alte sein können. Du wirst dich immer daran erinnern, dass du glücklich sein darfst. Es wird Phasen geben, in denen du kaum glauben kannst, so viel Glück und Freude zu empfinden. Aber auch Momente des Zweifelns wird es geben, die dir jede Hoffnung rauben möchten. Es kann sogar sein, dass die vermeintlich schlechten Tage längere Zeit überwiegen. Dein altes Leben möchte festhalten, denn Veränderung ist anstrengend und verbraucht viel Energie. Doch auch wenn es Tage, Monate oder Jahre dauern wird, dein Leben wird dich von nun an immer daran erinnern, dass du die Wahl hast, glücklich zu sein. Vergiss nicht, es hat eine ganze Weile gebraucht, unzufrieden zu werden, nun musst du dir die Zeit geben, das Glücklichsein zu erlernen.«

Ferdinand schien keinen Zweifel zu kennen. Seine Zuversicht, seine ansteckende Lebensfreude machten mir Mut.

»Es kann also immer wieder passieren, dass ich durch Zweifel, Angst und Sorgen aus meinem Glück gerissen werde?«, fragte ich in der Hoffnung, etwas falsch verstanden zu haben. »Selbst nach all diesen lebensverändernden Erfahrungen, die ich machen durfte?«, legte ich nach. »Das klingt nach ziemlich harter Arbeit, dieses Glücklichsein.« Mein Gerede war ein kläglicher Versuch, meine Unsicherheit mit Humor zu überdecken.

»Weißt du, Semih«, fing er an zu erklären. »Das Leben ist unglaublich komplex, da alles miteinander verbunden ist. Änderst du dich, ändert sich alles um dich herum. Anfangs wird es immer wieder Situationen geben, in denen dein Verstand dir weismachen will, dass du das Opfer bist. Dass die Welt sich gegen dich verbündet hat. Du wirst dir einreden, dass du an manchen Umständen nichts ändern kannst und dem Leben ausgeliefert bist. Doch du weißt ab heute, dass du immer eine Wahl hast. Die Wahl zwischen einem unglücklichen oder einem glücklichen Leben.«

Seine Worte klangen in meinen Gedanken nach. »Und das Richtige zu wählen ist die Aufgabe?«

»Die Wahl selbst ist einfach«, fügte er hinzu. »Einzig und allein sich dieser Wahl bewusst zu bleiben, ist harte Arbeit.«

Gerade als ich antworten wollte, schallte die mächtige Stimme von Nando über den Hang.

»Ferdinand! Semih! Mangiare! Venga!«

Es bestand keinen Zweifel, dass die Aufforderung uns galt. Wir sahen uns beide schmunzelnd an.

»Was auch immer hier passiert ist, Ferdinand, ich danke dir von tiefstem Herzen dafür«, musste ich loswerden.

»Sehr gerne«, quittierte er mit einer leichten Verbeugung.

Noch ein letztes Mal berührte ich mit meinen Fingern jede einzelne der Kerben. Ich blieb etwas länger auf Claudios Kerbe stehen, um ihn in Erinnerung zu behalten, und endete mit dem Zeigefinger auf meiner eigenen.

»Die Zeit vergeht schnell in Umbrien«, dachte ich mir, als wir den Hügel hinaufliefen und ich dem Weinberg meinen Rücken zudrehte.

»Du, Ferdinand?«

»Ja, mein Lieber?«

»Deine Wurmgeschichte …«, begann ich todernst.

»Was ist mit ihr?«

»Sie hat einen Fehler«, versuchte ich ernst zu bleiben und verdrückte mir das Lachen.

»Ach … ist das so?«, durchschaute er mich.

»Ein Wurm ist blind, taub und stumm. Die würden doch den allerschönsten Garten nicht erkennen, selbst wenn sie mittendrin wären.« Ich fing dann doch an zu lachen.

Er hingegen legte seinen Arm um meine Schulter, blieb ruhig und drückte mich leicht an sich. »Du sagst es, Semih. Sie würden den schönsten Garten nicht erkennen, selbst wenn sie mittendrin stehen würden …«

Bereit

Der Duft des Essens erfüllte das ganze Haus. Der vorübergehende Verlust meiner Sinne sorgte dafür, dass ich alles viel intensiver wahrnahm als zuvor. Wir machten uns über all die übrig gebliebenen Leckereien her und ich – ich genoss jeden Bissen, als wäre es mein letzter.

Den Nachmittag verbrachten wir mit Aufräumen und alle wussten, dass morgen der Tag meiner Abreise sein würde. Mein Herz hatte Sehnsucht nach meinem Zuhause.

Als die Dämmerung den Abend einläutete, entzündete Nando ein Lagerfeuer im Garten. Nicht so groß wie das am Abend zuvor, doch groß genug, um den gesamten Garten mit seinem Lichterspiel zu verzaubern. Wir saßen ums Feuer, tranken Wein, der entgegen meiner Befürchtung nichts Sonderbares in mir auslöste, außer das Gefühl, unter guten Freunden zu sein.

Marianna verabschiedete sich nach dem ersten Glas und ging schlafen. Ferdinand und Fernando erzählten mir die Geschichten der übrigen achtzehn Kerben. So sei es der Brauch, so würde es in die Welt getragen werden, erklärten sie mir. Manche Geschichten glichen einem Filmdrehbuch. Andere Erfahrungen hingegen waren mir vertraut, weil ich Ähnliches erlebt hatte. Es vergingen Stunden, ohne dass ich es bemerkte.

»Was ist mit der ersten Kerbe«, warf ich in die Runde, weil es mir schien, sie würden der Geschichte ausweichen. »Wem gehört sie?«

Die Blicke der beiden trafen sich und sie versuchten gleichzeitig ein Lächeln zu kaschieren.

»Was denn?«, hakte ich neckisch nach.

Nando hob seinen mächtigen Körper, der tief in die Lehne des Stuhls versunken war, und richtete sich auf.

»Es ist meine Kerbe«, erklärte er mir mit stolzer Brust.

»Ha!«, überkam es mich überrascht. »Das hätte ich mir denken können.«

Ich bat ihn, mir mehr darüber zu erzählen.

»Semih, es ist schon spät, und meine Geschichte würde in der Kindheit beginnen. Was hältst du davon, wenn ich dir nur die Pointe erzähle?«

Ein Blick auf die Uhr verriet mir, dass ich jegliches Gefühl für Zeit verloren hatte. Es war bereits nach Mitternacht und meine Rückreise begann frühmorgens.

»Eine gute Idee«, willigte ich in seinen Vorschlag ein.

Nando klatschte in seine Bärentatzen und rieb sie gegeneinander, als müsste er sich bereitmachen. Er nickte mir zu, um meine Bereitschaft abzufragen. Ich bejahte ebenso durch nicken. Er sah zu Ferdinand und wiederholte die Prozedur. Auch er war bereit. Nando holte Luft und sprach langsamer und ruhiger, als er es sonst tat.

»Irgendwann«, begann er und machte eine Pause, »wird jeder Mensch feststellen müssen«, wieder nahm er sich Zeit, »dass es nichts zu verlieren gibt«, stilles Ausatmen und Einatmen, »und niemals zu verlieren gab«, schloss er ab.

Nickend wartete ich auf die Folgesätze.

Nando hingegen lehnte sich zufrieden zurück und grinste in Richtung des Feuers.

»Wieder einer von deinen Scherzen nicht wahr?«, wollte ich ihm dieses Mal zuvorkommen.

Er schüttelte den Kopf. »Mein purer Ernst, mein Freund«, konterte er, ohne mich dabei anzusehen.

»Irgendwann wird jeder Mensch feststellen müssen, dass es nichts zu verlieren gibt«, wiederholte ich seine Worte.

»Und niemals zu verlieren gab«, fügte Nando mit Nachdruck hinzu.

»Und niemals zu verlieren gab«, wiederholte ich brav, was ihn zufrieden stimmte. Als ich realisierte, dass diese Zusammenfassung seiner Erfahrung kein Scherz war, konnte ich noch weniger damit anfangen als zuvor. Es klang nach einem Kalenderspruch, den ich schon hunderte Male, in verschiedensten Ausführungen, gelesen oder gehört hatte. Ein solcher Satz machte es sich zu einfach. Hätten wir wirklich nichts zu verlieren, dann würde die Welt ein gänzlich anderer Ort sein. Jeder kann sich selbst ausmalen, wie sein eigenes Leben verlaufen wäre, hätte man nie etwas zu verlieren gehabt.

Mit meinen Blicken suchte ich Antworten bei Ferdinand, denn Nando machte nicht den Anschein, mehr dazu sagen zu wollen. Für Ferdinand mussten meine Gedanken in mein Gesicht geschrieben sein. Und er nahm sich ihrer an.

»Semih, der Grund, warum Nando nichts weiter dazu sagen kann, ist einfach. Worte können diese Erfahrung nicht erklären. Jeder Mensch muss die Erkenntnis auf seine eigene Weise erlangen. Manche Menschen erkennen es früher, manche erst kurz vor ihrem letzten Atemzug. Doch hat man wahrhaftig erfahren, dass es nichts zu verlieren gibt und nie gab, dann ändert das alles. Wirklich alles.«

Ferdinand sah mich mit seinen wachen Augen an, ohne ein weiteres Wort zu sagen.

Ich spürte, dass er jegliche Frage meinerseits dulden würde, doch ebenso, dass keine weitere notwendig war.

»Ich nehme an, dass der Weg zu dieser Erkenntnis sich bei jedem Menschen anders gestaltet und ich mir die Frage nach einer Wegbeschreibung ersparen kann?«, scherzte ich und hoffte dennoch, falsch zu liegen.

Ferdinand hob die Augenbrauen und lächelte spitzbübisch. »Alles, was du wissen musst, mein Lieber, ist, dass du bereit bist.«

In derselben Sekunde, als er das sagte, sprang Nando aus seinem Sessel, streckte die Arme in die Luft und rief: »Du bist bereit, Semih!«. Er fing sofort an zu lachen. »Jetzt du«, forderte er mich auf.

»Nein, nein, schon gut.« Ich wedelte ab.

»Du musst«, sagte er nachdrücklich.

Ich gab nach, stand auf, streckte zurückhaltend die Arme in die Luft und versuchte es Nando gleichzutun.

»Ich bin bereit!«, rief ich gedrosselt.

»Komm schon! Lauter!«

»Ich bin bereit!«, kam es ein wenig kräftiger aus mir.

»Das soll alles sein? Was hast du zu verlieren? Lauter!«

Und in diesem Moment überkam mich das Gefühl, niemandem auf der Welt etwas schuldig zu sein. Die Maske der Angepasstheit fiel und die aufgestaute Energie der letzten Jahre bündelte sich in meiner Brust.

»ICH … BIN … BEREIT!!!« Ich schrie lauter, als ich es für möglich hielt. »ICH BIN BEREIT!!!«

»Haha, du bist bereit!«, brüllte Nando mit mir.

Es fühlte sich wie das Richtigste an, das ich von mir geben könnte. Es wäre nicht übertrieben zu sagen, dass ich mich niemals zuvor so lebendig gefühlt hatte wie in diesem Augenblick. Ich ließ mich in meinen Stuhl fallen und strahlte zufrieden in die Runde. Die anderen beiden lächelten mich an und erhoben ihr Glas. Auch ich streckte meinen Arm, ehe sich unsere Gläser melodisch berührten.

»Salute, auf dass wir erkennen können, dass es nichts zu verlieren gibt und niemals etwas zu verlieren gab«, sprach Ferdinand.

»Salute«, antworte Nando.

»Salute«, stimmte ich den beiden zu.

Es vergingen Minuten der Stille. Wir alle genossen das Feuer und den ewig scheinenden Moment in Verbundenheit. Etwas gab mir das Gefühl, dass dies das letzte Mal sein könnte, an dem wir drei zusammenkamen. Auch wenn Wehmut in mir aufkam, wusste ich, dass ich dies weder kontrollieren konnte noch wollte noch musste.

»Heute ist gut genug«, dachte ich und genoss, was ich hatte, wie jemand, der weiß, dass es jederzeit vorbei sein konnte.

Sehnsucht

Am nächsten Morgen stand ich früh auf und packte meine Sachen. Ich genehmigte mir einen letzten Blick aus dem großen Fenster in Richtung des Weinbergs, der niemals mehr aus meiner Erinnerung weichen würde.

Marianna stand in der Küche und servierte mir Kaffee und frisch gebackenes Brot. Auch diesen Duft werde ich nie wieder vergessen.

Ferdinand und Nando waren trotz meines frühen Aufstehens schon vor mir wach und beseitigten die Überreste unseres langen Feierns der letzten Nacht.

Mit weit ausgestreckten Armen versuchte ich Marianna zu einer Umarmung zu überreden, in die sie einwilligte. Dies war die einzige Art, um mich für ihre Gastfreundschaft bedanken zu können. Obwohl ich kein Wort mit ihr austauschen konnte, so war sie die liebenswerteste Frau, die mir je begegnet war. »Was wäre die Welt ohne Frauen wie sie«, dachte ich.

Gerade als ich in Richtung Garten gehen wollte, kamen Nando und Ferdinand mit leeren Weinflaschen in die Küche.

»Du brichst rechtzeitig auf. So wie es aussieht, haben wir den Keller leer getrunken«, scherzte Nando und lud mich ein letztes Mal zum Mitlachen ein. Wir alle folgten seiner Einladung.

»Ich habe dir ein Taxi gerufen«, sagte Ferdinand.

Ich nickte, schulterte meine Tasche und ging in Richtung Ausgang. Nando lief vor uns und winkte dem Taxi zu, welches die Allee mit Staub bedeckte. Es war Zeit zu gehen, stellte ich schwermütig fest. Es war alles gesagt. Und es war alles gehört.

Ich umarmte Ferdinand wie einen Freund, der eine lange Reise antritt und womöglich nie wieder zurückkehrt.

»Wie können wir in Kontakt bleiben?«, fragte ich ihn, im Wissen, immer noch keine Telefonnummer von ihm zu haben.

»Semih. Unser Leben führte uns zu unserer ersten Begegnung. Was hältst du davon, wenn wir unser nächstes Treffen demselben Prinzip überlassen?«

»Eine furchtbare Idee«, quittierte ich seinen Vorschlag, doch nickte ich ein paar Sekunden später lächelnd, weil ich mich beim Versuch erwischte, etwas kontrollieren zu wollen.

Er drückte mich wie einen Freund, dem man für eine lange Reise Mut machen musste.

»Was einmal verbunden war, wird es für immer bleiben«, war das Letzte, das mir Ferdinand mitgab. Wie immer waren es nicht nur seine Worte, sondern seine einzigartige Art zu sprechen, die mich tief berührte. Als sich unsere Arme lösten, sahen wir uns einen Moment lang in die Augen. Er spürte meine Dankbarkeit und ich erkannte seine Selbstlosigkeit.

Nando hatte meine Tasche aufgeladen und gesellte sich zu uns. »Semih«, eröffnete er mit seiner Bärenstimme und legte eine Hand auf sein Herz. »Danke, dass ich Teil deiner Reise sein durfte.«

Seine Worte brachten mich in Verlegenheit. »Wenn jemand zu danken hat, dann bin ich es. Grazie mille, Nando.« Ich musste mit den Tränen kämpfen. »Danke für alles«, sagte ich auch in Ferdinands Richtung.

Marianna reichte mir ein kleines Päckchen.

Eine rote Serviette schützte den Inhalt.

»Danke, dass du mir ein Zuhause geschaffen hast, als ich es am dringendsten gebraucht hatte«, richtete ich meine Worte an sie mit dem Bewusstsein, dass sie es nicht verstehen konnte. Ich küsste ihre Wange und wandte mich in Richtung des wartenden Taxis. Ich atmete noch einmal tief ein und aus, ohne mich umzudrehen.

»Was für eine herrliche Gegend … was für wunderbare Menschen«, sagte ich leise vor mich hin, bevor ich in das Taxi stieg und die Tür schloss.

Dem Taxi fiel der Abschied sichtlich leichter und so rauschten wir die Zypressenreihen hinunter. Ein Blick nach hinten würde sich durch den aufgewirbelten Staub nicht lohnen. Wir passierten das Gatter am Ende des Weges. Ein schneller Abschied. Ein schmerzvoller Abschied. Melancholisch schwelgte ich in den vergangenen Tagen.

»Wie war dein Aufenthalt?«, durchbrach es meine Gedanken. Sofort erinnerte ich mich an diese Stimme.

»Natürlich, Ricci, du bist es!«, antwortete ich wenig zurückhaltend. »Es freut mich sehr, dich zu sehen«, schloss ich ab, lehnte mich vor und klopfte ihr auf die Schultern.

»Freut mich auch …«, ihre Pause verriet mir, dass ich ihr nie meinen Namen bekannt gegeben hatte.

»Oh, ich heiße Semih, tut mir leid, das muss bei unserem ersten Gespräch untergegangen sein«, gab ich etwas verlegen von mir.

»Semih, piacere.«

Ich erzählte Ricci von der Feier und den Tagen bei Nando, natürlich ohne die Geschichten, die sie mir vermutlich sowieso nicht geglaubt hätte. Ich erkundigte mich über Andrea und seine Frau Isabella.

Ricci brauchte einen Moment für ihre Antwort.

»Isabella ist gestern gestorben«, sie schluckte »es war Zeit für sie, nach Hause zu gehen.«

Ich fühlte mich schuldig, was hat es mich auch anzugehen. Noch nie wusste ich, was man zu jemandem sagte, der den Tod eines geliebten Menschen betrauerte. Mein Beileid zu wünschen, fühlte sich für mich nie echt an, ich wusste nicht einmal, was Beileid zu bedeuten hatte.

»Wie fühlst du dich?«, überkam es mich spontan.

»Schön, dass du fragst. Ich bin glücklich«, antwortete sie überzeugt. Ricci erahnte, dass ich Erklärungen suchte. »Natürlich bin ich traurig, aber nicht so, wie du vielleicht denken würdest, weil Isabellas Körper gestorben ist. Ich fühle mit meinem Bruder, der denkt, er habe seine Frau für immer verloren. Seine Trauer ist auch meine Trauer. Doch eine eigene Trauer über den Tod von Isabella empfinde ich nicht. Sie hat ihr Leben bis zum letzten Atemzug geliebt. Sie war eine Frau, die selbst in der schwersten Phase ihrer Krankheit stets das Gute sehen konnte«, ihre Worte klangen in einer freudigen Melodie, als sie von ihr sprach.

»Klingt nach einer besonderen Frau«, meinte ich leise, um meinen Respekt vor ihrer Einstellung zu zeigen.

»Ja, das war sie«, bestätigte sie und ließ die Worte durch eine Pause wirken. »Ich war gestern bei ihr, sie wusste, was passieren würde, und bat mich, für meinen Bruder da zu sein. Als sie sich von mir verabschiedete, sagte sie, dass meine Aufgabe, mich um andere zu kümmern, nun erledigt sei und ich ganz auf mich selbst achten soll.« Ricci lächelte zufrieden. »Semih, ich habe heute mein Studium abgebrochen, ich werde nicht weiter Philosophie studieren. Zumindest nicht auf einer Universität.«

Ich spürte, wie befreiend diese Worte für sie waren. Ihre Entschlossenheit inspirierte mich. »Ricci, das klingt großartig!« Ich freute mich tatsächlich sehr für sie. »Weißt du bereits, was du stattdessen tun wirst?«

Sie brauchte nicht lange zu überlegen, machte aber dennoch eine Pause, um den Verkehr an einer Kreuzung zu überblicken.

»Heute fahre ich Taxi, für heute ist das gut genug. Morgen könnte es etwas Anderes sein«, erklärte sie voller Vertrauen in ihr Leben. Von ihren Überzeugungen beeindruckt, fiel mir unser abrupt beendetes Gespräch der ersten Fahrt ein. Vielleicht würde sie mir heute erklären, wie ich zu meiner Vision gelange, dachte ich.

»Ricci, du trauerst nicht um die Vergangenheit und scheinst niemals Angst vor der Zukunft zu haben. Seit du es mir letztens erklärt hast, weiß ich, das Leben existiert ausnahmslos jetzt und hier. Nichts lebt gestern, nichts lebt morgen. Nichts lebt vorher, nichts lebt nachher. Doch selbst mit dem Bewusstsein, dass alles außer dem Hier und Jetzt nur eine Erinnerung an die Vergangenheit oder eine Vorstellung der Zukunft ist, bin ich mir unsicher. Reicht dein Traum, Weinbäuerin zu werden tatsächlich aus, um niemals über die Zukunft nachdenken zu müssen?«, versuchte ich, ohne aufdringlich wirken zu wollen, in Erfahrung zu bringen.

Das Schild, das an unserem Wagen vorbeizog, deutete auf ein recht baldiges Ende unseres Gespräches hin.

»Es geht keinesfalls darum, nicht über seine Zukunft nachzudenken«, wandte Ricci ein. »Meistens jedoch denken wir nur über das Morgen nach, wenn wir zweifeln

oder ängstlich sind. Wenn du an deinem zukünftigen Leben zweifelst oder gar Angst davor hast, wirst du einzig und allein noch mehr Zweifel und Angst gestalten, auf keinen Fall aber wirst du eine Zukunft erschaffen, die frei von Zweifel und Angst ist. Denn vergiss nie, du bist der Architekt deiner Zukunft. Träume und Visionen müssen frei von Negativem sein. Sie sind Bilder einer für dich lebenswerten Zukunft. Bilder eines für dich wünschenswerten Lebens.«
Riccis Erklärung klang einleuchtend, dennoch überkam mich etwas Skepsis.

»Jeglicher Zweifel und Unmut im Gedanken an meine Zukunft soll also schädlich sein. Einzig die positive Ausrichtung meiner Gedanken ist sinnvoll? Das klingt etwas einfach, so ganz ohne kritische Auseinandersetzung«, gab ich ehrlich zu.

»Semih, ich verstehe deine Unsicherheit. Viele Menschen glauben, die Unzufriedenheit sei der einzige Antrieb der Veränderung. Sie sehen sie als notwendiges Übel, um im Leben weiterzukommen. Ich hingegen glaube, dass die Sehnsucht der treibende Motor des Wandels ist. Eine Bewegung hin zu etwas ist immer stärker als die Bewegung weg von etwas. Wer die Sehnsucht früh genug erkennt und sie in eine Vision oder gar einen Traum verwandelt, braucht keine Zweifel oder Unzufriedenheit als Antrieb.«

Während ich über ihre Worte nachdachte, beobachtete ich die landenden Flugzeuge auf der Landebahn, denen wir immer näherkamen. Riccis Aussagen rüttelten an meinen Überzeugungen.

»Verstehe ich dich richtig? Du sagst, die Sehnsucht nach einer veränderten Zukunft tritt noch vor der Unzufriedenheit über eine missgestaltete Gegenwart ein? Wir werden also nur deshalb unzufrieden, weil wir die Sehnsucht ignorieren?«

Ricci lächelte mich über den Spiegel an. »Ja, genau das glaube ich. Die Sehnsucht, die ich verspüre, wenn ich durch die Weinberge fahre, ist weitaus größer als die Unzufriedenheit, die ich im Vorlesungssaal in Rom erlebte. Ich war nicht unzufrieden mit meinem Studium, weil es mir nicht gefiel, sondern weil die Sehnsucht, eine Weinbäuerin zu werden, das Studium sinnlos machte. Ich kann dir keinen Beweis dafür erbringen, doch glaube ich, es ist nicht die Unzufriedenheit über die raue, lebensfeindliche See, die einen Schiffbrüchigen wochenlang in einem Rettungsboot überleben lässt, sondern die Sehnsucht nach seinem Zuhause«, ihre Stimme klang so voller Freude, so ungetrübt. Ganz anders als bei unserer ersten Fahrt.

Ich versuchte, Schlüsse daraus zu ziehen. »Eine Vision ist also eine präzise formulierte Sehnsucht?«, fragte ich.

»So könnte man das sagen, Semih«, bestätigte sie. »Willst du wissen, wie ich meine Sehnsucht in Worte gefasst habe?«

»Natürlich!«

»Ich habe mich gefragt, wie alt ich werden möchte. In meinem Fall dachte ich an die Zahl 87. Dann stellte ich mir vor, wo ich meine letzten Lebensjahre verbringen wollte. In meinem Fall auf der Terrasse meines Weinguts auf den Weinberg blickend. Ich überlegte mir, mit wem ich meine letzten Lebenstage verbringen wollte. Mit meiner Partnerin, meinen Freunden, meinen Kindern und meinen Enkelkindern. Und dann stellte ich mir vor, was ich wünschte, was ich ihnen über mein Leben zu erzählen hätte«, Ricci war von ihrer eigenen Erklärung gerührt.

»Eine geniale Idee«, kommentierte ich. »Anstatt von hier in die Zukunft zu denken, dachtest du von der Zukunft zurück in die Gegenwart. Das werde ich definitiv auch ausprobieren.«

»Diese Szene kann sich über dein Leben hinweg immer wieder einmal verändern. Für mich bietet sie Orientierung, was mir wirklich wichtig ist und was am Ende meines Lebens nicht einmal der Rede wert sein wird.« Eine lange Pause verriet, dass wir beide in Gedanken schwelgten.

»Jetzt muss ich nur noch endlich aufhören zu zweifeln«, überkam es mich.

»No, Semih, nicht jeder Zweifel ist sinnlos. Richtiges Zweifeln kann nützlich sein. Es hilft dir, gute Entscheidungen zu treffen. Doch ausschließlich in der Gegenwart und als Mittel zum Zweck.«

»Richtiges Zweifeln?«

Ricci stoppte die Taxiuhr, als wir dem Abflugterminal näherkamen. »Es gibt zwei Arten des Zweifelns. Das bewusste, nützliche Zweifeln und das unbewusste, schädliche Zweifeln. Im Gegensatz zum bewussten Zweifeln kann uns das unbewusste Zweifeln kaum dienlich sein. Es glaubt, die Antworten bereits alle zu kennen, und versucht, uns von ihnen zu überzeugen. Das Neue ist dadurch nicht zu finden, weil sich diese Art des Zweifelns am Alten orientiert. Semih, woran zweifelst du?«, fragte sie plötzlich direkt.

Etwas überrumpelt versuchte ich die richtigen Worte zu finden. Leider fiel mir die Antwort auf diese Frage schneller ein, als es mir lieb war.

»Daran, ein Buch schreiben und vor allem auch fertigstellen zu können«, erklärte ich selbstdemütigend.

»Ein gutes Beispiel«, lenkte sie ab.

»Schlechter Zweifel ist, ständig daran zu zweifeln, dass du ein Buch schreiben kannst. Dieser Zweifel wird eines Tages vermutlich dazu führen, dass du die Antwort, die dir der Zweifel geben möchte, nämlich dass du kein Buch schreiben kannst, auch glaubst. Eine selbsterfüllende Prophezeiung. Guter Zweifel wäre, wenn du ihn konkretisierst. Zum Beispiel: ›Ich zweifle daran, genug Zeit zu finden, ein Buch zu schreiben‹. Dieser konkrete Zweifel stellt dir eine Frage, die du auch beantworten kannst. Nämlich, ›Wie schaffe ich es, mehr Zeit zu haben, um ein Buch schreiben zu können?‹ Denke daran. Es gibt keine Antwort, wenn keine Frage gestellt wird. Konkrete Zweifel stellen konkrete Fragen.«

Das melodiöse Klicken des Blinksignals verhieß das Ende dieser Fahrt. Wir waren am Flughafen angekommen. Ricci drehte den Zündschlüssel um und ließ den Motor verstummen.

»Ich zweifle daran, dass ich jemals genug Geld verdienen werde«, sagte ich. »Ist das ein Beispiel für schlechten Zweifel?«, wollte ich von ihr wissen.

»Vero. Dieser Zweifel wird es schaffen, dich zu lähmen, denn er bestätigt, was du befürchtest. Er kann dir nicht dienen, weil er nicht konkret ist. Deutlicher wäre ›Ich zweifle daran, dass ich bis zum Ende des Jahres genug Geld habe, um eine Weltreise zu machen.‹ Dieser Zweifel stellt Fragen. Beispielsweise die Frage ›Wie schaffe ich es, genügend Geld für eine Weltreise zu bekommen?‹ So entstehen Möglichkeiten und Chancen anstatt noch mehr Zweifel und Sorgen. Verstehst du den Unterschied?«

Während ich den Betrag zückte, der auf der Taxiuhr stand, fasste ich für mich selbst zusammen.

»Konkrete Zweifel schaffen Chancen und Möglichkeiten. Undefinierte Zweifel sorgen für noch mehr Zweifel.«

Sie bestätigte meine Zusammenfassung: »Perfetto! Ganz genau.«

Sie öffnete die Fahrertür und stieg aus. Ich tat es ihr gleich. Mit meiner Tasche in der Hand stand sie vor mir und öffnete die Arme. Noch nie zuvor hatte ich eine Taxifahrerin umarmt, doch es fühlte sich vertrauter an als manche Umarmungen vermeintlicher Freunde.

»Semih, du hast das Prinzip längst verstanden, suche nicht weiter nach Antworten, fange einfach an, danach zu leben. Es klingt schwierig, doch eigentlich ist es ganz einfach. Wir Menschen wollen glauben, wenn etwas einfach ist, dann kann es nicht gut sein. In Wahrheit aber ist alles Gute ganz einfach.«

Es gäbe noch so vieles, das ich wissen wollte, doch die Sehnsucht nach meinem Zuhause war größer als die Unzufriedenheit über unbeantwortete Fragen.

Ich musste einen Moment lang an das Sprichwort von Willy denken, dass jeder Mensch, dem man begegnet, ein Schüler ein Lehrer oder beides sein konnte. Ich hätte nicht gedacht, dass ich die besten Lehrer meines Lebens in Taxen finden würde.

»Vielen Dank, meine Lehrerin«, überkam es mich.

Sie sah mich verwundert über meine Aussage an und nickte verlegen.

»Lass mich wissen, wie ich mich revanchieren kann«, fügte ich hinzu. In derselben Sekunde, in der ich diesen Satz aussprach, wurde ein Gedanke in mir immer lauter, bis er mich förmlich anschrie. »Ricci?«

»Sì?«

»An dem Hof, an dem du mich abgeholt hast …«

»Casa Desiderio, sì?«

»Geh dort hin und frag nach Nando«, forderte ich sie auf. »Sag ihm, dass ich dich geschickt habe. Erzähle ihm deine Geschichte. Ein starkes inneres Gefühl sagt mir, dass Nando dir helfen kann.«

Ricci zögerte.

»Zweifelst du etwa?«, scherzte ich.

»Sí, das mache ich. Ich zweifle daran, ob es zu früh ist, das Unternehmen an meinen Bruder zurückzugeben, um mir die Frage zu stellen, ob er bereit dafür ist. Die Antwort werde ich von Andrea selbst bekommen. Bis dahin gibt es aber keinen Zweifel, deinem Rat zu folgen«, willigte sie ein und unterstützte ihre Antwort, indem sie mir ihre Hand entgegenstreckte.

Wir lernten uns als Fahrgast und Taxifahrerin kennen, doch wir verabschiedeten uns als Freunde.

Sie stieg in ihren gelben Wagen ein und reihte sich zwischen all die anderen gelben Fahrzeuge, ehe sie in der Kolonne unterging.

»Umbrien, du warst gut zu mir«, flüsterte ich und genoss die letzten Atemzüge der dicken italienischen Luft.

Raum/Zeit

Ein paar Schritte weiter empfing mich die eisig trockene Luft der heruntergekühlten Halle. Der unliebsame Kontrast der Temperaturen trübte meine Stimmung. Er war Beweis für das Ende dieser unwirklichen Reise.

Ich entschied mich dafür, die Stunde, die ich nach der Gepäckaufgabe zu warten hatte, mit einer letzten Tasse italienischem Kaffee zu verbringen.

Der kleine, runde Tisch mit Marmorsteinplatte fühlte sich kälter an, als es mir lieb war. Der himmlische Duft des frisch gebrühten Getränks stimmte mich jedoch vollends zufrieden. Ich wusste jetzt ja, dass dieser Geruch nicht selbstverständlich war. Der Kaffee schmeckte noch besser, als er roch. Als hätten meine Geschmacksknospen die Herrschaft über meinen Verstand übernommen, fiel mir das in eine Serviette eingewickelte Präsent von Marianna ein. Selbstgebackene Cantuccini blinzelten aus dem Paket. Ich hätte mir nichts Besseres zu meiner letzten Tasse Schwarzgebrühtem in Italien vorstellen können. Als ich die Tage Gelegenheit hatte, von den butterzarten Mandelkeksen zu kosten, fehlte mir der nötige Sinn, um diese genießen zu können.

»Was für eine wundervolle Geste«, dachte ich und kostete vom Gebäck. Für einen kurzen Moment vergaß ich das rege Treiben um mich herum. Ich träumte mich in Mariannas Küche, wie sie mich wie ihren Enkel behandelte und genoss die Zufriedenheit, die damit einherging.

Der Aufruf zu meinem Flug holte mich zurück in die kalte Halle mit den tristen, grauen Fliesen. Die restlichen Cantuccini hob ich für meine zwei Mädels zuhause auf.

Auf der Suche nach meinem Abfluggate lief ich an den Toiletten vorbei. Erst in diesem Moment realisierte ich, dass ich zu keinem Zeitpunkt an mein leidiges Verdauungsproblem gedacht hatte. Nicht eine Sekunde zweifelte ich daran, genügend oft auf dem Klo gewesen zu sein. Seit so vielen Jahren versuchte ich genau diesen Zustand zu erlangen und dann, wenn es so weit war, hätte ich es fast nicht bemerkt. Die Freude stand mir ins Gesicht geschrieben.

∞

Ich schnappte mein Gepäck, verließ den Flughafen und nahm eine Lunge voll Luft. Sie war so viel kühler als in Italien. Doch auch vertrauter. Was sie einfacher atmen ließ.

Erstaunt über die ungewöhnliche Menge an Taxis, die auf Fluggäste warteten, klopfte ich an die Scheibe des nächstbesten Fahrzeuges und begab mich in Richtung Kofferraum, um mein Gepäck zu verstauen. Als ich den Kofferraum zuklappte, stand Jiab vor mir, seine Hände gefaltet wie zum Gebet, den Kopf gesenkt.

»Herzlich willkommen zurück, Herr Semih. Unsere Wünsche wurden wahr«, richtete er mit strahlenden Augen seine Worte an mich. Meine Freude, ihn wieder meinen Taxifahrer nennen zu dürfen, war größer als die unerwartete Begrüßung.

Dass er noch meinen Namen kannte, hätte ich nicht erwartet. Ich hatte diese Woche nur zwei Taxifahrer, er hingegen musste hunderte Fahrgäste gehabt haben. Als ich auf der Beifahrerseite einstieg, fragte ich ihn, um ein Gespräch zu beginnen, ob er denn ein besonders gutes Gedächtnis habe oder er sich gut Namen merken könne.

»Du siehst glücklich aus, Herr Semih«, war alles, was ich als Antwort erhielt. »Steht dir gut«, fügte er hinzu. In Erinnerung an den Ratschlag seiner Mutter, Menschen immer mit den Dingen anzusprechen, die einem positiv auffielen, fühlte ich mich geschmeichelt.

»Findest du, Jiab? Es ist in den letzten Tagen durchaus viel Gutes geschehen.«

Er setzte den Blinker und fuhr los.

»Deine Frau wird Zeit brauchen, Zeit und Raum, Herr Semih«, bekundete er in ruhigem Ton, um die Wichtigkeit zu untermauern. Jiabs direkte Art hatte ich vergessen. Auch dass seine Worte wie eine fein geschliffene Klinge bis ins Mark drangen. Doch ich erkannte nun, wenn ein Lehrer zu mir sprach und versuchte, mich ihm zu öffnen.

»Zeit? Raum? Wie meinst du das, Jiab?«

»Was deine Augen sehen, ist unsichtbar für andere Augen«, sprach er, als würde er ein Zitat vorlesen.

»Tut mir leid, ich verstehe immer noch nicht.«

»Was deine Ohren hören, ist lautlos für andere Ohren.« Jiab verstand es, in Rätseln zu sprechen.

»Das mag sein, doch was hat das alles mit meiner Frau zu tun?«, reagierte ich etwas trotzig, ohne den nötigen Respekt zu verlieren.

»Was deine Zunge schmeckt, ist geschmacklos für andere Zungen.« Gerade als ich aufgeben wollte, ihn zu verstehen, führte Jiab seine Aufzählung fort. »Das gilt auch für dein Herz. Was dein Herz berührt, berührt das Herz eines anderen Menschen nicht auf dieselbe Weise.« Jiab sprach die Sätze in einer Melodie, die die einzelnen Worte in ihrer Wichtigkeit unterstrich. Er drehte seinen Kopf zu mir, lächelte, nickte und drehte das Radio auf. Etwas zu laut, wie schon bei meiner letzten Fahrt.

»Würde es dir etwas ausmachen, die Musik ein bisschen leiser zu machen?«, fragte ich ihn mit Bedacht auf unsere letzte Fahrt. Jiab sagte nichts, er sah mich an, lächelte, nickte und drehte das Radio leiser.

Ich brauchte einen Moment. In Gedanken wiederholte ich seine Worte, bis sie mir einleuchtend erschienen.

»Jiab?« Er sah mich an, lächelte, nickte und schaltete das Radio aus. »Meine Frau hat all das, was ich die letzten Tage erlebt habe, nicht selbst erlebt. Egal auf welche Art ich ihr erzähle, was ich in Italien erlebte, sie hat es nicht mit ihren Augen gesehen und ihrem Herzen erfahren. Sie kann meine Erfahrungen nicht durch mich erleben, sondern muss ihre eigenen machen. Sie sieht nur, wer ich heute bin und vor ein paar Tagen noch war. Willst du mir sagen, sie wird Zeit und Raum brauchen, um in ihr zu ordnen, was in mir passiert ist?« Ich war mir sicher, dass ich es richtig verstanden hatte.

»Ohhh«, zog er lang, »gut zugehört, Herr Semih«, bestätigte er meine Theorie. »Glaube nie zu wissen, was ein anderer fühlt oder denkt, ehe du ihn mit offenem Willen danach gefragt und mit offenem Herzen zugehört hast, Herr Semih.« Jiab konnte einen Satz mit kontemplativer Ruhe sprechen und gleichzeitig das Taxi mit hundert Sachen durch eine Kurve steuern, sodass man sich mit Müh und Not festhalten konnte.

»Jiab, wäre es dir Recht, ein wenig langsamer zu fahren?«, fragte ich ihn freundlich, aber mit Schweißperlen auf der Stirn.

Jiab sah mich an, lächelte, nickte und fuhr langsamer.

An unserem Haus angekommen wurde es mir flau in meiner Magengegend. Ich freute mich sehr, meine Familie zu sehen. Doch würde ich Schatz den Raum und die Zeit zugestehen können, die sie benötigen würde? Würde sie verstehen können, was in mir geschehen ist? Würden wir eine gemeinsame Sprache finden, um auszudrücken, was in uns vor sich ging? Meine Gedanken drehten sich im Kreis.

Jiab nahm einen Kugelschreiber aus der Ablage, klopfte mir damit auf den Handrücken und drehte meine linke Hand mit der Unterseite nach oben. Er malte zwei Quadrate, die sich überlappten, auf meine Handinnenfläche.

»In einer Beziehung zu einem anderen Lebewesen, ganz egal ob Liebespartner, Freund, Arbeitskollege oder Haustier, gibt es drei Räume. Deinen Raum, den Raum des anderen und den Raum der gemeinsamen Beziehung. In deinem Raum lebst du dein Leben.« Jiab zeigte auf eines der Quadrate. »Im anderen Raum lebst du nicht dein Leben.« Er tippte auf das andere Quadrat und schwenkte seinen Zeigefinger verneinend. »Wenn sich die zwei Räume überschneiden, dann ergibt es einen neuen Raum. Die Beziehung. Hier lebt ihr ein gemeinsames Leben.« Er rieb die Stelle, an denen sich die zwei Quadrate überlappten. »Wie weit sich die zwei Räume zusammenschieben, ist in einer gesunden Beziehung die Entscheidung beider gleichzeitig. Doch legst du deinen Raum über den Raum des Anderen ohne Abstimmung, so kommt es zu einem Ungleichgewicht.« Er neigte meine Handfläche auf eine Seite. »Gib deiner Frau ihren Raum, lebe deinen eigenen Raum und genieße die Überschneidung, wenn sie sich ergibt. Dann, Herr Semih, dann wird alles gut«, schloss er ab und legte seine Handfläche auf meine.

Ich beschloss, Jiabs Worte mitzunehmen.

»Herr Semih, darf ich dir eine Frage stellen?«

»Natürlich, leg los, Jiab.«

»Wie würdest du deine Fahrt mit mir bewerten. Von einer Skala von 1 bis 10. 10 ist sehr gut, 1 ist ganz furchtbar schlecht?«

Ich schmunzelte und klopfte ihm auf die Schulter.

»Eine glatte 10, Jiab, eine glatte 10.«

Jiab akzeptierte meine Bewertung, lächelte, nickte und stieg aus, um mein Gepäck aus dem Kofferraum zu holen.

Ich legte ihm das Geld für die Fahrt auf seinen Sitz, schloss noch einmal kurz die Augen, atmete tief durch und stieg aus.

Wahrheit

Gerade als Jiab mit quietschenden Reifen davonraste, öffnete sich die Haustür. Meine Tochter, samt schwänzelnder Hündin, rannte auf mich zu. Sie sah vollkommen anders aus als noch vor meiner Abreise. Nein, sie sah … vollkommen aus. Als ich sie hochhob, drückte sie mir einen feuchten Kuss auf die Wange – das Destillat all ihrer Liebe für mich.

Schatz stand an den Türrahmen gelehnt und lächelte uns zu. Mit meiner Tochter an der Hand, der Hündin neben den Beinen und dem Gepäck unter dem Arm lief ich die Treppe hinauf und blieb vor ihr stehen. Kurze Zeit später standen wir alleine da.

Es war lange her, seit wir uns tiefer als flüchtig in die Augen gesehen hatten. Vielleicht weil das Spiegelbild dort am klarsten ist. Vielleicht weil die Augen stets die Wahrheit sagen, und wir für diese nicht bereit waren. Weil es einfacher ist, ihr auszuweichen. Die Wahrheit ist geduldig, sie rennt einem nicht hinterher, wenn man von ihr flüchtet. Sie wartet auf den richtigen Moment. Und irgendwann, vermutlich dann, wenn die Zeit reif ist, erwischt sie dich und fordert ungeteilte Aufmerksamkeit ein.

Es ist der Moment, in dem all die selbstgebauten Mauern um dein Herz herum zu Staub zerfallen. Wenn alles, was wichtig war, belanglos wird. Und das, was nichtig schien, die Welt bedeutet.

Ich sah in ihre Augen und erkannte, was sicherlich längst da war, doch vor mir verborgen gelegen hatte.

Ich sah, wie rein unsere Liebe war, wenn nichts die Sicht auf sie trübte.

Ich sah, wie sehr ich aus dieser Liebe heraus das Leben liebte. Sah, dass ich aus dieser Liebe heraus, mein Zuhause lieben konnte; meine Arbeit; meinen Körper mit all seinen Symptomen.

Noch bevor sie ein einziges Mal mit den Lidern schlug, erkannte ich, dass ich aus dieser Liebe heraus selbst meine Ängste und Zweifel lieben konnte.

Die Wahrheit war, dass all das, was ist, nur deshalb ist, weil es gut für mich ist.

Dieser eine Moment dauerte vermutlich weniger als eine Sekunde, und ich wusste, wenn er vorbei war, kommt zurück, was die Wahrheit verschleiert.

Doch dieser Augenblick trug eine Botschaft mit sich, die mich nie mehr wieder loslassen würde.

Von nun an wusste ich, dass es tief in mir eine Wahrheit gab, die jederzeit wusste und jederzeit wissen wird, dass mein Leben genauso ist, wie es sein soll.

Epilog

Nun sitze ich hier. Auf der Parkbank am See, die gemütlicher aussieht, als sie es ist. Vor mir schwimmen die Schwäne.

Ob Ferdinand schon wusste, was geschehen würde, als wir uns zum ersten Mal hier trafen? Ob er wusste, dass die Zeit nach meiner Umbrienreise die intensivste meines Lebens werden würde? Dass das wirkliche Abenteuer erst beginnen sollte, als ich wieder zuhause ankam?

Neben mir liegt ein Paket aus Umbrien, das ich schon vor einer Weile erhalten habe, doch für diesen Moment aufbewahren wollte.

Der aufgeklappte Laptop wärmt meine Oberschenkel.

Auf seiner Festplatte liegt ein Buch.

Mein Buch.

Nein, es ist unser Buch.

Ich bin hier, um dieses Nachwort zu schreiben.

Ich bin hier, weil ich oft hier war und schrieb. Weil auch er hier war. Und es mir deswegen oft so vorkam, als würden wir uns immer noch unterhalten. Als gäbe Ferdinand mir immer noch Antworten auf meine Fragen. Auch wenn ich seit Italien nichts mehr von ihm gehört habe.

Das Paket ist schwerer, als seine Größe es vermuten lässt. Das braune Packpapier lässt sich mit bloßen Händen nur schwer reißen. Eine Holzkiste kommt hervor.

Eine handgeschriebene Karte aus Büttenpapier liegt über schwarzem Seidenpapier, das den Inhalt der Kiste verdeckt.

Ein wundervoller Jahrgang
Ricci & Nando

Ein Jahr voller Wunder, denke ich.

Unter dem Seidenpapier verbirgt sich eine Weinflasche.

Auf dem weißen Etikett befinden sich einundzwanzig handgemalte Kerben.

Ein Lächeln zieht sich durch mein Gesicht.

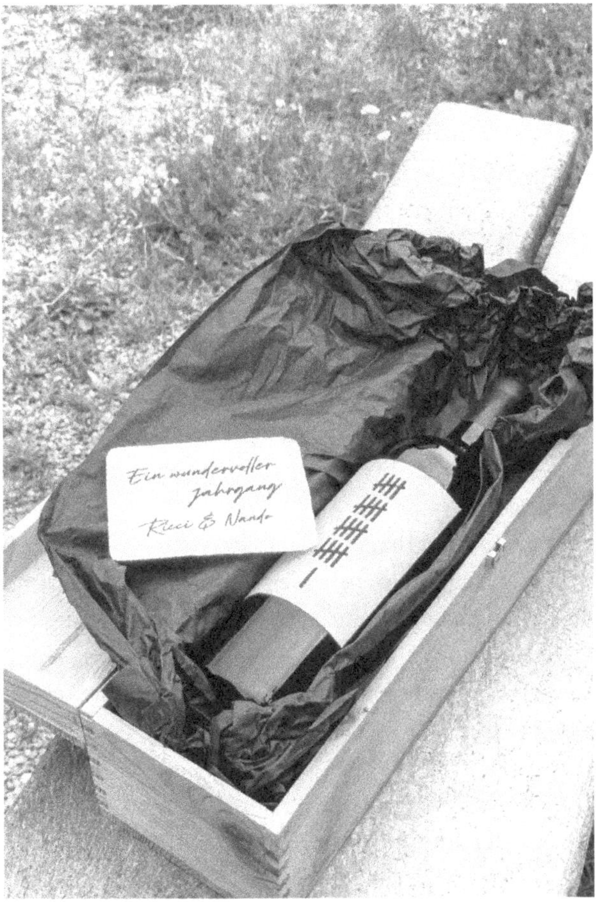
Ein wundervoller
Jahrgang
Ricci & Nando

Danke

Wie sehr ich mich nach diesem Moment gesehnt habe. Mit dieser Danksagung schließe ich die Arbeit an diesem Buch ab. Es sind mehr als drei Jahre vergangen, seit ich damit begonnen habe. Hätte mir damals jemand gesagt, wie oft ich daran beinahe verzweifeln würde, wie sehr ich mir mit meinem Perfektionismus selbst im Weg stehen sollte, wie viele hunderte Stunden in die Überarbeitungen fließen müssten, ich hätte ehrlich gesagt nie damit begonnen. Selbst dann nicht, wenn man mir gesagt hätte, wie lehrreich und wertvoll diese Zeit werden würde. Doch heute bin ich froh, dass mir das niemand gesagt hat. Heute habe ich ein Buch geschrieben. Etwas, wovon ich schon sehr viele Jahren träume.

Damit dies überhaupt gelang, brauchte es Menschen in meinem Leben. Menschen, die geduldig mit mir waren. Die mir gut zuredeten, wenn ich es selbst nicht konnte. Menschen, die an mich glaubten, wenn ich es selbst nicht tat. Diesen Menschen möchte ich hiermit, von tiefstem Herzen, DANKE sagen.

Zuallererst meinen Großeltern und meinen Eltern. Euch gilt mein **bedingungsloser Dank**. Ohne euch würde es meine Welt nicht geben. **Danke Mama**, für deinen unermüdlichen Einsatz, mir den Glauben an mich, an die Menschheit und an eine gute Welt zu schenken. Ohne diesen Einsatz wäre mein Leben ein anderes. **Danke Papa**, dass du immer an mich geglaubt hast.

Wer mich in diesem Prozess am allermeisten getragen hat, und sicherlich auch oft ertragen musste, ist **Schatz. Danke**, dass du die vielen, vielen Tage ausgehalten hast, an denen mich meine Selbstzweifel zu einem übellaunigen Misanthropen machten. Danke, dass du mich einen Teil unserer Geschichte veröffentlichen lässt. Danke, dass du dir ein Leben mit mir teilst. Es ist so viel besser mit dir, auch, wenn ich das manchmal vergesse.

Danke an **J.** Sei, wer immer du möchtest, für mich bist du längst alles, was du für mich je sein solltest – meine Tochter.

Danke an all die Menschen, die sich von mir vorlesen ließen, die mich mit ihren Rückmeldungen motivierten weiterzumachen. **Danke** an **Sabine** und **Jan** für euer so wichtiges Feedback. **Danke Dragana** für ein Bild in meinem Kopf, das mich umdenken ließ. **Danke an Achim** für deine Unterstützung bei den allerletzten Texten für dieses Buch.

Danke an all die nicht sichtbare Unterstützung, die ich im ganzen Prozess erhalten habe. **Danke** an alle Begleiterinnen und Begleiter, an die Bücherschreiberinnen, Podcastproduzenten, Filmemacherinnen, Youtuber, Speakerinnen, Vordenker, Wegbereiterinnen und Visionäre, die mich in meinem Leben inspiriert haben.

Zu guter Letzt. **Vielen Dank an Dich**. Dich Leserin. Dich Leser. Danke, dass du Dir die Zeit genommen hast, dieses Buch zu lesen. Du kannst Dir nicht vorstellen, wie aufgeregt ich bin, wenn ich daran denke.

Ich hoffe, es hat Dir gefallen.

Dir hat mein Buch gefallen?
Schreibe mir doch gerne eine Nachricht,
ich freue mich über jede!
buch@semihmorel.com

Für Verlage und Agenturen:
Dieses Buch möchte verlegt werden.
Ernstgemeinte Anfragen und Angebote bitte an
buch@semihmorel.com

FSC
www.fsc.org
MIX
Papier | Fördert
gute Waldnutzung
FSC® C083411

2. Auflage 2022 im Eigenverlag

Widagasse 11, A-6850 Dornbirn

Bank Illustration: Danussa | Adobe® Stock
Weinberg Illustration: vectorgoods | Adobe® Stock
Gesetzt aus der Stempel Garamond LT Pro
Druck und Bindung: CPI Books GmbH, Ulm
Printed in Germany
Hardcover: ISBN 978-3-200-08540-4
e-Book: ISBN 978-3-200-08541-1

www.semihmorel.com
www.heuteistgutgenug.com

2022
Klimaneutraler Druck
mit
firstclimate

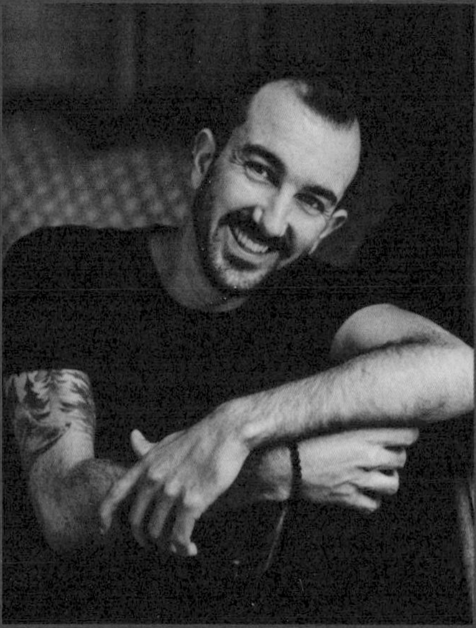

Semih Morel ist 1989 geboren und lebt mit seiner Familie im schönen „Ländle", dem westlichsten Bundesland Österreichs – Vorarlberg. Als Moderator und Facilitator begleitet er Menschen in und außerhalb von Organisationen bei Veränderungsprozessen mit den Schwerpunkten: Persönlichkeits, Kultur-, Identitäts-, Visions- und Kommunikationsentwicklung.

Mit seinem Debüt „Heute ist gut genug" erfüllt er seinen langjährigen Traum der Buchveröffentlichung.

www.semihmorel.com